"十二五"职业教育国家规划教材

经全国职业教育教材审定委员会审定

供高职高专护理类专业使用

传染病护理学

主　编　王绍锋　彭宏伟

副主编　郭汉辉　林　慧

编　者　(按姓氏汉语拼音排序)

　　　　干丽君(九江学院护理学院)

　　　　郭汉辉(惠州卫生职业技术学院)

　　　　林　慧(江西医学院上饶分院)

　　　　彭宏伟(长沙卫生职业学院)

　　　　王绍锋(九江学院护理学院)

　　　　徐　慧(长沙卫生职业学院)

U0311072

科学出版社

北　京

内 容 简 介

　　本书阐述了传染病护理的基本概念和理论,重点介绍了护士执业考试大纲列出的 10 种传染病的护理,如病毒性肝炎、流行性乙型脑炎、艾滋病、水痘、麻疹、流行性腮腺炎、结核病、细菌性痢疾、流行性脑脊髓膜炎、猩红热等。本书特别突出"案例版"教材的编写理念,将执业资格考试案例模拟题和临床典型案例融于教材中,节后附要点总结,并配有与护士执业考试题型相一致的执业考试练习题,使学生通过学习更好地适应全国护士执业资格考试。

　　本书适合高职高专护理类专业使用。

图书在版编目 (CIP)数据

　传染病护理学 / 王绍锋,彭宏伟主编 .—北京:科学出版社,2013.1
　(中国科学院教材建设专家委员会规划教材·全国医学高等专科教育案例版规划教材)
　ISBN 978-7-03-036233-9

　Ⅰ. 传… Ⅱ.① 王… ② 彭… Ⅲ. 传染病-护理-医学院校-教材
Ⅳ. R473.5

　中国版本图书馆 CIP 数据核字(2012)第 303874 号

责任编辑:许贵强　丁海燕 / 责任校对:钟　洋
责任印制:赵　博 / 封面设计:范璧合

科 学 出 版 社 出版
北京东黄城根北街 16 号
邮政编码:100717
http://www.sciencep.com

新科印刷有限公司 印刷
科学出版社发行　各地新华书店经销
*

2013年 1 月第 一 版　　开本:787×1092 1/16
2016年12月第七次印刷　　印张:12 1/4 插页:1
字数:289 000

定价:28.00 元
(如有印装质量问题,我社负责调换)

前　言

本书按照护理类专业高职高专培养目标编写，系统阐述了传染病护理的基本理论，如传染与免疫、传染病的流行过程及影响因素、传染病的特征、传染病的治疗、传染病的预防等，并参照护理程序介绍了传染病护理的病原学、发病机制、护理评估、主要护理诊断/合作性问题、护理措施等内容。根据护士执业资格考试大纲，重点介绍了大纲所列 10 种传染病，如病毒性肝炎、流行性乙型脑炎、艾滋病、水痘、麻疹、流行性腮腺炎、结核病、细菌性痢疾、流行性脑脊髓膜炎、猩红热等，以及其他学科疾病涉及的传染病如细菌性食物中毒、狂犬病、蛔虫病等内容。

本书特别突出案例版教材的编写理念，参照历年执业考试案例题考点，将临床典型案例融于教材之中，促进学生主动思维，加深学生对教学内容与知识点的理解，提高学生分析问题、解决问题的能力。节后附要点总结，帮助学生抓住学习重点与执业考试考点，并配有执业考试模拟题，题型与护士执业考试一致，使学生通过学习更好地适应全国护士执业资格考试。本书适合高职高专护理类专业使用。

本教材在编写过程中得到了科学出版社、九江学院护理学院、长沙卫生职业学院、惠州卫生职业技术学院、江西医学院上饶分院的大力支持和帮助，在此谨表诚挚的谢意！

由于编者水平有限，书中难免存在缺点和错误，欢迎广大师生和读者不吝赐教！

编　者
2012 年 11 月

目　　录

注:★护士执业考试大纲涉及考试的常见传染性疾病

　　◆相关内容涉及考试的常见传染性疾病

第一章

总　　论

传染病(communicable diseases)是由病原微生物感染人体并具有传染性的一组疾病。目前发现的病原微生物可分为病毒、朊毒体(朊蛋白)、细菌、立克次体、衣原体、支原体、螺旋体和真菌8类。寄生虫病(parasitosis)由原虫、蠕虫和节肢动物感染人体引起的疾病,由于其大多具有传染性,故一般被纳入传染病学研究范畴。传染病与寄生虫病都属于感染性疾病(infectious diseases),感染性疾病不一定都具有传染性。

许多传染病是常见病、多发病,严重危害人类的健康。新中国成立后,在"预防为主"的卫生工作方针指引下,全国卫生系统大力开展防治工作,许多传染病被消灭或得到控制,但仍有许多传染病如病毒性肝炎仍广泛存在;已被控制的传染病重新出现,如梅毒;新发现的传染病不断出现,如严重急性呼吸综合征(传染性非典型肺炎)、禽流感等。因此,传染病的防治工作仍不能松懈。

传染病患者的护理是传染病防治工作的重要组成部分。传染病具有起病急、病情危重、变化快、并发症多等特点,且具有传染性,因此要求护理人员掌握常见传染病患者护理的理论知识和操作技术,工作中要有高度的责任感和同情心,做到严密、细致地观察病情,及时发现病情变化,迅速、准确地配合抢救工作,同时要实施严格消毒隔离制度和管理方法,履行疫情报告职责,开展社区宣传教育,使群众掌握传染病的防治知识。

第一节　传染与免疫

一、传染的概念

传染是感染范畴中的一部分,是病原体对机体的一种寄生过程,是入侵的病原体与人体相互作用、相互斗争的过程。构成传染的必备条件是病原体、人体和所处的环境三个因素。人类在漫长的进化过程中,不断与各种微生物和寄生虫接触,逐渐产生高度的适应和防御能力。当人体防御能力低下时,病原体在人体内生长、繁殖,使人致病;当人体免疫功能正常时,机体便有足够的防御能力,使病原体消灭或排出体外。病原体只是一种致病条件,能否发病主要取决于人体的免疫、防御能力。

二、传染过程的表现

案例 1-1

患者,女,21岁。因"带状疱疹"入院治疗。既往7岁时曾患水痘在门诊治疗,无明显症状后停药。

问题:

从其感染水痘至患带状疱疹期间属于哪种传染过程的表现?

由于病原体与人体之间适应程度不同，双方斗争的结果也各异，因而传染过程有以下不同的5种表现。

（一）病原体被清除

病原体侵袭人体后，由于人体非特异性或特异性免疫的作用，将病原体消灭或清除，不产生病理变化，也不引起任何临床症状。

（二）病原携带状态

病原体进入人体后，与人体防御能力处于相持状态，在入侵部位或某脏器内生长繁殖，并不断排出体外，而人体不出现任何临床症状。按病原体种类不同可分为带病毒状态、带菌状态与带寄生虫状态。病原携带者不易发现和管理，且能排出病原体，故是重要传染源。

（三）隐性感染

隐性感染又称亚临床感染是指病原体进入人体后，仅引起机体发生特异性免疫应答，而不引起或只引起轻微的组织损伤，临床无明显症状、体征，只有通过免疫学检查才能发现，是最常见的传染过程。大多数隐性感染后可获得对该病的不同程度的特异性免疫力，使免疫人群扩大。少数患者因未能形成足以清除病原体的免疫力，则转变为病原携带状态。

（四）潜伏性感染

潜伏性感染又称潜在性感染是指病原体进入人体后，双方暂时保持平衡状态，机体的免疫功能使病原体局限在某一部位，可长期潜伏不排出体外，也不出现临床症状。当人体免疫功能一旦降低，平衡遭到破坏时，潜伏的病原体乘机繁殖，引起发病。潜伏性感染期间，病原体一般不排出体外，这是与病原携带状态不同之处。

（五）显性感染

病原体进入人体后，不但引起机体发生免疫应答，而且通过病原体本身的作用或机体的变态反应，导致组织损伤，引起病理改变并出现特有的临床症状和体征。

上述5种表现，既可交替出现，亦可移行或转化，呈现动态变化。通常隐性感染最多见，病原携带状态次之，显性感染比例最低。

案例 1-1 分析

带状疱疹初次感染常表现为水痘，以后病毒可长期潜伏在脊髓后根神经节，免疫功能减弱时可诱发水痘-带状疱疹病毒生长繁殖，沿周围神经波及皮肤，发生带状疱疹。该患者从7岁感染水痘至患带状疱疹期间，属潜伏性感染。

三、传染过程中病原体的作用

在传染过程中，人体免疫反应在抵御病原体致病方面起着主导作用，另一方面病原体的侵袭力、毒力、数量、特异性定位、变异性等也起重要作用。

四、人体免疫反应

机体免疫反应可分为抗传染的保护性免疫反应和引起组织损伤及生理功能紊乱的变态反应

两大类,保护性免疫反应包括非特异性免疫和特异性免疫两种,变态反应属于特异性免疫。

(一) 非特异性免疫

非特异性免疫又称先天性免疫,是人类在长期进化过程中形成,由遗传获得,不针对某一特定病原体的免疫。包括:①天然屏障:皮肤、黏膜及其分泌物与附属器等外部屏障及血-脑屏障、胎盘屏障等内部屏障。②吞噬作用:单核-吞噬细胞系统包括血液中游走性单核细胞,以中性粒细胞为主的各种粒细胞和肝、脾、骨髓、淋巴结、肺泡及血管内皮中固定的巨噬细胞,具有吞噬作用,可清除体液中颗粒状病原体。③体液因子:存在于血液、各种分泌液与组织液等体液中的补体、备解素、溶菌酶和各种细胞因子如干扰素(IFN)、白细胞介素 $1\sim6$ 和肿瘤坏死因子(TNF)等,均对清除病原体起着重要作用。

(二) 特异性免疫

特异性免疫又称获得性免疫,是指某种病原体侵入人体,机体对抗原进行特异性识别后而产生的免疫,不能遗传,只对该种特定病原体的抗原起作用。特异性免疫通过细胞免疫(T 细胞)和体液免疫(B 细胞)实现免疫应答。

1. 细胞免疫　T 细胞被某种病原体抗原刺激后转化为致敏淋巴细胞,当与该抗原再次相遇时,可产生特异的细胞毒作用,释放各种细胞因子,共同杀伤病原体及其所寄生的细胞。细胞免疫在清除寄生于细胞内的病毒、立克次体、真菌、原虫中起着非常重要作用。T 细胞还具有调节体液免疫的功能。

2. 体液免疫　当被某种病原体抗原致敏的 B 细胞再次受到该抗原刺激后,转化为浆细胞,并产生能与该抗原结合的抗体,即免疫球蛋白,主要作用于细胞外病原体。免疫球蛋白可分为IgM、IgA、IgD、IgE、IgG 5 类。IgM 出现最早,持续时间短暂,是近期感染的标志;IgA 为呼吸道和消化道黏膜的局部抗体;IgE 主要作用于入侵的原虫和蠕虫;IgG 一般在感染后临近恢复期时出现,持续时间较长,可为既往感染的标志,在体内含量最高,占免疫球蛋白的 80%,能通过胎盘,为胎儿获得被动免疫的主要来源。

要点总结

1. 传染病是由病原体侵入机体引起具有传染性的一组疾病。病原体与人体相互作用、相互斗争的过程,即为传染。其作用结果可有 5 种表现:病原体被清除、病原携带状态、隐性感染、潜伏性感染与显性感染。

2. 机体免疫反应可分为非特异性免疫和特异性免疫。IgM 出现最早,持续时间短,是近期感染的标志,IgG 在感染后期出现,持续时间长,可为既往感染的标志。

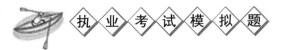

执业考试模拟题

1. 传染过程的 5 种表现哪种最多见(　　)
   A. 病原体被消灭或排出体外
   B. 病原携带状态
   C. 隐性感染
   D. 潜伏性感染
   E. 显性感染
2. 传染病早期诊断时主要检测血中(　　)

　　A. IgA　　　　　　B. IgE
　　C. IgG　　　　　　D. IgM
　　E. IgD

3. 患者,男,45 岁。因腹泻黏液脓血便 2 天入院治疗,症状消失后出院,2 个月后大便培养痢疾杆菌(+)。此时患者的状况属于(　　)
　　A. 显性感染

B. 病原体被消灭或排出体外   D. 潜伏性感染

C. 病原携带状态   E. 隐性感染

（王绍锋）

第二节　传染病的流行过程及影响因素

传染病的病原体从传染源的体内排出，经一定的传播途径侵入易感者而形成新的感染，并不断地在人群中发生、发展和蔓延的全过程称为流行过程。决定流行过程的三个基本环节是：传染源、传播途径和易感人群。缺少任何一个环节或阻断它们之间的联系，流行过程就不能发生或中断。传染病的流行过程还受到自然因素和社会因素的影响。

一、流行过程的基本环节

（一）传染源

传染源指体内有病原体生长、繁殖，并能将其排出体外的人或动物。

1. 患者　患者是重要的传染源，不同病期的患者传染性强弱不同，一般在发病期传染性最强。在排出病原体的整个时期称为传染期，是制订隔离期限的依据。

2. 隐性感染　流行性脑脊髓膜炎、脊髓灰质炎等传染病中，隐性感染者是重要的传染源。

3. 病原携带者　有的没有症状难以发现，有的排出病原体时间很长，是很重要的传染源。

4. 受感染的动物　动物源性传染病可分两种，一种是受感染的动物本身患病，如狂犬病、鼠疫等，传给人类引起严重疾病；另一种是受感染的动物仅是储存宿主，本身不患病，如流行性乙型脑炎、钩端螺旋体病。

（二）传播途径

传播途径指病原体从传染源体内排出后，通过一定的方式再侵入易感者体内所经过的途径。传播途径是由外界环境中的各种因素组成，各种传染病有各自的传播途径。

1. 呼吸道传播　传染源通过谈话、咳嗽、打喷嚏等方式喷出含有病原体的飞沫，漂浮于空气中，进入易感者呼吸道引起感染，称为飞沫传播。大的飞沫和痰液坠落到地上，干燥后可随尘埃飞扬于空气中，被易感者吸入呼吸道而感染称尘埃传播。

2. 消化道传播　传染源的分泌物、排泄物中的病原体直接或间接污染水源、食物而引起，如霍乱、伤寒、痢疾等疾病。

3. 接触传播　有直接接触和间接接触传播两种方式。直接接触是指传染源与易感者皮肤、黏膜直接接触所造成的传播，如各种性病、狂犬病等。间接接触是指传染源的分泌物或排泄物污染日常生活用品和餐具等引起的传播，如猩红热、布氏菌病等。

4. 虫媒传播　以节肢动物为媒介引起的传播，可分为吸血传播和机械传播。吸血传播指吸血昆虫叮咬、吸吮患病动物和人的血液而传播，如蚊传播流行性乙型脑炎等。机械传播指病原体停留在节肢动物的体表或体内，一般不繁殖，仅通过机械接触的方式传播，如苍蝇和蟑螂机械携带伤寒杆菌、痢疾杆菌等病原体。

5. 血液、体液传播　病原体存在于携带者或患者的血液或体液中，通过输血、注射血制品或性交等途径传播，如乙型病毒性肝炎、艾滋病等。

6. 母婴传播　母体内的病原体经胎盘、产道或哺乳传染胎儿或新生儿。

　　有些传染病只有一种传播途径,如霍乱只经消化道传播;有些传染病则有多种传播途径,如疟疾可经虫媒传播、血液传播等。母婴传播属于垂直传播,其他途径传播统称为水平传播。婴儿出生前已从父亲(母亲)获得的感染称为先天性感染。

(三) 人群易感性

　　人群对某种传染病容易感染的程度,称为人群易感性。人群易感性决定于人群中个体的免疫状态。人群易感性高低受许多因素的影响,如新生儿增加、具有免疫力的人口死亡、人群免疫力自然消退,以及易感人口的大量流入等,均能使人群易感性升高;有计划地预防接种或传染病流行之后,均能使免疫人口增加,降低人群易感性。人群对某种传染病的易感性明显影响传染病的发生和传播,如果易感人群多,一旦有传染源侵入则发病率增高;反之,如果易感人群少,即便有传染源侵入,传染病也不易发生或发病率低。

二、影响流行过程的因素

(一) 自然因素

　　地理、气象和生态等条件对流行过程的发生和发展起着重要作用。传染病的地区性和季节性与自然因素关系密切。寄生虫病和虫媒传播的传染病对自然条件的依赖尤为明显,如长江流域湖沼地区有适合于钉螺生长的地理、气候环境,这就形成了血吸虫病的地区性分布特点。某些自然生态环境为传染病在野生动物间的传播创造了易感条件,如钩端螺旋体疫区,人类进入这些地区易被感染。

(二) 社会因素

　　社会制度、文化水平、居住条件、风俗习惯、经济和生活条件等,对传染病的流行过程有重要的影响。社会因素对传染源的影响表现在对动物宿主的管制和消灭,严格的国境检疫等方面;对传播途径的影响表现在饮水卫生、粪便处理、工作和居住条件的改善等;对易感人群的影响表现在广泛进行计划免疫,使许多传染病得到控制和消灭。

 要点总结

　　　1. 传染病流行过程三个基本环节是传染源、传播途径和易感人群,并受自然因素和社会因素影响。

　　　2. 传染病传播常见途径有呼吸道传播、消化道传播、接触传播、虫媒传播、血液传播、体液传播和母婴传播。

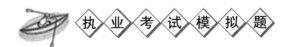 执业考试模拟题

1. 乙型病毒性肝炎主要传播途径是(　　)
　　A. 呼吸道传播　　　　B. 消化道传播
　　C. 接触传播　　　　　D. 虫媒传播
　　E. 血液、体液传播
2. 传染病的流行过程基本环节是(　　)

　　A. 病原体、人体、所处的环境
　　B. 自然因素、社会因素
　　C. 传染源、传播途径、易感人群
　　D. 患者、病原携带者、受感染的动物
　　E. 病原体、受感染的动物、人体

(王绍锋)

第三节 传染病的特征

一、基 本 特 征

传染病与其他疾病的主要区别,在于具有下列四个基本特征,但这些基本特征不能孤立地考虑而应综合地确认。

(一) 有病原体

每种传染病都是由特异的病原体感染所引起,包括各种微生物和寄生虫,如流行性感冒的病原体为流感病毒、梅毒的病原体为梅毒螺旋体等,其中病毒和细菌最常见。从患者体内的组织、血液、体液、分泌物及排泄物中发现病原体是确诊传染病的依据。

(二) 有传染性

病原体从一个宿主排出体外,经一定的途径传给另一个宿主,这种特性称为传染性。不同的传染病传染性强弱不一。每一种传染病的传染期相对固定,可作为隔离患者的依据之一。

(三) 有流行性

案例 1-2

某校师生中午在食堂用餐后 2 小时,50 余人出现恶心、呕吐、腹痛、腹泻等症状。

问题:

该校食物中毒属何种流行强度?

传染病能在人群中传播蔓延的特性称为流行性,按流行强度的不同可分为:①暴发:在较小范围内短时间(数日内)突然出现大批同类传染病病例。②散发:某种传染病发病率在某地区处于常年一般水平的发病。③流行:在某地区的某种传染病发病率显著超过常年一般水平的发病。④大流行:某种传染病在一定时间内迅速蔓延,波及的范围广泛,甚至超出国界、洲界。有些传染病受地理条件、气候条件和生活习惯等影响,其流行常局限在一定地区,称为地方性流行。传染病的流行在某一季节发病率明显升高,称为季节性流行。传染病的发病率在时间(如季节和年份)、空间(如地区差别)以及人群(如不同年龄、性别、职业)分布的规律,称为传染病的流行病学特征。掌握传染病的流行病学特征对护理评估和正确制定防疫措施有重要价值。

(四) 有免疫性

人体受病原体感染后,在一定时间内能产生针对病原体及其产物(如毒素)的特异性免疫。不同传染病和不同个体,病后获得免疫力水平不同,持续时间长短也有很大差别。如麻疹、肾综合征出血热等病后可获得持久的免疫力;而细菌性痢疾、流行性感冒等病后免疫力较低,持续时间较短;蠕虫感染后通常为带虫免疫。

人体受病原体感染后,获得免疫力强弱持续的时间不同,常可出现:①再感染:传染病痊愈后,经过一段时间免疫力逐渐下降,又可感染同一病原体。②重复感染:疾病尚未痊愈,又受同一种病原体感染,多见于寄生虫病。③复发:传染病已进入恢复期或初愈,但病原体在体内又复活跃,再次出现临床症状。④再燃:疾病已进入缓解后期,体温尚未降到正常而再度上升,症状重新出现。

二、临床特点

(一) 病程发展的阶段性

急性传染病的发生、发展和转归,通常可分为以下 4 个阶段。

1. 潜伏期　从病原体入侵开始到出现最初的临床症状之前的这段时间称为潜伏期。各种传染病的潜伏期长短不一,即使同一种传染病亦有一定范围内的波动。潜伏期短则数小时,长则达数月或更长,如细菌性食物中毒的潜伏期仅数小时,白喉、细菌性痢疾为数日,而狂犬病可长达数月或更长。了解各种传染病的潜伏期有助于护理评估,确定医学观察、留验和隔离所需期限。

2. 前驱期　从起病至症状明显开始为止的时期称为前驱期。在此期中,会出现一些与其他传染病共有的一般症状,如头痛、发热、乏力、食欲不振等,一般持续 1～3 天。起病急骤者,则无前驱期。

3. 症状明显期　前驱期过后,该病特有的症状和体征相继出现,病情由轻到重,然后逐渐缓解,称为症状明显期或称发病期。此期通常病情最重,并发症的发生率也较高。

4. 恢复期　机体免疫力增至一定程度,体内病理生理过程基本终止,临床症状和体征基本消失,临床上称恢复期。此期体内可能还有病理或生化改变,病原体还未彻底清除,许多患者的传染性还要持续一段时间,但食欲和体力逐渐恢复,血清中抗体效价亦逐渐上升至最高水平。某些传染病在恢复期结束后,机体功能仍长期未恢复正常,称为后遗症。

(二) 常见症状与体征

1. 发热与热型　发热是许多传染病共有的、最常见、最突出的症状。可分为体温上升期、极期与体温下降期。热型是传染病的重要特征之一,常见热型有稽留热,多见于典型伤寒;弛张热见于肾综合征出血热等;间歇热见于疟疾等;回归热见于回归热患者;波状热见于布氏菌病;双峰热见于革兰阴性杆菌败血症等。

每一种传染病发热程度及持续时间不同,如短期高热可见于痢疾、流行性乙型脑炎;长期高热见于伤寒;长期低热见于结核病等。发热同时还可有多种伴随症状如发热伴寒战,见于败血症、流行性脑脊髓膜炎;发热伴结膜充血可见于麻疹、肾综合征出血热;发热伴单纯性疱疹,可见于流脑;发热伴肝大可见于病毒性肝炎。

2. 发疹　许多传染病在发热的同时伴有发疹,称为发疹性感染。包括皮疹(又称外疹)和黏膜疹(又称内疹)两大类。发疹时间各不相同,虽然都有例外,但有一定的规律,如水痘、风疹于发病第 1 日发疹,猩红热于发病第 2 日发疹,麻疹于发病第 4 日发疹,斑疹伤寒于发病第 5 日发疹,伤寒于发病第 6、7 日发疹等。皮疹的分布特点对某些传染病有重要意义,如水痘疱疹多集中于躯干,呈向心性分布;伤寒的玫瑰疹主要分布于胸部、腹部;猩红热的红斑疹不见于面部等。皮疹的出现有一定的顺序,如麻疹的皮疹先见于耳后、项背,后蔓延至面部、躯干和四肢。疹子的形态可分为 4 大类:①斑丘疹:多见于麻疹、风疹等病毒性传染病和伤寒、猩红热等。②出血疹:多见于肾综合征出血热、登革出血热等病毒性传染病;斑疹伤寒、恙虫病等立克次体病和流行性脑脊髓膜炎、败血症等细菌传染病(彩图 1-1)。③疱疹或脓疱疹:多见于水痘、单纯疱疹、带状疱疹等病毒性传染病和立克次体病及金黄色葡萄球菌败血症等(彩图 1-2)。④荨麻疹:多见于血清病、病毒性肝炎等(彩图 1-3)。

3. 中毒症状　病原体及其毒素吸收入血后,可引起各种中毒症状。①毒血症:病原体在局部生长繁殖,其产生的毒素或代谢产物不断进入血流,引起全身功能失调和中毒症状。②菌(病毒)血症:细菌(病毒)从局部侵入血循环,不在血循环中繁殖,称为菌(病毒)血症。③败血症:侵入的病原体在血中生长繁殖,引起全身严重中毒症状。④脓毒血症:当化脓性病原体引起败血症时,由于人体抵抗力明显减弱,病原体在各组织和脏器中引起转移性化脓病灶,形成多发性脓肿。

4. 单核-吞噬细胞系统反应 在病原体及其代谢产物的作用下,单核-吞噬细胞系统可出现充血、增生等反应,临床上表现为肝、脾和淋巴结的肿大。

三、临 床 类 型

根据发病性质和病程经过可分为急性、亚急性和慢性;根据临床表现分为典型(又称普通型)、不典型;根据病情分为轻型、中型、重型、极重型或暴发型。

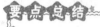

1. 传染病基本特征为有病原体、有传染性、有流行性、感染后有免疫性。
2. 传染病病程发展一般可分为潜伏期、前驱期、症状明显期、恢复期。常见临床表现为发热与皮疹。

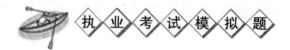

1. 区别传染病与其他疾病的最主要依据是( )
   A. 有病原体 B. 有传染性
   C. 有流行性 D. 有免疫性
   E. 有季节性

2. 某地自2月中旬开始出现流脑患者,一直持续到5月初病例数才明显下降,此种现象说明该病具有( )
   A. 有传染性 B. 有流行性

   C. 有地方性 D. 有季节性
   E. 有免疫性

3. 细菌从局部侵入血循环,不在血循环中繁殖,属于( )
   A. 毒血症 B. 病毒血症
   C. 菌血症 D. 败血症
   E. 脓毒血症

（王绍锋）

第四节　传染病的治疗

传染病的治疗不仅是促进患者康复,还在于控制传染源,防止进一步传播和扩散。要坚持综合治疗的原则,即治疗、护理与隔离、消毒并重,对症治疗与特效治疗并重。

一、一般及支持治疗

不针对病原而对机体采取的具有支持与保护性的治疗。包括隔离、消毒、休息、营养及护理。

二、对　症　治　疗

对症治疗不但有减轻患者痛苦的作用,而且通过调整患者各系统功能,保护重要器官,促进机体康复的作用。如高热患者采取降温措施,抽搐时给予镇静药物治疗,脑水肿时采取的各种脱水疗法,休克时给予抗休克治疗等,均有利于患者度过危险期并及早康复。

三、病　原　治　疗

针对不同的病原体给予相应病原治疗,既能杀灭清除病原体,控制病情发展,治愈患者,又可以控制传染源,防止传染病继续传播和扩散,是治疗传染病的关键措施。常用药物有抗生素、化学制剂和血清免疫制剂等。针对细菌和真菌的药物主要为抗生素与化学制剂;针对病毒及朊蛋白至今尚无特效药物;治疗原虫及蠕虫病时,常用化学制剂。

四、其　他　治　疗

包括免疫调节治疗、并发症后遗症治疗、中医中药治疗等。

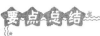

要点总结

　治疗传染病的关键措施是病原治疗。

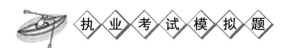

执 业 考 试 模 拟 题

1. 传染病治疗原则是(　　)
　A. 病原治疗　　　B. 对症治疗
　C. 综合治疗　　　D. 支持疗法
　E. 中医治疗
2. 治疗普通型流行性脑脊髓膜炎主要是(　　)

　A. 抗菌药物
　B. 脱水治疗
　C. 并发症治疗
　D. 补充液体和电解质
　E. 休息

(王绍锋)

第五节　传染病的预防

案例 1-3

　某地 12 月出现 1 例高热、剧烈头痛、频繁呕吐、皮肤黏膜瘀点和脑膜炎刺激征患者,确诊为流行性脑脊髓膜炎。
　问题:
　如何预防流脑在该地的流行?

传染病预防是传染病护理工作的一项重要内容,所有措施均应针对构成传染病流行的 3 个基本环节进行,即管理传染源、切断传播途径、保护易感人群。预防工作应采取经常性预防和疾病发生后的防疫措施相结合的原则。

一、管理传染源

(一) 患者

对患者必须做到早发现、早诊断、早报告、早隔离、早治疗。传染病报告制度是预防传染病传播的重要措施,必须严格遵守。根据中华人民共和国传染病防治法及其实施细则,所有医务人员都是法定报告人,对确诊或疑似的传染病必须及时向有关防疫部门或疾病控制中心报告。法定传染病分甲、乙、丙 3 类,详见表 1-1。

表 1-1 传染病的分类与疫情报告

类别	疾病	管理性质	报告时间	备注
甲类	鼠疫、霍乱	强制管理	2 小时内	
乙类	传染性非典型肺炎、艾滋病、病毒性肝炎、脊髓灰质炎、人感染高致病性禽流感、甲型 H1N1 流感、麻疹、流行性出血热、狂犬病、流行性乙型脑炎、登革热、炭疽、细菌性和阿米巴性痢疾、肺结核、伤寒和副伤寒、流行性脑脊髓膜炎、百日咳、白喉、新生儿破伤风、猩红热、布鲁氏菌病、淋病、梅毒、钩端螺旋体病、血吸虫病、疟疾	严格管理	城镇 6 小时内,农村 12 小时内	肺炭疽、传染性非典型肺炎、脊髓灰质炎、人感染高致病性禽流感、甲型 H1N1 流感患者、病原携带者和疑似患者,按甲类传染病报告和强制管理
丙类	流行性感冒、流行性腮腺炎、风疹、急性出血性结膜炎、麻风病、流行性和地方性斑疹伤寒、黑热病、包虫病、丝虫病、除霍乱、细菌性和阿米巴性痢疾、伤寒和副伤寒以外的感染性腹泻病、手足口病	监测管理	24 小时内	手足口病按乙类传染病管理

特别注意:

根据 1991 年《中华人民共和国传染病防治法实施办法》规定,当发现甲类和/或乙类传染病中的艾滋病、肺炭疽的患者、病原携带者和疑似传染病患者时城镇于 6 小时内,农村于 12 小时内,发现乙类传染病及疑似患者时,城镇于 12 小时内,农村于 24 小时内以最快的方式向发病地卫生防疫机构报告。根据 2003 年《突发公共卫生事件与传染病疫情监测信息报告管理办法》,对甲类传染病、传染性非典型肺炎和乙类传染病中艾滋病、肺炭疽、脊髓灰质炎的患者、病原携带者或疑似患者,城镇应于 2 小时内、农村应于 6 小时内通过传染病疫情监测信息系统进行报告。对其他乙类传染病患者、疑似患者和伤寒副伤寒、痢疾、梅毒、淋病、乙型肝炎、白喉、疟疾的病原携带者,城镇应于 6 小时内、农村应于 12 小时内通过传染病疫情监测信息系统进行报告。对丙类传染病和其他传染病,应当在 24 小时内通进行报告。但实际工作中,都已作了修正。答题时应特别注意。

(二) 接触者

对接触者采取的措施叫检疫,可根据具体情况对接触者分别采取医学观察、留验或卫生处理,也可给予免疫接种或药物预防。

(三) 病原携带者

重点在不同人群、不同职业中开展普查,查出病原携带者应进行治疗、卫生宣传教育或调换工作岗位。

(四) 动物

对有经济价值的患病动物或携带病原体的动物应隔离、治疗或宰杀后消毒处理,无经济价值的动物可采取杀灭、焚烧的办法。

二、切断传播途径

根据传染病的不同传播途径采取不同措施。如消化道传染病,应着重加强饮食卫生、个人卫生及粪便管理,保护水源,消灭苍蝇、蟑螂、老鼠等;对呼吸道传染病,应着重进行空气消毒,提倡外出时戴口罩;对虫媒传染病,应大力开展爱国卫生运动,采用药物等措施进行防虫、杀虫、驱虫。

三、保护易感人群

(一) 增强非特异性免疫力

通过加强体育锻炼、调节饮食、养成良好的卫生生活习惯、改善居住条件、保持良好的人际关系及愉快心情等提高非特异性免疫力。

(二) 增强特异性免疫力

提高特异性免疫力是预防传染病最有效的措施,包括被动免疫与主动免疫,其中主动免疫是目前最广泛的预防措施。

1. 预防接种种类

(1) 被动免疫:将特异性抗体注入人体,使人体迅速获得免疫力,免疫持续时间一般不超过2~4周,常用制剂有白喉抗毒血清、破伤风抗毒血清、人胎盘或丙种球蛋白等,可用于治疗或对接触者的应急预防。

(2) 主动免疫:将减毒或灭活的病原体、纯化的抗原和类毒素制成菌(疫)苗接种于人体内,使人体于接种后1~4周产生特异性免疫力,称为主动免疫,免疫力可保持数月甚至数年。主要用于传染病预防。

2. 计划免疫 据国家、地方对消灭传染病的要求有计划地对易感人群进行预防接种,以提高人群特异性免疫力。进行计划免疫必须结合当地传染病的流行情况、控制规划、疫苗的生物学特性和国内通用免疫程序等综合考虑。

(1) 儿童计划免疫:我国目前适龄儿童进行常规接种乙肝疫苗、卡介苗、脊髓灰质炎疫苗、百白破疫苗、麻疹疫苗、白破疫苗、甲肝疫苗、流脑疫苗、乙脑疫苗、麻腮风疫苗,使传染病发病率明显下降。①乙肝疫苗:出生后24小时内尽早接种第1剂,1月龄、6月龄共接种3剂次。②卡介苗:出生时接种1剂次。③脊灰疫苗:2月龄、3月龄、4月龄和4周岁各接种1剂次。④百白破疫苗:3月龄、4月龄、5月龄和18~24月龄各接种1剂次。⑤白破疫苗:6周岁时接种1剂次。⑥麻腮风疫苗:8月龄、18~24月龄各接种1剂次。⑦流脑疫苗:6~18月龄接种2剂次A群流脑疫苗,3 周岁、6 周岁各接种 1 剂次 A+C 群流脑疫苗。⑧乙脑疫苗:乙脑减毒活疫苗 8 月龄和 2 周岁各接种 1 剂次;乙脑灭活疫苗接 8 月龄接种 2 剂次,2 周岁和 6 周岁各接种 1 剂次。⑨甲肝疫苗:甲肝减毒活疫苗 18 月龄接种 1 剂次;甲肝灭活疫苗 18 月龄和 24～30 月龄各接种 1 剂次。

(2) 其他人员接种:在重点地区对重点人群进行出血热疫苗接种;发生炭疽、钩端螺旋体病疫情或发生洪涝灾害可能导致钩端螺旋体病暴发流行时,对重点人群进行炭疽疫苗和钩体疫苗应急接种。

3. 接种注意事项 预防接种前须确定对象、人数和时间,准备好必要的物资和器械,做好宣传工作,以取得配合。生物制品应仔细检查,注意有无破损、变质、过期以及有无摇不散的凝块或异物等,并登记批号。对接种对象需做详细身体评估,严格掌握禁忌证,凡发热和急性传染病、严重心血管疾病、活动性肺结核、月经期等,应禁忌或暂缓接种。接种时要掌握好方法、剂量、次数、间隔时间,并注意无菌操作。

4. 预防接种反应及处理 预防接种后绝大多数人反应轻微,个别人可出现严重反应。①局部反应:接种后 24 小时左右于注射局部出现红、肿、热、痛,红肿直径小于 2.5cm 为弱反应,2.6～5.0cm 为中等反应,5cm 以上为强反应,强反应常伴有局部淋巴结肿大,无须处理。②全身反应:主要表现为发热、头痛、恶心、呕吐、全身不适等,1～2 日内消失,体温低于 37.5℃ 为弱反应,37.5～38.5℃ 为中等反应,高于 38.5℃ 为强反应,当反应严重、体温高达 39～40℃ 以上,应予对症处理。③异常反应:主要为晕厥和过敏反应,一般少见。晕厥多在空腹、疲劳及精神紧张状态下接种时发生,故应事先做好宣传解释,解除紧张心理,一旦出现心慌、虚弱感、胃部不适或轻度恶心,手足发麻晕厥表现,立即让患者平卧,保持安静,给予糖水或温开水,针刺人中,十宣等穴位,不需用药,片刻即可恢复。如发生面色苍白、手足厥冷、出冷汗、恶心呕吐、血压下降等过敏性休克表现时,应迅速报告医生,同时立即皮下或静脉注射 1:1000 肾上腺素 0.5～1.0ml。

(三) 药物预防

对某些尚无特异性免疫方法或免疫效果尚不理想的传染病,在流行期间可给易感者口服预防药物,如口服磺胺药预防流行性脑脊髓膜炎,口服乙胺嘧啶预防疟疾等。

案例 1-3 分析

预防流脑流行的主要措施:

1. 控制传染源 呼吸道隔离及治疗患者,接触者则须进行医学观察。

2. 切断传播途径 搞好个人卫生,保持室内通风。尽量避免到人多拥挤的公共场所,外出时戴口罩,避免和带菌者、患者接触。

3. 保护易感人群 儿童、老人等易感者接种流脑疫苗,对密切接触者服用复方磺胺甲噁唑进行药物预防。

要点总结

1. 传染病预防措施应针对传染病流行的 3 个基本环节进行,即管理传染源、切断传播途径、保护易感人群。

2. 发现甲类传染病以及乙类传染病的肺炭疽、传染性非典型肺炎、脊髓灰质炎、人感染高致病性禽流感患者、病原携带者和疑似患者应在 2 小时内,乙类传染病应在城镇 6 小时内,农村 12 小时内,丙类传染病应在 24 小时内,以最快的方式向发病地卫生防疫机构或疾病控制中心报告。

3. 预防接种对传染病的控制和消灭起着关键作用。

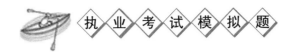

执业考试模拟题

1. 按甲类传染病报告及控制措施的乙类传染病为
（　）
  A. 传染性非典型肺炎、肺炭疽、脊髓灰质炎和鼠疫
  B. 染性非典型肺炎、人感染高致病性禽流感、艾滋病、病毒性肝炎
  C. 传染性非典型肺炎、人感染高致病性禽流感、肺炭疽、脊髓灰质炎
  D. 人感染高致病性禽流感、鼠疫、艾滋病、病毒性肝炎
  E. 鼠疫、霍乱、艾滋病、肺炭疽

2. 患儿在某市诊为人感染高致病性禽流感，疫情应在（　）
  A. 6 小时内上报卫生防疫机构
  B. 8 小时内上报卫生防疫机构
  C. 12 小时内上报卫生防疫机构
  D. 24 小时内上报卫生防疫机构
  E. 2 小时内上报卫生防疫机构

3～5 题共用题干

　　某市春季流行性腮腺炎流行，某小学建议家长注意合理安排好学生的休息时间和饮食，使学生生活有规律。

3. 从传染病预防的角度说明该校加强了哪方面的教育（　）
  A. 增强特异性免疫力
  B. 增强非特异性免疫力
  C. 增强人工主动免疫
  D. 增强人工被动免疫
  E. 以上均是

4. 为防止流行性腮腺炎流行，学校应建议学生按要求有计划接种（　）
  A. 人血丙种球蛋白
  B. 抗流行性腮腺炎病毒血清
  C. 胎盘球蛋白
  D. 流行性腮腺炎减毒活疫苗
  E. 口服乙胺嘧啶

5. 学校原计划 2 月底召开开学典礼，目前状况应该（　）
  A. 暂缓召开
  B. 按计划召开
  C. 未患病的学生按计划召开
  D. 以上都可以
  E. 以上均不可以

（王绍锋）

第六节　传染病患者的护理

案例 1-4

　　患者，男，25 岁。1 个月前曾外出学习，近 2 天出现乏力、低热、恶心、呕吐、食欲减退。体格检查：体温 37.4℃。实验室检查：血清总胆红素 210μmol/L，血清丙氨酸氨基转移酶 398U/L。临床拟诊为急性甲型病毒性肝炎。

　　问题：

　　1. 为明确临床诊断，还应补充哪些评估资料？

　　2. 该患者目前正处于病程的哪一期？

　　3. 应采取何种隔离措施？

　　4. 对密切接触者目前最重要的预防措施是什么？

一、护　理　评　估

（一）流行病学资料

　　传染源、传播途径、人群易感性和流行特征是评估传染病患者的重要参考资料。包括患者的年龄、性别、籍贯、居住和旅居地区、职业、接触史、预防接种史、发病季节、卫生习惯、家庭或集体发病情况等。

（二）身体评估

详细询问病史和认真细致的全面体格检查，是正确评估传染病患者的基本方法。除了解患者的卧位、饮食、排泄、睡眠、生命体征、病情变化、并发症等外，尚须注意传染病所特有的基本特征和临床特点，如潜伏期长短、起病方式、热型及热程、皮疹出现的时间、形态及分布、有无毒血症症状及某些传染病特殊阳性体征和症候群。如病毒性肝炎的肝大、黄疸；流脑的脑膜刺激征、瘀点及瘀斑；肾综合征出血热的出血、休克、急性肾衰竭及五期经过等。

（三）实验室及其他检查

1. 一般项目　包括血液、尿液、粪便和生化实验室检查。急性传染病的血象变化具有一定的特征性，归纳起来有：革兰阳性菌感染，特别是化脓菌感染白细胞计数多升高；革兰阴性菌感染白细胞计数升高不明显，而伤寒及其他沙门菌感染则多是降低或正常；出现类白血病反应可见于流行性脑脊髓膜炎、肾综合征出血热等；大多数病毒传染病白细胞计数正常或减少，而流行性乙型脑炎、肾综合征出血热则多增加；嗜酸粒细胞计数增多常见于寄生虫病，减少则见于伤寒、流行性脑脊髓膜炎。粪便常规检查对蠕虫感染及感染性腹泻的诊断有重要意义。尿液检查对肾综合征出血热、钩端螺旋体病等的诊断有重要价值。血生化检查对诊断和评估病情有重要意义，如肝功能检查是诊断病毒性肝炎的重要依据。

2. 病原学检查

（1）病原体直接检查：采用光学显微镜可从外周血中直接检出疟原虫、微丝蚴，或从粪便中检出寄生虫卵和阿米巴滋养体，暗视野下还可检查霍乱弧菌和螺旋体。骨髓涂片可检出疟原虫。粪便孵化法可检查血吸虫毛蚴，各种集卵法对蠕虫病诊断有重要价值。

（2）病原体分离：人工培养基可用来分离培养细菌、螺旋体、真菌等，组织培养基用于病毒分离，立克次体分离可用动物接种和组织培养的方法。

（3）分子生物学检测：放射性核素（如^{32}P）或生物素标记的分子探针检测病毒特异性核酸或细菌毒素，是近几年用于临床的方法。聚合酶链反应（PCR）技术可用于病毒、细菌等病原学检查。原位聚合酶链反应（in-situ PCR）可用以鉴别 HIV 潜伏感染和活动感染，对疾病作出早期诊断，并可判断受染细胞类型。原位逆转录聚合酶链反应（IS-RT-PCR）应用于检测肝细胞内的 HCV RNA 的阳性率可达 80%。

3. 免疫学检查　是目前最常用于传染病诊断的检测技术。

（1）血清学检查：包括凝集试验、沉淀试验、补体结合试验和中和试验等。此外，尚有酶联免疫吸附试验、放射免疫测定、免疫荧光检查及免疫电镜检查等，对多种病原体的抗原、抗体均能进行精确的检测。

（2）皮肤试验：通过向受试者皮内注射特异性抗原的方法，了解其体内是否含有相应抗体。有抗体时受试者发生变态反应，皮肤局部出现红肿、痒、痛表现。常用于血吸虫病等的流行病学调查。

（3）T 细胞亚群和免疫球蛋白测定检测：可了解机体免疫功能状态，用于部分传染病的诊断和病情判定，如用于艾滋病的诊断和预后判定。

4. 其他检查　根据需要可以进行内镜、活体组织病理、肾功能、脑脊液、计算机断层摄影（CT）、磁共振显像（MRI）、X 线、超声波、心电图、脑电图、同位素扫描、诊断性穿刺等检查，还可采用药物诊断性治疗。

（四）心理、社会评估

1. 评估患者对所患传染病的认识程度、顾虑及疾病痛苦所造成的心理反应。如对预后的了解、是否懂得配合治疗、护理；高热、严重腹泻、黄疸、大出血等严重病情导致患者出现焦虑、抑郁、沮丧、恐惧等心理反应。

2. 患者对住院及隔离治疗的不理解，引起被约束、孤独、被遗弃感。

3. 不良情绪造成的生理反应，如食欲不振、睡眠障碍等；患者对心理障碍的应对能力，能否应用恰当的心理防卫机制进行应对。

4. 患病对患者的学习、日常生活、工作、家庭、经济等各方面的影响，如传染病住院治疗导致恋爱关系中断，住院后子女、父母无人照顾，医疗费用昂贵无力承担等，均可引起患者的不良情绪反应。

5. 评估社会、家庭成员对患者的关怀程度、单位所能提供的帮助、所在社区的医疗保健资源、设施，患者出院后继续就医的条件等。

案例 1-4 分析(1)

该患者要明确诊断，应补充以下资料。

1. 流行病学资料　如甲肝接触史、甲肝疫苗接种史、不洁饮食史、既往是否患甲肝等资料。

2. 身体评估　如是否有厌油感，肝区是否压痛，肝脏是否肿大等。

3. 其他检查　如甲肝病原学检查，抗 HAV IgM 与抗 HAV IgG 等。

二、常见护理诊断/合作性问题

1. **体温过高**　与病原体感染后释放各种内、外源性致热原，致体温中枢功能紊乱有关。

2. **组织完整性受损**　与病原体和/或代谢产物引起皮肤(黏膜)发疹有关。

3. **有传染的危险**　与传染病的传染性有关。

4. **营养失调:低于机体需要量**　与发热、腹泻、摄入减少有关。

5. **腹泻**　与病原体引起肠道感染有关。

6. **体液不足**　与呕吐、腹泻、大量出汗等有关。

7. **焦虑/恐惧**　与疾病对健康的威胁或担心预后有关。

8. **社交孤立**　与被隔离有关。

9. **潜在并发症**　肝性脑病、肾功能不全、肠出血、肠穿孔等。

三、护 理 措 施

（一）一般护理

1. **消毒隔离**　这是传染病护理的特殊要求，是避免交叉感染、防止传染病扩散的重要措施。为此，护士必须了解各种病原体的性质，各种传染病的传播途径，掌握隔离技术和消毒方法，以切断传播途径。

2. **疫情报告**　护士是传染病的法定报告人之一，为防止传染病扩散，一旦发现传染病患者，就应配合医师准确及时地将疫情报告防疫部门，以便采取措施进行疫源地消毒，控制传染源，绝不可迟报或漏报。

3. **休息**　急性期绝对卧床休息，以减低机体消耗，减轻病损器官的负担，防止并发症。随着症状减轻，方可适当活动。

4. **病室环境**　应保持空气新鲜，经常通风换气，注意保暖，减少噪音。室内光线充足，但应避免强光刺激,必要时可用窗帘遮蔽。室温保持在 18~20℃,相对湿度保持在 50%~60% 为宜;护理人员要为患者创造一个安静、整洁、舒适的环境,以利于患者康复。

5. 营养、水分的摄入 传染病患者大多有高热,新陈代谢增加,而食欲减退、进食减少,应给予高热量、易消化、富含营养的半流质饮食,昏迷患者应鼻饲,鼓励多饮水,成人每天需饮水 3000ml 以上,不能进食者按医嘱静脉补液,必要时记录 24 小时出入液量。

6. 口腔、皮肤护理 每日注意用温盐水漱口 3~4 次,昏迷患者要彻底清洗口腔各部位,防止口腔炎,嘴唇干裂时可涂石蜡油。保持床褥整洁干燥,勤换衣被,对出汗、脱屑患者尤要注意,昏迷患者应定时翻身,骨突出部位应每天用 50% 乙醇溶液按摩以防压疮。

7. 病情观察 传染病病情多变,特别是幼小患儿,不能诉说,护理人员应深入病房,及时观察病情变化、服药反应、治疗效果、特殊检查后的情况等。

8. 标本采集 按医嘱要求及时、准确地采集各种标本,保证标本质量。

(二)常见症状护理

1. 高热护理 通风和降低室温于 18℃ 以下。患者头部保持冷敷可提高脑组织对缺氧的耐受性。高热而四肢温暖者可用冰水或乙醇擦浴,但不宜用于有皮疹的患者;高热而四肢冰冷者提示循环不良,禁用冰水擦浴或乙醇擦浴,可用比体温低 2℃ 的温水擦浴。在物理降温同时使用药物降温者体温下降幅度较大,并且出汗较多,常可出现低温或虚脱,应注意保暖,严密观察病情,以便及时采取适当措施。如高热、烦躁不安、昏迷抽搐时,应采取安全保护措施,以防发生意外伤害。降温后大汗者应注意防止虚脱并及时更换衣服。

2. 皮疹护理 保持皮肤清洁,可用温水清洗皮肤,禁用肥皂水擦洗;衣被勤洗换,保持床铺干燥、柔软、清洁;及时修剪指甲。幼儿自制能力差,应将其手包起来,防止抓破皮肤造成感染。皮疹已破者可涂 0.5%~1% 碘伏溶液。瘙痒剧烈者,用炉甘石洗剂涂擦局部。皮疹结痂后不要强行撕脱,应让其自行脱落,或剪去翘起的痂皮,皮肤干燥可涂石蜡油。避免吃辛辣刺激性食物。

(三)隔离

1. 定义与目的 将传染病患者或病原携带者在传染期内安置到指定的地方,与健康人或非传染病患者隔开,暂时避免接触,以防止病原体向外扩散,称为隔离。隔离的目的在于控制传染源,防止交叉感染和传染病的蔓延扩散,并对传染病患者排出的病原体和污染物集中消毒处理,以切断传播途径。

2. 种类和措施 目前将隔离分为 A、B 两大系统。A 系统是以类别为特点的隔离方法,将许多不同的疾病归纳在 6 个类目中,每个类目措施相同。B 系统是以疾病分类的隔离方法,即针对每个疾病而定的隔离措施。目前我国大多数医院实行 A 类隔离方法。

(1)严密隔离(黄色标志):适用于有高度传染性及致死性的传染病,以防空气和接触传播,如鼠疫、霍乱、咽部白喉等。主要隔离措施为:①同病种同住一室,尽量安排单人间。②入室者要戴口罩、穿隔离衣、拖鞋、戴手套。③接触患者和污染敷料后,在护理患者前后必须洗手。④患者的分泌物、排泄物及污染物品应严格消毒。⑤污染的敷料应装袋、贴签,消毒处理后弃去;⑥禁止探视。⑦病室每日消毒,患者出院或死亡后,应进行终末消毒。

(2)呼吸道隔离(蓝色标志):适用于由空气飞沫传播的呼吸道传染病,如麻疹、百日咳、流脑等。主要隔离措施:①相同病种可同住一室。②接近患者要戴口罩,必要时穿隔离衣、戴手套。③接触患者或污染物品后,护理患者前后应洗手。④患者呼吸道分泌物应消毒后弃去,痰具每日消毒,患者需往其他科行诊治应戴口罩。⑤病室每日通风至少 3 次,空气紫外线消毒 2 次。

(3)消化道隔离(棕色标志):适用于消化道传染病的隔离,如伤寒、细菌性痢疾,甲型肝炎等。主要隔离措施:①同病种患者可住一室。②接触患者时应穿隔离衣,接触污染物品时戴手套,接触患者或污染物品后及护理患者前后要严格消毒双手,不要求戴口罩。③患者的食具、便器、呕吐物、排泄物应严密消毒。④病室内做好防蝇、防蚊及灭蟑螂工作。

(4) 接触隔离(橙色标志):适用于病原体直接或间接接触皮肤、黏膜而引起的传染病,如破伤风、狂犬病等。主要隔离措施为:①不同病种应分室收住。②接近患者要戴口罩,接触患者须穿隔离衣、戴手套,护理不同病种患者时须更换隔离衣。③接触患者或污染物品后及护理下一个患者前应洗手。④污染物品、敷料应装袋、贴签后送消毒处理。⑤患者出院或死亡,病室应进行终末消毒。

(5) 脓汁/分泌物隔离(绿色标志):适用于直接或间接接触感染部位的脓液或分泌物引起的感染。如轻型伤口感染、脓肿、小面积烧伤感染等。主要隔离措施:①可不设隔离室。②换药时要戴口罩,接触污物时应戴手套。③接触患者、污染物后及护理患者前后洗手。④污染物应装袋、贴签、消毒处理后弃去。

(6) 血液/体液隔离(红色标志):适用于直接或间接接触感染的血液及体液引起的感染,如乙型肝炎、艾滋病、梅毒等。主要隔离措施:①同一病种可同住一室。②接触患者时要穿隔离衣,接触血液或体液要戴手套。③工作中注意避免损伤皮肤,用过的针头、注射器丢入密闭的硬塑料盒内送指定地点销毁。④污染的物品应装袋,标记并销毁或清洗消毒处理。⑤室内表面物品被血、体液污染,立即用次氯酸钠溶液清洗消毒。

(7) 结核菌隔离(AFB隔离,灰色标志):适用于活动性肺结核患者。主要隔离措施:①病室要有特别的通风装置,同疗程者同住一室。②接触患者时应戴口罩,必要时穿隔离衣。③接触患者或污染物品后,护理下一个患者前应洗手。④污染物品应彻底消毒处理。

(四) 消毒

1. 定义　消毒是指用化学、物理、生物等方法消除或杀灭环境中的病原体,是切断传播途径的重要手段。

2. 种类

(1) 预防性消毒:对可能受到病原体污染的场所和物品进行的消毒,以预防传染病的发生,如医院日常卫生消毒,餐具、饮水的消毒,粪便及污物的无害化处理等。

(2) 疫源地消毒:对目前存在或曾经存在传染源的地区进行消毒。可分为:①随时消毒:对患者的排泄物、分泌物以及被其污染的物品随时进行消毒,以便及时杀灭病原体。如分泌物、排泄物及污染物的无害化处理(呕吐物、粪便及更换的敷料等的消毒)、室内环境消毒(开窗通风换气,墙壁、地面、家具的消毒)等。②终末消毒:患者出院、转科或死亡后,对患者、病室及用物进行一次彻底的消毒。

3. 常用消毒方法　根据消毒方法的不同,将消毒分为物理消毒方法和化学消毒方法。

(1) 物理消毒法:①机械消毒:如冲洗、清扫、拍打和通风等。②热力消毒:如煮沸、高压蒸气和焚烧等。③辐射消毒法:如日晒、紫外线、红外线、微波、γ射线和高能电子束消毒等。

(2) 化学消毒法:用化学药品作用于病原体蛋白、酶系统或核酸系统,使之氧化、变性、凝固和裂解,从而影响病原体的生理功能,甚至使结构破坏而被杀灭。①氧化消毒剂:如过氧乙酸溶液、高锰酸钾溶液和过氧化氢溶液等。②含氯消毒剂:如漂白粉溶液、次氯酸钠溶液、氯胺和84消毒液等。③醛类消毒剂:常用的有甲醛、戊二醛。④碘类、醇类消毒剂:如2.5%碘酊溶液,0.5%碘伏溶液。⑤醇类消毒剂:如75%乙醇溶液、异丙醇。⑥杂环类气体消毒剂:如环氧乙烷、环氧丙烷。⑦其他消毒剂:如苯酚(石炭酸)、来苏、苯扎溴铵(新洁尔灭)和氯己定(洗必泰)等。

4. 常用物品的消毒

(1) 病室空气:①30W紫外线灯照射,距离为1.5m,采用四周轮流照射,每方位30分钟;②用

0.2%～0.5%过氧乙酸溶液喷雾消毒,1g/m³(肝炎 3g/m³),关闭门窗 1 小时;③乳酸、甲醛溶液加热熏蒸。乳酸 12ml/100m³,加水 1 倍后加热蒸发至干,关闭门窗 30～60 分钟,室温保持 16～21℃,湿度 60%～80%;甲醛溶液 12.5～25ml/m³,加热熏蒸 6～12 小时。

(2) 病室门窗、地面、墙壁、家具、床:0.5%过氧乙酸溶液,或 0.5%～1.5%含氯石灰澄清液(肝炎用 3%浓度)擦洗。0.5%～3%氯胺溶液喷洒探试。

(3) 布类、衣物:①肥皂水煮沸 30 分钟后洗净;②高压蒸汽消毒 30 分钟;③0.4%过氧乙酸溶液浸泡 20 分钟后洗净;④甲醛溶液 80ml/m³ 熏蒸 6 小时,或 125ml/m³ 熏蒸 3 小时;⑤环氧乙烷熏蒸,400～1000g/m³,密封 6～12 小时;⑥日光曝晒 6 小时。

(4) 食具、药杯、压舌板、玩具:①0.5%优氯净溶液、0.2%～0.5%过氧乙酸溶液浸泡 30 分钟后洗净;②煮沸 15～30 分钟;③高压蒸汽消毒。

(5) 痰杯、面盆、便器:①3%漂白粉澄清液或 1%～3%煤酚皂溶液或 0.2%过氧乙酸溶液浸泡 1 小时;②0.5% 84 消毒液浸泡 30 分钟;③正反面紫外线照射 30 分钟;④痰杯用煮沸或高压蒸汽消毒 15～30 分钟。

(6) 排泄物、分泌物:①每 1000ml 用漂白粉干粉 5～10g 搅匀,加盖消毒 2 小时;②粪便 1 份加 1 倍 0.1%～0.2%过氧乙酸溶液或 10%～20%漂白粉乳剂搅匀,加盖静置 2 小时;③脓、痰加等量 0.5%过氧乙酸溶液搅匀,加盖消毒 30～60 分钟,痰亦可盛入纸盒焚烧。

(7) 手或污染部位皮肤:①0.2%～0.5%过氧乙酸溶液浸泡 1～2 分钟后流水洗净;②肥皂流动水洗刷 1～2 分钟;③0.2%优氯净溶液或 0.2%～0.5% 84 消毒液浸泡 2 分钟。

(8) 医疗用具:①高压蒸汽消毒;②煮沸 15～30 分钟;③搪瓷类用 0.2%过氧乙酸溶液或 0.5% 84 消毒液浸泡 1～2 小时后清洗消毒备用;④金属类用 2%戊二醛溶液浸泡 30 分钟。

案例 1-4 分析(2)

1. 该患者 1 个月前曾外出学习,目前已出现临床症状,正处于病程症状明显期。
2. 该患者拟诊为甲肝,通过消化道传播,应进行消化道隔离。
3. 对密切接触者可能病原体已进入人体,要即刻获得免疫力,只能是被动免疫,因此,目前最重要的预防措施是注射人丙种球蛋白。

要 点 总 结

1. 护理评估与护理措施是护理程序的两大步骤,而护理评估是其中的首要步骤。传染病患者的护理评估主要包括流行病学资料、身体评估、实验室及其他检查和心理社会评估。

2. 严格执行隔离消毒制度是传染病护理的特殊要求。隔离分为 A、B 两大系统,A 系统是按疾病类别进行隔离,我国大多数医院实行此类隔离方法。

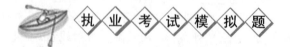

执 业 考 试 模 拟 题

1. 用碘伏对细菌繁殖体污染物品的消毒的浓度和时间分别是( )
   A. 250mg/L,20min　B. 50mg/L,40min
   C. 500mg/L,30min　D. 200mg/L,15min
   E. 500mg/L,10min

2. 患儿,男,1 岁。发热、流涕、咳嗽 3 天就诊,体温 39.5℃。查体:耳后发际处可见红色斑疹,疹间皮肤正常,在第一白齿相应的颊黏膜处可见灰白色点,诊为麻疹,应采取的隔离措施是( )
   A. 呼吸道隔离　　　　　B. 肠道隔离
   C. 接触隔离　　　　　　D. 脓汁/分泌物隔离
   E. 严密隔离

(王绍锋)

第二章

病毒性传染病

案例 2-1

　　患者，男，42 岁。因发热、咳嗽、腹泻半个月，食欲减退及皮肤巩膜黄染 1 周就诊。患者半个月前出现低热、咳嗽、腹泻，自己服用感冒药，效果不佳。1 周前出现食欲减退及巩膜、皮肤黄染，自昨日起烦躁不安，呼吸中有腥臭味。既往有静脉吸毒史。查体：T 38℃，皮肤可见瘀斑，双侧颊黏膜散在溃疡，并有白色分泌物；两肺听诊可闻及湿啰音；腹水征阳性。实验室检查：白细胞 4.0×10^9/L，$CD4^+$/$CD8^+$ 比值 < 1，血清抗-HIV(+)，血清总胆红素 200μmol/L，血清 HBsAg(+)。

问题：

1. 该该患者的临床诊断可能有哪些？

2. 怎么制订该患者的护理措施？

3. 应如何进行健康教育？

第一节　流行性感冒

　　流行性感冒(influenza)简称流感，是由流感病毒引起的急性呼吸道传染病。临床特征为发热、乏力等全身中毒症状较重，上呼吸道症状较轻，但重症病例可引起呼吸或多器官衰竭，病情进展快、病死率高。人感染高致病性禽流感病死率可高达 60% 以上。

一、病　原　学

　　流感病毒属正黏病毒，直径 80～120nm，核酸为单股 RNA。根据核蛋白和基质蛋白分为甲、乙、丙三型。甲、乙型流感病毒都带有 8 个不同的 RNA 节段，丙型流感病毒只有 7 个 RNA 节段。由于基因组是分节段的，故易产生同型不同株间基因重配，同时流感病毒在复制过程中不具有校正功能，故病毒易发生突变。甲型流感病毒根据其表面血凝素(HA)和神经氨酸酶(NA)蛋白结构及其基因特性又可分成许多亚型，至今甲型流感病毒已发现的血凝素有 16 个亚型(H1-16)，神经氨酸酶有 9 个亚型(N1-9)。甲型流感病毒在动物中广泛存在，目前已知所有亚型的甲型流感病毒都可以感染鸟类特别是水禽，还可以感染其他动物，如猪、马、海豹以及鲸鱼和水貂等，有时可感染人，如 H5N1 亚型可引起人感染高致病性禽流感。目前乙型流感病毒除感染人之外还没有发现其他的自然宿主。丙型流感病毒除感染人之外还可以感染猪。流感病毒很容易被紫外线和加热灭活，通常 56℃ 30 分钟可被灭活。流感病毒在 pH<5 或>9，病毒感染性很快被破坏。流感病毒是包膜病毒,对于所有能影响膜的试剂都敏感,包括离子和非离子清洁剂、氯化剂和有机溶剂。但对干燥及寒冷有相当耐受力,真空干燥或－20℃以下可较长期保存。

二、发病机制与病理

带有流感病毒颗粒的飞沫吸入呼吸道后,病毒的神经氨酸酶破坏神经氨酸,使黏蛋白水解,糖蛋白受体暴露。甲型、乙型流感病毒通过 HA 结合上皮细胞含有唾液酸受体的细胞表面启动感染。流感病毒通过细胞内吞作用进入细胞,在细胞核内进行转录和复制,产生大量新的子代病毒颗粒,这些病毒颗粒通过呼吸道黏膜扩散并感染其他细胞。季节性流感只有极少数有病毒血症或肺外组织感染的情况。在人 H5N1 禽流感有时会出现病毒血症、胃肠感染、肺外传播,偶有中枢神经系统感染。流感病毒感染后支气管的炎症反应和肺功能的异常可持续数周至数月。

本病病理变化为呼吸道纤毛上皮细胞呈簇状脱落、上皮细胞的化生、固有层黏膜细胞的充血、水肿伴单核细胞浸润等病理变化。重者可以出血、支气管和细支气管细胞广泛坏死,伴随有纤毛上皮细胞脱落、纤维蛋白渗出、炎细胞浸润、透明膜形成、肺泡和支气管上皮细胞充血、间质性水肿、单核细胞浸润的病理改变。

三、护 理 评 估

(一) 流行病学资料

1. 传染源 季节性流感主要为患者及隐性感染者,从潜伏期末到发病的急性期都有传染性。动物亦可能为重要储存宿主和中间宿主。禽流感主要是病禽和健康携带流感病毒的家禽,特别是感染了 H5N1 病毒的鸡。

2. 传播途径 主要通过空气飞沫传播,也可通过口腔、鼻腔、眼睛等处黏膜直接或间接接触传播。接触患者的呼吸道分泌物、体液和污染病毒的物品也可能引起感染。

3. 易感人群 普遍易感,病后具有一定的免疫力,但不同亚型间无交叉免疫力。流感病毒常发生变异,如甲型流感病每隔 2～3 年就会有抗原变异株出现,使人群重新易患而反复发病。感染率最高的通常是青少年。

4. 流行特征 流感在流行病学上最显著的特点是突然暴发,迅速扩散,从而造成不同程度的流行。我国北方地区流行高峰一般发生在冬春季,南方地区全年流行,高峰多在夏季和冬季,一般流行3～4 周后会自然停止,发病率高但病死率低(除人感染高致病性禽流感)。甲型流感常以流行形式出现,能引起世界大流行。乙型流感常引起局部流行。丙型流感多为散发,主要侵袭婴幼儿。

引起重症流感的人群主要是妊娠期妇女、体重指数＞30 的肥胖者、＜5 岁的儿童及≥65 岁的老年人,伴有慢性呼吸系统疾病、心血管系统疾病(高血压除外)、肾病、肝病、血液系统疾病、神经系统及神经肌肉疾病、代谢及内分泌系统疾病,免疫功能抑制及低下,19 岁以下长期服用阿司匹林者。

(二) 身体状况

案例 2-2

患者,男,24 岁,农民。于 2011 年 4 月 22 日发热、咳嗽、咽痛、头痛、全身肌肉酸痛、腹痛、腹泻稀水样便,发病前曾有病死家禽接触史。至市第一医院就诊,拟以"流感"收住入院。查体:急性病容,T 39℃,肺部闻及湿啰音。X 线:肺部实变,胸腔积液。实验室检查:白细胞计数不高,淋巴细胞数降低,ALT 升高。入院后给予相应治疗,但疗效不明显,病情加重出现 ARDS、肺出血等重症。由于患者病情危重,经全力抢救无效,于5月2日凌晨死亡。

问题:

1. 患者最可能的诊断是什么?

2. 患者首先应做哪项实验室检查以确立病因诊断?

潜伏期一般为1～7日,多数为2～4日。

1. 流感症状及体征

(1) 单纯型流感:最常见。突然起病,高热,可有畏寒、寒战,多伴头痛、全身肌肉关节酸痛、乏力、食欲减退等全身症状,常伴有咽喉痛、鼻塞、流涕、干咳等。颜面潮红,眼结膜轻度充血。如无并发症呈自限性过程,多于发病3～4日后体温逐渐消退,全身症状好转,但咳嗽、体力恢复常需1～2周。轻症者如普通感冒,症状轻,2～3日可恢复。

(2) 中毒型流感:极少见。表现为高热、休克及弥散性血管内凝血(DIC)等严重症状,病死率高。

(3) 胃肠型流感:除发热外,以呕吐、腹泻为显著特点,儿童多于成人。2～3日即可恢复。

2. 特殊人群的临床表现

(1) 儿童:一般儿童主要症状为发热、咳嗽、流涕、鼻塞及咽痛、头痛,少部分出现肌痛、呕吐、腹泻。婴幼儿流感症状往往不典型,可出现高热惊厥。新生儿流感少见,但易合并肺炎,常有败血症表现,如嗜睡、拒奶、呼吸暂停等。儿童喉炎、气管炎、支气管炎、毛细支气管炎、肺炎及胃肠道症状较成人常见。

(2) 老年人:老年人常有呼吸系统、心血管系统等原发病,患流感后病情多较重,病情进展快,发生肺炎率高于青壮年人,其他系统损伤主要为病毒性心肌炎导致的心电图异常、急性心肌梗死、心功能衰竭等。

(3) 妊娠妇女:中晚期妊娠妇女除发热、咳嗽等症状外,易发生肺炎,迅速出现呼吸困难、低氧血症甚至急性呼吸窘迫综合征(ARDS),导致流产、早产、胎死宫内等。

(4) 免疫缺陷人群:发生重症流感的危险性明显增加,发病后可迅速出现发热、咳嗽、呼吸困难及发绀,病死率高。

3. 重症病例的临床表现　主要有以下几个方面。

(1) 流感病毒性肺炎:季节性甲型流感主要发生于婴幼儿、老年人、慢性心肺疾病及免疫功能低下者。人禽流感引起的肺炎常可发展成急性肺损伤或ARDS,病死率高。

(2) 肺外表现:主要表现为心脏损害、神经系统损伤、肌炎和横纹肌溶解综合征,危重症患者可发展为多器官功能衰竭和DIC等。

4. 并发症　呼吸系统的并发症主要有细菌性肺炎、鼻炎、鼻旁窦炎、气管炎、支气管炎等。肺外并发症主要有瑞氏综合征、中毒性休克、心肌炎及心包炎等。

(三) 辅助检查

1. 血常规　白细胞计数正常或减少。继发细菌感染时白细胞总数和中性粒细胞比例增高。

2. 血生化　部分病例出现低钾血症,少数病例肌酸激酶、天门冬氨酸氨基转移酶、丙氨酸氨基转移酶、乳酸脱氢酶、肌酐等升高。

3. 病原学相关检查　主要包括病毒分离、核酸、抗原和抗体检测。病毒分离为实验室检测的金标准,病毒的抗原和核酸检测可以用于早期诊断,抗体检测可以用于回顾性调查,但对病例的早期诊断意义不大。

（1）病毒核酸检测：以 RT-PCR 法检测呼吸道标本（咽拭子、鼻拭子、痰、鼻咽或气管抽取物）中的流感病毒核酸，能快速区分病毒类型和亚型，一般能在 4～6 小时内获得结果。

（2）病毒分离培养：从呼吸道标本中培养可分离出流感病毒。

（3）病毒抗原检测：采用免疫荧光方法检测呼吸道标本可查见流感病毒抗原，使用单克隆抗体来区分甲型、乙型流感，一般可在数小时以内获得结果。其他还有胶体金试验，一般能在 10～30 分钟获得结果。

（4）血清学诊断：检测流感病毒特异性 IgM 和 IgG 抗体水平。动态检测的 IgG 抗体水平恢复期比急性期有 4 倍或以上升高有回顾性诊断意义。

4. 影像学检查　多数患者无肺内受累。发生肺炎者影像学检查可见肺内斑片状、多叶段渗出性病灶；进展迅速者，可发展为双肺弥漫的渗出性病变或实变，个别病例可见胸腔积液。

案例 2-2 分析

1. 患者，在发病前曾有病死家禽接触史。查体：急性病容，体温 39℃，肺部闻及湿啰音。X 线：肺部实变，胸腔积液。从病死家禽接触史、临床表现及肺部 X 线表现，推断患者可能是"禽流感"。

2. 患者应做特异性抗原检测及病毒分离以明确病因。

（四）心理、社会状况

甲型 H1N1 流感、禽流感作为一种突发公共卫生事件，除具有其他的突发公共事件所有的特点之外，还具有传染性疾病的一般特征。所引起的心理反应主要表现在：情绪变化复杂多样，恐惧，并因恐惧而导致行为变化、认知偏差。

（五）治疗要点

1. 一般治疗　卧床休息，多饮水，注意营养。高热者予解热镇痛药，必要时使用止咳祛痰药物。儿童忌服含阿司匹林的药物，以避免产生瑞氏综合征。

2. 抗病毒治疗　在发病 36～48 小时内尽早开始抗流感病毒药物治疗。常用药物：①神经氨酸酶抑制剂：如奥司他韦、扎那米韦等，能有效缓解流感患者的症状，缩短病程减少并发症。②M_2 离子通道阻滞剂：如金刚烷胺和金刚乙胺。

3. 重症病例的治疗　治疗原则为积极治疗原发病，防治并发症，并进行有效的器官功能支持。

（1）呼吸支持：①给氧：保证脉搏氧饱和度（SpO_2）＞90％。如孕妇等特殊情况下，SpO_2 维持在 92％～95％。②出现急性肺损伤、ARDS，可考虑行无创正压通气、有创机械通气。

（2）循环支持：①感染性休克：补液、血管活性药物、正性肌力药物，必要时小剂量糖皮质激素。②心源性休克：遵循 ABC 原则，补充血容量，血管活性药物应用，正性肌力药物应用，机械性辅助循环支持：如主动脉内球囊反搏。

（3）肾脏支持：可采用持续的静脉-静脉血液滤过或间断血液透析治疗。

四、主要护理诊断/合作性问题

1. 体温过高　与病毒感染有关。

2. 气体交换受损　与肺部炎症有关。

五、护 理 措 施

（一）一般护理

1. 隔离和消毒 主要采用呼吸道隔离与接触隔离，呼吸道隔离至热退后2日。病室每日空气消毒2次，患者用过的衣物、手帕等应用煮沸、紫外线照射、1%含氯石灰澄清液浸泡等消毒。

2. 休息 症状明显或有并发症者应注意卧床休息。

3. 饮食 急性期患者给予高热量、高蛋白质、高维生素、易消化饮食，如米汤、稀粥、牛奶、蛋类、米粉、果汁等。进食不足者，静脉补液。

4. 病情观察 老、幼或原有慢性病者患流感后易继发细菌性肺炎，应密切观察体温、咳嗽性质、痰的颜色，呼吸困难情况，肺部是否出现湿啰音等临床表现。

（二）对症护理

1. 高热的护理 ①卧床休息，监测体温。②可用温水或乙醇擦浴、冷敷，应用安乃近等解热止痛药。③出汗后擦干汗液，更换衣被。④供给足够的水分，进食易消化和富含维生素的饮食。⑤必要时经静脉补充液体。⑥头痛、身痛者适当使用复方阿司匹林、对乙酰氨基酚（扑热息痛）。

2. 呼吸道的护理 ①观察咳嗽的性质、痰液颜色、痰液咳出的难易。②指导并鼓励患者进行有效的咳嗽排痰方法，协助患者排痰，如翻身、拍背。必要时遵医嘱给予止咳祛痰剂。③鼻塞可用萘甲唑啉（鼻眼净）或1%麻黄碱溶液滴鼻。④咽痛患者可用草珊瑚含片。⑤肺炎型流感易并发呼吸衰竭和循环衰竭，应密切观察病情变化，注意有无呼吸、循环衰竭征兆，一旦发现异常反应及时通知医生并协助处理。

（三）健康教育

1. 预防知识教育

（1）管理传染源：隔离治疗患者，单位流行应进行集体检疫，健全和加强疫情报告。

（2）切断传播途径：流行期间减少集会，加强环境消毒。

（3）保护易感者：接种流感疫苗是最有效预防流感及其并发症的手段。疫苗需每年接种方能获有效保护。可服用抗病毒药物进行预防，但不能代替疫苗接种，只能作为没有接种疫苗或接种疫苗后尚未获得免疫能力的合并高风险人群的紧急临时预防措施。亦可采用中草药预防。

2. 相关知识教育 尽量保持室内空气流通；咳嗽、打喷嚏时使用纸巾等，避免飞沫传播；经常彻底洗手，避免脏手接触口、眼、鼻。饮食宜清淡、营养，多吃新鲜的蔬菜和水果；保持良好心态，适量运动，睡眠充足。

要点总结

1. 流行性感冒是由流感病毒引起的急性呼吸道传染病。临床特征为发热、乏力等全身中毒症状较重，上呼吸道症状较轻，但重症病例可引起呼吸或多脏器衰竭，病情进展快、病死率高。人感染高致病性禽流感病死率可高达60%以上。

2. 流感在流行病学上最显著的特点是突然暴发，迅速扩散，从而造成不同程度的流行。甲型流感常以流行形式出现，能引起世界大流行。乙型流感常引起局部流行。丙型流感多为散发，主要侵袭婴幼儿。引起重症流感的人群主要是妊娠期妇女，肥胖者，儿童及老年人，伴有呼吸、循环等系统疾病者。

3. 发病36～48小时内尽早开始抗流感病毒药物治疗。儿童忌服含阿司匹林的药物，以避免产生瑞氏综合征。

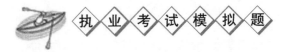
执 业 考 试 模 拟 题

1. 流感的病原是(　　)
   A. 细菌　　　　　　B. 病毒
   C. 衣原体　　　　　D. 支原体
   E. 立克次体

2. 预防流感最有效的方法是(　　)
   A. 使用抗毒素
   B. 使用抗病毒化学药物
   C. 使用中草药
   D. 免疫预防(使用疫苗)
   E. 使用抗生素

3. 流感常易引起暴发流行或大流行的原因是(　　)
   A. 流感病毒毒力强
   B. 流感病毒易变异
   C. 老年人慢性器质性疾病增多

D. 侵入机体的流感病毒数量多
E. 人群中新生人口比例增加

4. 流感的临床表现不包括(　　)
   A. 起病缓慢
   B. 高热
   C. 头痛、乏力、全身酸痛
   D. 严重者可出现肺炎、呼吸困难
   E. 上呼吸道症状、卡他症状相对较轻

5. 流感病毒传染性最强的是(　　)
   A. 发病初期表现出病症的时候
   B. 发病中期病重的时候
   C. 发病末期将好的时候
   D. 病好后病症刚刚消失的时候
   E. 恢复期

(彭宏伟)

第二节　病毒性肝炎

病毒性肝炎(viral hepatitis)是由各种肝炎病毒引起的以肝脏损害为主的全身性传染病。目前按病原学明确分类的有甲型、乙型、丙型、丁型、戊型五型病毒性肝炎,分别简称为甲肝、乙肝、丙肝、丁肝和戊肝。其表现以乏力、食欲减退、恶心、厌油、肝区疼痛、肝大、肝功能损害为临床特征,部分患者可出现黄疸。甲肝和戊肝只表现为急性肝炎,乙肝、丙肝、丁肝易转变成慢性,少部分患者可发展为肝硬化,甚至发生肝细胞癌。

一、病　原　学

1. 甲型肝炎病毒(HAV)　属嗜肝 RNA 病毒,无包膜,呈球形,只有 1 对抗原抗体系统和 1 个血清型,感染后早期出现 IgM 型抗体(抗 HAV IgM),一般持续 8～12 周,8 周后出现 IgG 型抗体,并长期存在。HAV 抵抗力较强,加热 100℃ 1 分钟和紫外线照射 1 小时可灭活。

2. 乙型肝炎病毒(HBV)　属嗜肝 DNA 病毒科,直径为 42nm。完整的 HBV 颗粒(丹氏颗粒)分为包膜及核心两部分,包膜蛋白质含有 3 种抗原成分,即乙型肝炎病毒表面抗原(HBsAg)、前 S_1 蛋白抗原、前 S_2 蛋白抗原。HBsAg 本身无传染性,但有抗原性。前 S_1 蛋白和前 S_2 蛋白与 HBV 整合于肝细胞内与 HBV 的嗜肝性有关。核心部分含有环状双股 DNA、DNA 聚合酶(DNA-P)、核心抗原(HBcAg),是病毒复制的主体。DNA 基因组中有 4 个开放读码区,分别为 S 区、C 区、P 区、X 区。S 区编码前 S_1 蛋白,前 S_2 蛋白及 HBsAg;C 区编码 HBcAg 及 HBeAg;P 区编码多种功能蛋白,如 DNA-P;X 区编码 HBxAg。HBV 抵抗力很强,对低温、干燥、紫外线及一般化学消毒剂均能耐受,煮沸 10 分钟、高压蒸气、0.5％过氧乙酸溶液、2％戊二醛溶液和含氯消毒剂均可使其灭活。

HBV 的抗原抗体系统为：

（1）表面抗原（HBsAg）和抗体（抗 HBs）：人体感染 HBV 后 3 周便可在血中出现 HBsAg，在急性乙肝患者中持续 5 周至 5 个月，在慢性乙肝患者和无症状携带者血中可持续存在多年。HBsAg 消失后数周，血中出现保护性抗体即抗 HBs，可保持多年。除血液之外，HBsAg 还可存在于各种体液和分泌物中，如唾液、尿液、精液及阴道分泌物。

（2）核心抗原（HBcAg）和抗体（抗 HBc）：HBcAg 主要存在于受感染的肝细胞核内，血液中不易检测到。HBcAg 具有抗原性，可使机体产生非保护性抗体即抗 HBc，血液中的抗 HBc 有 2 型，即抗 HBc IgM 和抗 HBc IgG。前者在 HBcAg 阳性后 2～4 周出现，可存在于乙肝的急性期和慢性乙肝的急性发作期。抗 HBc IgM 下降或消失后出现抗 HBc IgG，可持续多年，是 HBV 既往感染的标志。

（3）e 抗原（HBeAg）和 e 抗体（抗 HBe）：HBeAg 稍后于（或同时）HBsAg 在血液中出现，是 HBV 活动性复制和传染性强的标志。抗 HBe 在 HBeAg 消失后出现，表示 HBV 复制减少和传染性减低，一般持续 1～2 年。

HBV DNA 聚合酶（HBV DNA-P）和 HBV DNA 两者都位于 HBV 核心部分，与 HBeAg 几乎同时出现在血液中，HBV DNA-P 是 HBV 复制的标志。

3. 丙型肝炎病毒（HCV）　为单股正链 RNA 病毒，人感染 HCV 后可在肝细胞和血液中检出 HCV RNA、HCVAg 和抗 HCV。用一般化学消毒剂和加热 100℃ 5 分钟可使 HCV 灭活。

4. 丁型肝炎病毒（HDV）　为单股环状闭合 RNA 病毒，是一种缺陷病毒，在血液中由 HBsAg 包被形成直径为 35～37nm 球形颗粒。需 HBV 等嗜肝 DNA 病毒辅佐才能复制，位于肝细胞核内的 HDV RNA 无须辅佐而能自行复制。HDV 只有 1 对抗原抗体系统，急性 HDV 感染时，丁型肝炎病毒抗原（HDVAg）在血中出现数日后，出现抗 HDV IgM；慢性感染时，抗 HDV IgG 可持续升高。

5. 戊型肝病毒（HEV）　为单股正链 RNA 病毒，直径为 32～34nm。HEV 只有 1 对抗原抗体系统和 2 个亚型，可在戊肝患者潜伏期末和急性期之初的大便中检出 HEV。抗 HEV IgM、抗 HEV IgG 于 HEV 感染后在血液中几乎同期出现。

最近发现的庚型肝炎病毒（HGV）和输血传播病毒（TTV）是否引起肝炎未有定论。

二、发病机制与病理

目前病毒性肝炎的发病机制尚未完全明确。HAV 经口感染后可能先在肠道中增殖，然后经病毒血症定位于肝脏。HAV 引起肝细胞损伤的机制可能与免疫反应有关。HBV 侵入人体后，迅速通过血流到达肝脏和其他器官，如胰腺、肾脏、脾脏、淋巴结等，并在部分组织细胞内复制。HBV 虽能在肝细胞内复制，但乙肝的组织损伤可能是机体一系列免疫反应所致；其慢性化机制可能与机体免疫耐受状态和针对 HBV 感染的特异性免疫功能低下有关。丙肝的发病机制和 HBV 感染相似。

各型肝炎的病理变化不同。急性肝炎常见肝大，镜下可见肝细胞变性（嗜酸性变性、气球样变性）、肝细胞灶样坏死与肝细胞再生，汇管区炎性细胞浸润等。慢性肝炎主要为肝细胞坏死，可有肝小叶及汇管区胶原及纤维组织增生。急性重型肝炎以肝脏体积缩小、弥漫性肝细胞坏死、淤胆为特征。亚急性重型肝炎在急性重型肝炎基础上可见肝细胞灶样再生、胶原及纤维组织增生，形成再生结节。

三、护理评估

案例 2-3

　　患者,男,24 岁,公务员。发热、乏力 2 周,黄疸进行性加重 1 周,神志不清 1 日。患者于 2 周前觉低热、乏力、食欲不振、恶心,逐渐加重,1 周前出现黄疸,进行性加重。近 2 日不思饮食,食后即呕吐,尿量每日 800~900ml,呈浓茶色,1 日前神志不清,答非所问。吸烟史 8 年,经常饮酒。体检:T 38.7℃,重病容,烦躁不安,皮肤、巩膜深度黄染,心、肺无特殊发现,腹胀,肝脾肋下未触及,移动性浊音(+),扑翼样震颤(+)。实验室检查结果:血 WBC 11.3×10^9/L,N 0.86,L 0.14,血清总胆红素 275μmol/L,ALT 105U/L,HBsAg(+),HBeAg(+)。

　　问题:

　　1. 该患者的严重并发症是什么?

　　2. 此患者最可能的诊断是什么?

　　3. 患者的饮食护理原则是什么?

(一)流行病学资料

　　1. 传染源　甲肝和戊肝的传染源是急性患者和隐性感染者。人在起病前 2 周和起病后 1 周从大便中排出 HAV 的量最多,传染性最强。乙肝、丙肝、丁肝传染源分别是急性和慢性(含肝炎后肝硬化)的乙肝、丙肝、丁肝患者和病毒携带者。

　　2. 传播途径

　　(1)粪-口传播:甲肝、戊肝以粪-口传播为主,水源污染和水生贝类(如毛蚶)受染可致暴发流行。

　　(2)体液和血液传播:乙肝以血源传播为主,如输入染有病毒的血液和血制品,或使用染有病毒的注射器、医疗器械等方式传播,亦可通过精液和阴道分泌物传播。HCV 主要通过输血及注射途径传播。HDV 的传播方式与 HBV 基本相同。

　　(3)母婴传播:母婴传播也是重要传播途径,包括经胎盘、产道、哺乳等方式所引起的 HBV 感染。

　　(4)接触传播:日常生活密切接触、性接触亦是乙肝的传播途径。

　　3. 人群易感性　人类对各型肝炎普遍易感。甲肝以幼儿、学龄儿童发病率最多,但遇有暴发流行时各年龄组均可发病。戊肝以青壮年发病为多。乙肝多发生于婴幼儿及青少年,丙肝多见于成人。

　　4. 流行特征　甲肝的发病率有明显的秋冬季高峰。戊肝也有明显季节性,流行多发生于雨季或洪水后。乙肝、丙肝、丁肝无明显季节性。乙肝有家庭聚集现象。

(二)身体状况

　　甲肝潜伏期 15~45 日,一般为 30 日;乙肝潜伏期 40~180 日,一般为 60~90 日;丙肝潜伏期 2~26 周,一般为 6~12 周;丁肝同乙肝;戊肝潜伏期 10~60 日,一般为 40 日。

　　1. 肝炎分型　临床分为 4 型。

　　(1)急性肝炎:各型肝炎病毒均可引起急性肝炎。

　　1)急性黄疸型肝炎:①黄疸前期:甲肝、戊肝起病较急,有畏寒、发热。乙肝、丙肝及丁肝多起病缓慢,常无发热。黄疸前期常见症状为显著乏力、食欲减退、厌油、恶心、呕吐、腹胀、右季肋部疼痛等,可有腹泻或便秘,尿色逐渐加深,至本期末呈浓茶色。少数病例以发热、头痛、上呼吸道感染症状为主要表现。本期持续 5～7 日。②黄疸期:发热消退,但尿色更黄,巩膜、皮肤出现黄染(彩图 2-1),于 1～2 周内达高峰。有些患者可有大便颜色变浅、皮肤瘙痒等梗阻性黄疸表现。多有肝大,一般在肋缘下 1～3cm,有压痛及叩击痛,可有轻度脾大。此期持续 2～6 周。③恢复期:黄疸逐渐消退,症状减轻以至消失,肝、脾回缩,肝功能逐渐恢复正常。此期持续 2 周～4 个月,平均 1 个月,此型甲肝、戊肝多见,特别是戊肝黄疸较重,持续时间更长。

2) 急性无黄疸型肝炎:远较急性黄疸型肝炎常见,占急性肝炎病例的 90% 以上。症状较轻,整个病程不出现黄疸,仅表现为乏力、食欲减退、腹胀、肝区疼痛等症状,肝脏多有肿大,脾大少见。肝功能呈轻、中度异常。由于症状较轻且无特征性,一般不易诊断,病程约 3 个月。此型乙肝、丙肝多见,特别是丙肝,常仅表现为血清 ALT 升高。

(2) 慢性肝炎:仅乙肝、丙肝、丁肝可迁移不愈演变成慢性肝炎。慢性肝炎是指急性肝炎病程超过半年者,或发病日期不明,或虽无肝炎病史,但有明显肝外表现,如肝病面容、蜘蛛痣(彩图 2-2)、肝掌(彩图 2-3)和(或)影像学或肝活检病理学检查符合慢性肝炎表现者。慢性肝炎可分为 3 度。

1) 轻度:病情较轻,自觉症状不明显,肝功能仅 1 或 2 项轻度异常,丙氨酸氨基转移酶(ALT)≤正常值 3 倍,血清总胆红素(TBiL)≤正常值 2 倍,白蛋白≥35g/L,凝血酶原活动度(PTA)>70%。

2) 中度:病情居中,有肝病样表现或肝外表现,ALT≥正常值 3 倍≤正常值 10 倍,TBiL<85μmol/L。

3) 重度:有明显乏力、纳差、腹胀等症状,肝病面容、蜘蛛痣、肝掌、肝脾大,皮肤、巩膜黄染。实验室检查 ALT 反复或持续升高>正常值 10 倍,血清白蛋白≤32g/L,清蛋白/球蛋白(A/G)比值≤1.0,TBiL>85μmol/L,PTA 60%～40%,胆碱酯酶(CHE)≤4500U/L。白蛋白、TBiL、PTA、CHE 4 项中有达标即可诊断为重度慢性肝炎。

(3) 重型肝炎:占全部病例 0.2%～0.5%,病死率达 70%～80%。

1) 急性重型肝炎:又称急性肝坏死。发病初期类似急性黄疸型肝炎,但病情发展迅猛,可有高热、极度乏力,14 日内消化道症状进行性加重、黄疸迅速加深、肝脏进行性缩小,并发出血及明显出血倾向、腹水、肝肾综合征;出现精神、神经症状,如性格改变、行为异常、意识障碍等肝性脑病表现;患者因并发肝性脑病、肝肾综合征、脑疝、消化道出血等而死亡,病死率常达 70% 以上。发病诱因多为消化道出血、感染、休息不当、营养不良、嗜酒、服用损害肝脏的药物、妊娠等。

2) 亚急性重型肝炎:又称亚急性肝坏死。急性黄疸型肝炎起病 14 日以上而出现上述症状者属此型。精神、神经症状多出现于疾病的后期。患者常死于消化道出血、肝功能衰竭、肺部或腹腔等处感染,存活者易发展为肝炎后肝硬化。

3) 慢性重型肝炎:在慢性肝炎肝硬化的基础上出现亚急性重型肝炎表现,预后较差,病死率高。

(4) 淤胆型肝炎:又称毛细血管型肝炎。主要表现为较长期(>3 周)肝内梗阻性黄疸,可有皮肤瘙痒、大便颜色变浅呈白陶土样、肝大和梗阻性黄疸的实验室结果。

2. 并发症

(1) 肝性脑病:出现性格改变、行为异常、狂躁不安、意识障碍等表现。

(2) 出血:出现牙龈出血、鼻出血、皮肤瘀斑、呕吐咖啡液体或解柏油大便等表现。

(3) 肝肾综合征:出现少尿、无尿、尿素氮升高等表现。

案例 2-3 分析(1)
　　该患者因大量肝细胞坏死,致肝肾衰竭而发生肝性脑病、大出血、肝肾综合征等严重并发症。

（三）实验室检查

1. 肝功能检查

（1）血清酶检测：以血清 ALT 最为常用，是判断肝细胞损害的重要指标，但 ALT 增高程度与肝细胞损害的严重性无关。急性肝炎在黄疸出现前 3 周，ALT 即开始增高，直至黄疸消退后 2～4 周恢复正常。慢性肝炎患者病情活动进展时 ALT 也增高。重型肝炎由于大量肝细胞坏死，ALT 随黄疸迅速加深反而下降，出现胆-酶分离现象。血清碱性磷酸酶（ALP）、γ-谷氨酰转移酶（GGT）增高提示胆汁排泄不畅。血清 CHE 活性明显降低常提示肝损害严重。

（2）血清清蛋白检测：慢性肝炎和肝硬化时常表现为血清清蛋白减少，球蛋白升高，形成清/球（A/G）比值下降，甚至倒置，反映肝功能损害严重，对诊断有一定参考价值。

（3）血清和尿胆色素检测：黄疸型肝炎时血清直接和间接胆红素均增高。黄疸期尿胆红素及尿胆原均增加。

（4）凝血酶原时间（PT）和凝血酶原活动度（PTA）检测：凝血酶原及多种凝血因子主要由肝脏合成，肝病时 PT 延长，并与肝损害程度呈正比。PTA＜40％提示重型肝炎。

（5）血氨检测：血氨增高提示肝性脑病。

2. 肝炎病毒标记物检测

（1）甲肝：患者在起病开始至 12 周内血清抗 HAV IgM 呈阳性，故此抗体检测具有早期诊断价值。抗 HAV IgG 在肝炎恢复期出现，2～3 个月达高峰，持续多年或终身，阳性则提示既往感染。

（2）乙肝：①HBsAg 和抗 HBs：HBsAg 阳性表示 HBV 感染。抗 HBs 为保护性抗体，提示可能通过预防接种或过去感染产生对 HBV 的免疫力。②HBeAg 和抗 HBe：HBeAg 阳性是病毒复制活跃与传染性强的指标之一。抗 HBe 是 HBV 感染时间较久、病毒复制减弱与传染性减低的指标。③HBcAg 和抗 HBc：HBcAg 阳性意义同 HBeAg，但用一般方法不能在血液中检出。抗 HBc-IgM 阳性表示 HBV 的急性感染。低滴度抗 HBc-IgG 是过去 HBV 感染的指标。④HBV-DNA：阳性提示 HBV 有活动性复制、传染性较大。

案例 2-1 分析（1）

患者食欲减退及皮肤巩膜黄染近 1 周，皮肤可见瘀斑，血清总胆红素 200μmol/L，血清 HBsAg（＋）。提示该患者可能的诊断是乙型肝炎。

（3）丙肝：检测血清中抗 HCV 是 HCV 感染的标志，此抗体无保护性。HCV RNA 具有早期诊断价值。

（4）丁肝：血清中 HDVAg 是 HDV 感染的直接证据。抗 HDV-IgM 阳性是 HDV 感染的标志。高滴度抗 HDV-IgG 提示感染持续存在，低滴度抗 HDV-IgG 提示感染静止或终止。本病尚可检出 HBV 感染的标记物。

（5）戊肝：抗 HEV-IgM、抗 HEV-IgG 均可作为近期感染的标志。

案例 2-3 分析（2）

该患者，2 周内出现发热 38.7℃、恶心、呕吐、乏力、浓茶色尿，皮肤、巩膜深度黄染，腹部移动性浊音（＋），扑翼样震颤（＋）。实验室检血 WBC $11.3×10^9$/L，N 0.86，L 0.14，血清总胆红素 275μmol/L，ALT 105U/L，HBsAg（＋），HBeAg（＋）。该患者可能的临床诊断是"急性重型乙型肝炎"。

（四）心理、社会状况

本病病程长，有传染性，可发展为慢性、肝硬化、肝癌，负担沉重可产生紧张、焦虑、悲观等心理,因此应评估患者及家属对疾病的认知程度,了解患者家庭和社会支持情况,患者所能得到的社区保健资源和服务等。

(五) 治疗要点

病毒性肝炎目前缺乏可靠的特效治疗,急性肝炎应卧床休息,辅以适当药物。慢性及重型肝炎应合理用药。

1. 急性肝炎 适当补充 B 族维生素、维生素 C 和维生素 E,进食量过少时可由静脉补充葡萄糖和维生素 C。

2. 慢性肝炎 可应用以下药物。①保肝药:如各种维生素、肌苷等。②降转氨酶药:如甘草甜素(强力宁)、垂盆草制剂、五味子制剂等。③抗病毒药:如干扰素、核苷类药物(拉米夫定)等。④免疫调节药:如胸腺素等。⑤中医中药:根据表现辨证施治。

3. 重型肝炎

(1) 一般支持疗法:可输入人血白蛋白或新鲜血浆。注意维持水、电解质及酸碱平衡。

(2) 促进肝细胞再生:可应用促肝细胞生长因子(HGF)及极化液(普通胰岛素 10U 和 10% 氯化钾溶液 10ml 加入 10% 葡萄糖溶液 500ml)等。

(3) 免疫调节疗法:可应用胸腺素及免疫抑制药等。

(4) 人工肝支持系统的应用。

(5) 对症治疗。

1) 肝性脑病的防治:①及早消除诱发因素:如消化道出血、电解质紊乱、过量利尿、严重感染、大量放腹水等。②氨中毒的防治:严格限制蛋白质摄入;口服新霉素,杀灭大肠埃希菌;口服食醋或乳果糖 30~60mg/d,以酸化肠道减少氨的吸收,亦可用食醋保留灌肠;静脉滴注谷氨酰胺降血氨;静脉滴注乙酰谷氨酰胺中和血氨。③维持氨基酸平衡:输入支链氨基酸或以支链氨基酸为主的复合氨基酸。④防治脑水肿:应用 20% 甘露醇溶液进行脱水治疗。

2) 出血的防治:应用法莫替丁等止酸药防治应激性溃疡出血,出血时可使用止血药;也可输入新鲜血、血小板和凝血因子等。

3) 继发感染的防治:早期发现感染,根据药敏试验选用抗生素。

4) 肝肾综合征的防治:及早消除诱发因素,以防诱发肾功能不全。早期应及时补充循环血量,出现肾功能不全时给予护肾、利尿等处理。

四、主要护理诊断/合作性问题

1. 活动无耐力 与肝炎病毒感染有关。

2. 营养失调:低于机体需要量 与发热、摄入减少、呕吐、消化和吸收功能障碍有关。

3. 潜在并发症 肝性脑病、消化道出血、肝肾综合征、继发感染、肾衰竭等。

五、护 理 措 施

(一) 一般护理

1. 隔离和消毒 甲肝和戊肝采用消化道隔离;乙肝、丙肝和丁肝采用血液、体液隔离和接触隔离。

2. 休息和活动 休息是治疗肝炎的主要措施,嘱患者注意卧床休息,减少机体能量消耗。①急性肝炎:患者早期应卧床休息,因安静卧床可增加肝脏血流量,降低代谢率,有利于炎症病变的恢复。在发病后 1 个月内,除进食、洗漱、排便外,其余时间应卧床休息,停止体力、脑力活动。当症状好转、黄疸减轻、肝功能改善后,可每日轻微活动 1~2 小时,以患者不感觉疲劳为度。以后随病情进一步好转,可逐渐增加活动量,至肝功能正常 1~3 个月后可恢复日常活动及工作,但仍应避免过劳及重体力劳动。②慢性肝炎:应注意劳逸结合,活动期应卧床休息,静止期患者注意劳动时以不疲劳为度。慢性肝炎患者当消化道症状明显或有并发症时应卧床休息。③重型肝炎:患者应绝对卧床休息。

3. 皮肤护理 要注意皮肤、口腔黏膜的清洁护理。黄疸型肝炎患者由于胆盐沉着刺激皮肤末梢,可以引起瘙痒,应指导患者进行皮肤自我护理:①穿着布质柔软、宽松内衣裤,经常换洗,并保持床单清洁、干燥,使皮肤有舒适感,可减轻瘙痒。②每日用温水擦拭全身皮肤 1 次,不用有刺激性的肥皂与化妆品。③瘙痒明显者可给以局部涂擦止痒剂,也可口服抗组胺药。④及时修剪指甲,避免搔抓,以防止皮肤破损,如已有破损应注意保持局部清洁、干燥,预防感染。⑤必要时可采用转移患者注意力的方法减轻皮肤瘙痒。

(二) 饮食护理

合理的营养、适宜的饮食是治疗肝炎的重要措施。合理的饮食可以改善患者的营养状况,促进肝细胞再生及修复,有利于肝功能的恢复。

1. 急性肝炎 早期宜进高热量、高维生素、低脂、易消化、清淡可口的饮食,保证足够热量,碳水化合物保证在 200~400g/d,入量过少者可进食糖水、果汁,仍不足者静脉输入 10% 葡萄糖注射液及维生素 C 等。蛋白质 1~1.5g/(kg·d),并鼓励多吃水果、蔬菜等含维生素丰富的食物。随着病情好转,食欲改善,食量增加,则应防止营养过剩,对体重增加较快的患者,应适当控制饮食,减少食物中碳水化合物和脂肪的量,以防止并发脂肪肝及糖尿病等,体重最好能维持在病前水平(达到标准体重为宜)。

2. 慢性肝炎 给予高热量、高维生素、低脂、高蛋白、软质饮食,既要防止营养不足,又要防止营养过剩,导致脂肪肝。

3. 重症肝炎 给予低脂、低盐、高糖、高维生素、易消化流质或半流质饮食,严格限制蛋白质摄入量,蛋白质<0.5g/(kg·d)为宜。重型肝炎患者往往有明显食欲不振,应鼓励患者进食,采取少食多餐;经常更换食物品种;注意食物色、香、味和添加调味品等方法以增加患者食欲。进食不足者应输入 10%~15% 葡萄糖注射液,加适量胰岛素。液体量以 1500ml/d 为宜,不宜过多,合并腹水者应限制钠盐摄入,采取低盐(<2g/d)或无盐(<0.5g/d)饮食。

4. 禁酒 肝炎患者应严禁饮酒,因乙醇能严重损害肝脏,使肝炎加重或使病程迁延而变成慢性肝炎。

案例 2-3 分析(3)

　　该患者为急性重型肝炎,肝功能异常,应给予低脂、低盐、高维生素、易消化流质或半流质饮食,严格限制蛋白质摄入。因有恶心、呕吐等,应鼓励患者进食,采取少食多餐;但患者有腹胀症状,不宜食用牛奶、糖等产气食物。

(三) 并发症的护理

1. 肝性脑病 ①密切观察生命体征、意识状态、肝臭、少尿、出血倾向、瞳孔改变等,并及时记录出入水量。②及时发现和消除诱因,特别是消化道出血和感染。③遵医嘱执行降血氨措施。④及时纠正支/芳氨基酸比例失衡。⑤遵医嘱应用促进肝细胞再生的药物。⑥遵医嘱执行降颅内压措施。⑦对兴奋、躁动患者,应加床挡、约束带等安全防范措施,预防患者坠床,必要时给予镇静处理。⑧昏迷者按相应护理常规护理。

2. 出血 ①观察出血的部位、出血量、生命体征等,特别注意血压变化。②及时鉴定血型,查血红蛋白及凝血功能等,并配血备用。③告知患者不要用手指挖鼻孔或用牙签剔牙,不用硬牙刷刷牙。注射后局部至少压迫 10～15 分钟,以避免出血。④根据不同出血部位给予相应止血措施。

3. 肝肾综合征 ①对有上消化道出血、大量利尿、大量及多次放腹水、严重感染等患者应加强观察尿量的变化,及时发现肝肾综合征。②严格记录出入水量。③及时了解尿常规、尿相对密度、尿钠、血尿素氮、肌酐及血清钾钠等情况。④遵医嘱应用利尿药。⑤必要时行血液透析疗法。

(四)预防继发感染

1. 及时发现感染的征象 注意观察体温、血常规的变化,注意观察各个器官、腔道感染的相应症状及体征。

2. 加强对感染的预防 保持病室空气流通,减少探视。做好病室环境消毒,每日对地面、家具、空气消毒 2～3 次,防止交叉感染。做好口腔护理,定时翻身,及时清除呼吸道分泌物,防止口腔及肺部感染。注意饮食卫生及餐具的清洁和消毒,防止肠道感染。患者的衣服、被褥保持清洁,防止皮肤感染。

案例 2-1 分析(2)

　　肝炎患者需加强饮食及生活护理,防止并发症与感染的发生。

(五)健康教育

1. 预防知识教育

(1)管理传染源

1)隔离传染源:早期发现并予隔离,期限一般为:①甲型、戊型肝炎应自发病之日起,按肠道隔离 3 周。②乙型、丙型、丁型肝炎及病毒携带者,按体液和接触隔离措施由急性期至病毒消失。③从事饮食服务、食品加工、饮用水供应、托幼保育等工作的肝炎患者和病毒携带者,应暂时调离原职工作。

2)观察接触者:接触甲型、乙型、丙型肝炎者应医学观察 45 日,密切接触戊型肝炎者应医学观察 60 日。

3)献血员管理:各型病毒性肝炎患者及病毒携带者严禁献血,有肝炎病史及肝功能异常者亦不能献血。健康人献血前应按规定进行健康检查。

(2)切断传播途径:甲肝和戊肝应预防消化道传播,患者和健康人之间应做好生活隔离,食具、茶具、生活用具严格分开。注意个人卫生,做到餐前、便后用肥皂和流动水洗手。乙肝、丙肝、丁肝主要应预防以血液为主的体液传播,凡接受输血、应用血制品、接受大手术等患者,应定期检测肝功能及病毒标记物,以便及时发现感染肝炎病毒所致的各型肝炎。对患者用物及排泄物进行消毒。

(3)保护易感者

1)甲型肝炎:对婴幼儿、儿童和血清抗 HAV IgG 阴性的易感人群,均可接种甲肝疫苗。对近期与甲肝有密切接触的易感者可选用人血清或胎盘免疫球蛋白肌内注射,注射时间越早越好,不应迟于接触后 7～14 日。

2)乙型肝炎:新生儿、HBsAg、抗 HBs 阴性者均应按种乙肝疫苗。被动免疫可用乙肝免疫球蛋白(HBIg),一般与乙肝疫苗联合使用,用于阻断母婴传播和意外暴露于 HBV 的易感者。

3)一旦发生乙肝病毒感染性血液事故,如被污染针头刺伤,污染血液溅入眼结膜、唇部、皮肤损伤处,应及时采取以下措施:①HBsAg、抗-HBs(一)者,应在事后48小时内注射HBIg,未注射过乙肝疫苗的尚应加用乙肝疫苗预防接种。以后每1～3个月检测HBV血清标志物和转氨酶,如任何一项出现阳性则应休息、观察和治疗。②HBsAg或抗-HBs有一项阳性者亦应观察HBV血清标志和转氨酶,因还可能感染其他HBsAg亚型的HBV或HBV变异株。③接受过乙肝疫苗的人,而事故发生时血清抗-HBs已转为阴性,则宜注射HBIg,以后仍应观察转氨酶有无上升等现象。

2. 相关知识教育

（1）强调急性肝炎彻底治愈的重要性:讲述肝炎迁延不愈对个人、家庭、社会造成的危害,实施恰当的治疗计划,可促进疾病早日康复。

（2）介绍各型病毒性肝炎的预后及慢性化因素:一般甲肝、戊肝不会发展为慢性肝炎,而其余各型肝炎部分患者反复发作可发展为慢性肝炎、肝硬化甚至肝癌。反复发作的诱因为过度劳累、暴饮暴食、酗酒、不合理用药、感染、不良情绪等,应帮助患者分析复发原因,予以避免。

（3）肝炎与婚育的关系:急性肝炎患者病情稳定1年后方可结婚,已婚者1年内应节制性生活。慢性肝炎患者应节制性生活,女性不宜妊娠。

案例2-1 分析(3)

乙型肝炎加强体液、血液隔离,预防疾病的传播。

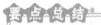
要点总结

1. 病毒性肝炎是由各种肝炎病毒引起的以肝脏损害为主的全身性传染病。目前按病原学明确分类的有甲型、乙型、丙型、丁型、戊型五型病毒性肝炎。我国是病毒性肝炎高发区,尤其是乙型病毒性肝炎。甲肝、戊肝主要经消化道传播,乙肝、丙肝、丁肝主要经血液传播。临床上分为急性肝炎、慢性肝炎、重型肝炎、淤胆型肝炎。各型病毒性肝炎临床表现相似,主要以乏力、食欲减退、恶心、厌油、肝区疼痛、肝大、肝功能损害等为特征。重型肝炎主要表现为黄疸迅速加深,肝脏进行性缩小,有出血倾向、中毒性肠胀气或少量腹水,早期出现精神、神经症状患者多因并发肝性脑病、出血、肝肾综合征死亡。甲肝、戊肝一般不发展为慢性肝炎。

2. 甲肝和戊肝采用消化道隔离,乙肝、丙肝和丁肝采用血液、体液隔离和接触隔离,用过的医疗器具需高压蒸气灭菌或煮沸消毒30分钟,食具、大小便器和大小便均需按规定消毒。患者应卧床休息,黄疸减轻、肝肿痛消退,肝功能好转时,逐步开始轻度活动,但以不疲劳为原则。予营养充分的易消化、易吸收饮食,多吃水果,有肝性脑病前驱征象者或已昏迷者,予低蛋白饮食。

3. 对婴幼儿、儿童和血清抗HAV-IgG阴性的易感人群应接种甲肝疫苗,近期有甲肝接触史者应在14日内肌内注射人血清或胎盘免疫球蛋白。新生儿、HBsAg、抗-HBs阴性者应按种乙肝疫苗,HBIg与乙肝疫苗联合使用可阻断母婴传播。

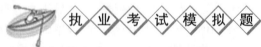
执业考试模拟题

1. 测定HBV感染最直接、特异和敏感的指标是
（ ）
   A. HBsAg　　　　　B. HBeAg
   C. HBcAg　　　　　D. DNAP
   E. HBV-DNA

2. 乙肝疫苗的成分是（ ）
   A. HBsAg　　　　　B. HBeAg
   C. HBcAg　　　　　D. HBV
   E. HBeAb

3. 人被乙型肝炎病毒感染后多表现为（ ）
   A. 慢性重型肝炎
   B. 急性无黄疸型肝炎
   C. 急性黄疸型肝炎
   D. 隐性感染
   E. 慢性肝炎

4. 慢性肝炎常见体征不包括下列哪项（ ）
   A. 肝病面容　　　　B. 肝掌
   C. 蜘蛛痣　　　　　D. 杵状指

E. 脾大

5. 下列哪组血清学检查结果提示乙型肝炎有较大的传染性（　　）

A. 抗-HBe 阳性,抗-HBc 阳性

B. HBsAg 阳性,抗-HBc 阳性

C. 抗-HBs 阳性,抗-HBe 阳性,抗-HBc 阳性

D. HBsAg 阳性,HBeAg 阳性,抗-HBc 阳性

E. 抗-HBs 阳性,抗 HBc 阳性

6. 在肝炎患者中,最能反映病情严重程度的实验室血清学检查项目是（　　）

A. 谷丙转氨酶　　　　B. 谷草转氨酶

C. 凝血酶原活动度　　D. 血清胆碱酯酶

E. γ-谷酰转肽酶

7. 下列实验室指标中,哪项对重型肝炎的诊断意义最小（　　）

A. 胆红素＞171μmol/L

B. 凝血酶原活动度＜40％

C. 血清白蛋白＜32g/L

D. 丙氨酸转氨酶＞500U/L

E. 胆碱酯酶＜2500U/L

8. 关于抗-HBs 与抗-HBc,下列哪一项是正确的（　　）

A. 两者均为自身抗体

B. 两者均为保护性抗体

C. 抗-HBs 不是保护性抗体,抗-HBc 为保护性抗体

D. 抗-HBs 为保护性抗体,抗-HBc 不是保护性抗体

E. 抗-HBs 为自身抗体,抗-HBc 为保护性抗体

9. 关于戊型肝炎下列哪项是正确的（　　）

A. 抗 HEV IgM 阳性可确诊

B. HEV 是单股正链 DNA 病毒

C. 戊型肝炎主要经血液途径传播

D. 戊型肝炎隐性感染者无传染性

E. 戊型肝炎不会爆发或流行

10. 某护士给一 HBeAg 阳性患者输液时,不慎扎破手指,下列哪项处理最为合理（　　）

A. 立即酒精消毒

B. 接种乙肝疫苗

C. 肌内注射高效价乙肝免疫球蛋白,2 周后接种乙肝疫苗

D. 定期复查肝功能和 HBV-IgM

E. 肌内注射高效价乙肝免疫球蛋白

11. 患者,男,27 岁。既往体健,体检时肝功能正常,抗-HBs 阳性,HBV 其他血清病毒标记物均为阴性。其很担心自己患上乙型肝炎,护士应告知患者其此时的状况是（　　）

A. 乙型肝炎且有传染性

B. 乙型肝炎但病情稳定

C. 乙型肝炎病毒携带状态

D. 处于乙型肝炎恢复期

E. 对乙型肝炎病毒具有免疫力

12. 一孕妇,29 岁。既往体健,近 1 年来发现 HBsAg 阳性,但无任何症状,肝功能正常。此孕妇目前病情所处状态是（　　）

A. 无症状 HBsAg 携带者

B. 轻度慢性乙型肝炎

C. 中度慢性乙型肝炎

D. HBV 既往感染

E. 急性无黄疸型乙型肝炎

13. 患者,男,36 岁,轻度乏力、纳差、肝区不适半个月。查体:无明显黄疸,肝肋下 1cm,脾未及。实验室检查 ALT 120U,肝功能正常,HBsAg（－）,2 个月前因胃溃疡出血输血 1000ml,病情恢复顺利。首先应考虑其诊断为（　　）

A. 甲型肝炎　　　　B. 乙型肝炎

C. 丙型肝炎　　　　D. 丁型肝炎

E. 戊型肝炎

14. 某幼儿园近半个月连续发现十余名 3～4 岁幼儿精神不振,食欲减退,其中 2 人眼睛发黄,HBsAg（－）,抗 HAV-IgM（＋）,抗 HAV-IgG（－）。最可能是患上（　　）

A. 甲型肝炎　　　　B. 乙型肝炎

C. 丙型肝炎　　　　D. 丁型肝炎

E. 戊型肝炎

15. 患者,男,36 岁,食欲减退、上腹部不适、疲乏无力 1 周,伴巩膜及皮肤黄染 2 日。既往体健。入院 3 日后出现嗜睡,有扑翼样震颤,肝未扪及。血清总胆红素 200μmol/L。血清丙氨酸氨基转移酶 150U/L,血清 HBsAg（＋）,此患者的肝炎类型是（　　）

A. 急性黄疸型乙型肝炎

B. 淤胆型肝炎

C. 急性重型乙型肝炎

D. 亚急性重型乙型肝炎

E. 慢性重型乙型肝炎

16. 患者,男,32 岁,因近 2 周食欲减退、上腹部不适、疲乏无力就诊。查体:肝肋下 2.5cm,有轻度触痛。为明确诊断首先应检查的项目是（　　）

A. 血清间接胆红素

B. 血清总胆红素

C. 血清白蛋白

D. 血清丙氨酸氨基转氨酶

E. 血清谷氨酰基转氨酶

17. 某学校一个班 2 周内有 8 位学生相继出现乏力、食欲减退、巩膜黄染，ALT 增高，经诊断是急性甲型病毒性肝炎，为避免感染传播，哪项处理较合适（　　）

    A. 立即疏散该班

    B. 立即检查肝功能

    C. 立即注射甲肝疫苗

    D. 立即注射乙肝疫苗

    E. 立即注射免疫球蛋白和甲肝疫苗

18. 一孕妇，26 岁。既往体健，近 1 年来发现 HBsAg 阳性，但无任何症状，肝功能正常。经过 10 个月怀胎，足月顺利分娩一 4000g 女婴，为阻断母婴传播，对此新生儿最适宜的预防方法是（　　）

    A. 丙种球蛋白

    B. 高效价乙肝免疫球蛋白

    C. 乙肝疫苗＋丙种球蛋白

    D. 乙肝疫苗＋高效价乙肝免疫球蛋白

    E. 乙肝疫苗

19. 患者，男，52 岁。发现乙肝 10 年，食欲减退、呕吐、疲乏无力、尿黄 1 周。自昨日起烦躁不安，性格改变，行为异常，呼气中有腥臭味。目前最主要的护理问题是（　　）

    A. 体液过多

    B. 活动无耐力

    C. 皮肤完整性受损

    D. 营养失调：低于机体需要量

    E. 潜在并发症：肝性脑病

20. 一孕妇，30 岁，既往体健，近半年来发现 HBsAg 阳性，但无任何症状，肝功能正常。经过 10 个月怀胎，足月顺利分娩一 3500g 男婴，分娩后，医生对此新生儿进行预防注射，切断的传播途径是（　　）

    A. 注射途径

    B. 母婴传播

    C. 消化道传播

    D. 血液、体液传播

    E. 日常生活密切接触

21. 患者，男，16 岁，经医院确诊为慢性乙肝肝炎病毒携带者，以下护理措施哪项是错误的（　　）

    A. 全休半年

B. 适当隔离

C. 加强锻炼，提高机体免疫功能

D. 忌烟酒

E. 注意随访

（22、23 题共用题干）

患者，女，20 岁，工人。发热、疲乏、腹部不适、恶心、食欲减退、尿黄 6 天，体检巩膜中度黄染，肝肋下 2cm，质软，无明显触痛。周围血液 RBC 4.0×10^{12}/L，WBC 8.8×10^9/L，Hb 138g/L，血清谷丙转氨酶 740U/L，总胆红素 84μmol/L。

22. 该病例的诊断最可能是（　　）

    A. 急性胆道感染

    B. 钩体病

    C. 恙虫病

    D. 病毒性肝炎

    E. 败血症

23. 对本例明确诊断最有意义的检查项目是（　　）

    A. B 型超声波检查

    B. 钩体凝溶试验

    C. 外斐反应

    D. 肝炎病毒标记检测

    E. 血培养

24～26 题共用题干

患者，男，35 岁。反复乏力、纳差 3 年，黄疸进行性加深 1 个月，腹胀、尿量减少 1 周。查体：精神差，皮肤巩膜深度黄染，肝掌征（＋），腹部移动性浊音（＋），肝、脾未扪及。实验室检查：ALT 160U/L，AST 220U/L，ALB 28g/L，TB 440μmol/L，DB 230μmol/L。

24. 最可能的临床诊断是（　　）

    A. 急性黄疸型肝炎

    B. 亚急性重型肝炎

    C. 慢性重型肝炎

    D. 晚期肝硬化

    E. 慢性肝炎重度

25. 患者 2 天来出现发热，38.5～39.5℃，腹痛，满腹压痛和反跳痛。需要立即进行哪项检查（　　）

    A. 腹部 B 超

    B. X 线检查

    C. 腹水常规

    D. 腹水培养＋药敏

    E. 血培养

26. 如果患者随后出现尿量明显减少,24 小时
只有 350ml,不宜应用的措施是(　　)

 A. 大量放腹水

 B. 静脉滴注呋塞米

C. 输白蛋白

D. 输血浆

E. 多巴胺静脉滴注

(彭宏伟)

第三节　流行性乙型脑炎

  流行性乙型脑炎(epidemic encephalitis B)简称乙脑,是由乙型脑炎病毒引起的急性中枢神经系统传染病。临床以高热、意识障碍、抽搐、脑膜刺激征及病理反射为特征。重症者常出现中枢呼吸衰竭,病死率较高,常留有神经系统后遗症。

一、病　原　学

  乙型脑炎病毒属虫媒病毒 B 组,按形态结构分类属披盖病毒,呈球形,核心为单股 RNA,外有脂蛋白的包膜。此病毒能寄生在人或动物的细胞内,尤其在神经细胞内更适宜生长繁殖,故又称嗜神经病毒。乙型脑炎病毒抵抗力不强,易被常用消毒剂杀灭,加热 100℃ 2 分钟、56 ℃ 30 分钟即可灭活,但耐低温和干燥。

二、发病机制与病理

  人被带乙型脑炎病毒的蚊虫叮咬后,病毒即进入人体,在单核-吞噬细胞系统内繁殖,继而进入血液循环引起病毒血症,如不侵入中枢神经系统则呈隐性感染。当机体防御功能降低或病毒数量多、毒力强时,病毒可通过血-脑屏障进入中枢神经系统,引起中枢神经系统广泛性炎症。

  乙脑主要病变是脑实质广泛性炎症,为神经细胞变性、肿胀和液化性坏死;淋巴细胞、单核细胞浸润及胶质细胞弥漫性增生;脑实质及脑膜血管充血扩张,有大量浆液性渗出而形成脑水肿,血管内皮细胞肿胀、坏死,产生附壁血栓形成栓塞,局部有瘀血和出血。乙脑病变可累及脑及脊髓,病变部位以大脑皮质、中脑、丘脑、大脑基底部最为严重,脊髓、脑膜病变轻。由于病变的程度及部位不同,故临床上出现多样化的神经系统表现。

三、护　理　评　估

案例 2-4

  患儿,男,5 岁,因反复高热、意识障碍、抽搐 10 日抱送入院。患儿 10 日前开始出现高热,频繁全身抽搐,每次持续数秒至数分钟。某次抽搐后出现意识模糊,逐渐进入昏迷,恶心,喷射性呕吐数次,为胃内容物。在当地卫生院予以退热等处理。2 日后热退,抽搐缓解,嗜睡,出现失语,不能吞咽。周围有类似患者。查体:T 37.4℃,意识丧失,不会吞咽,双眼球向左侧凝视,心肺腹正常。颈项强直(十),双下肢肌张力减退。

  问题:

  1. 此患儿最可能的诊断是什么?

  2. 此患儿常见的护理诊断有哪些?

  3. 此患儿若出现呼吸衰竭,其护理措施是什么?

（一）流行病学资料

1. 传染源 乙脑是一种人畜共患的动物源性传染病，人和动物均可成为传染源。而猪是本病的主要传染源，往往在人类流行前4～8周本病已在猪群中广泛传播。人感染乙型脑炎病毒后，仅发生短期病毒血症，且血中病毒数量较少，故患者及隐性感染者作为传染源的意义不如动物重要。

2. 传播途径 虫媒传播，主要通过蚊虫叮咬吸血而传播，传播媒介主要为三带喙库蚊。三带喙库蚊吸血后，病毒先在肠道内繁殖，然后移至唾液腺，经叮咬传播给人或动物。三带喙库蚊感染乙型脑炎病毒后，可带毒越冬并经卵传代，故三带喙库蚊是乙型脑炎病毒的长期储存宿主。

3. 人群易感性 普遍易感，但感染后仅极少数人发病，绝大多数为隐性感染，乙脑患者与隐性感染之比为1:1000～1:3000。感染后可获得久免疫力。

4. 流行特征 具有严格季节性，我国主要流行于夏秋季，约有90％病例发生在7～9月份。发病率与气温、湿度有一定关系。发病年龄以10岁以下儿童居多，近年来发病年龄有增长趋势。

（二）身体状况

潜伏期4～21日，一般为7～14日。

1. 典型乙脑 典型的临床经过可分为4个阶段。

（1）初期：病程第1～3日。起病急，体温在1～2日内升高至39～40℃，伴头痛、恶心、呕吐，可出现不同程度精神倦怠或嗜睡。少数患者可有颈项强直或抽搐。

（2）极期：病程第4～10日。初期症状逐渐加重，主要为脑实质损害表现。高热、惊厥和呼吸衰竭为乙脑极期的三大严重表现。三大表现相互影响，互为因果。

1）持续高热：为乙脑必有的表现，体温常达40℃左右，多呈稽留热型，持续7～10日，重者可达2～3周。体温越高，热程越长，则病情越重。

2）意识障碍：为本病的主要表现，表现为嗜睡、昏睡、谵妄或不同程度的昏迷。意识障碍多发生于病程第3～8日，通常持续1周左右，重者达4周以上。意识障碍程度越深持续时间越长，则病情越重。

3）抽搐或惊厥：是乙脑严重表现之一，多见于病程第2～5日。主要由于高热、脑实质炎症、脑水肿、缺氧所至。先有面部、眼肌、口唇的小抽搐，随后出现肢体阵挛性抽搐或全身强直性抽搐，历时数分钟至数十分钟不等，均伴有不同程度意识障碍。频繁抽搐可出现发绀，甚至呼吸暂停，使脑缺氧和脑水肿加重。抽搐、惊厥越频繁越持久，部位越多，病情越重。

4）呼吸衰竭：是本病最严重的表现和主要死亡原因，多发生于深度昏迷患者。呼吸衰竭分为中枢性呼吸衰竭、外周性呼吸衰竭和混合性呼吸衰竭。呼吸衰竭者可伴有循环衰竭。中枢性呼吸衰竭常因脑实质炎症（尤其是延脑呼吸中枢炎症）、脑水肿、脑疝和低钠性脑病等引起。表现为呼吸节律不整、幅度不均，如呼吸表浅、双吸气、叹息样呼吸、抽泣样呼吸、潮式呼吸、间停呼吸等，直至呼吸停止。呼吸衰竭由颞叶钩回疝（主要压迫中脑）及枕骨大孔疝（压迫延脑）引起者，可出现剧烈头痛、喷射性呕吐、昏迷加重或烦躁不安、血压升高、脉搏减慢、瞳孔变化、肌张力增强及不易控制的反复抽搐等。外周性呼吸衰竭多由于脊髓病变引起的呼吸肌麻痹，或因呼吸道痰阻、蛔虫阻塞、喉部病变并发肺部感染等所致。主要表现为呼吸先增快后变慢、胸式或腹式呼吸减弱、呼吸困难、发绀，但呼吸节律始终整齐。

5）其他神经系统症状和体征：浅反射（如腹壁反射与提睾反射）减弱或消失，深反射（如膝反射、跟腱反射）先亢进后消失。病理反射出现，如巴宾斯基征等呈阳性。脑膜刺激征如颈项强直、凯尔尼格征、布鲁津斯基征阳性。其他神经受损体征依病变部位和程度不同而异，如可出现吞咽困难、瘫痪、语言障碍、大小便失禁等。

（3）恢复期：多数患者于病程 8～12 日后进入恢复期，体温逐渐下降，神志逐渐转清，以后语言、表情、运动及各种神经反射逐渐恢复，通常 2～3 周完全恢复。部分患者需要 1～3 个月以上的恢复期。少数重症患者可有低热、反应迟钝、痴呆、失语、多汗、吞咽困难、肢体瘫痪等，经积极治疗后大多数患者于 6 个月内恢复。

（4）后遗症期：5%～20% 重症患者在发病半年后仍留有精神、神经症状，称为后遗症。其中以失语、痴呆、中枢性瘫痪、精神障碍较为常见，经积极治疗后可有不同程度恢复。

2. 临床类型

（1）轻型：体温在 39℃ 以下，神志清楚，有轻度嗜睡，头痛与呕吐不明显，无抽搐，脑膜刺激征不明显，约 1 周可自行恢复。

（2）普通型：体温在 39～40℃，有意识障碍，头痛及呕吐、脑膜刺激征明显，偶有抽搐，病理反射征可阳性。病程 7～14 日，多无后遗症。

（3）重型：体温持续在 40℃ 以上，昏迷，反复或持续抽搐，瞳孔缩小，浅反射消失，深反射先亢进后消失，病理反射征阳性，常有神经定位体征，可出现肢体瘫痪及呼吸衰竭。病程多在 2 周以上，常有恢复期症状，部分患者有后遗症。

（4）极重型（暴发型）：起病急骤，体温迅速上升至 40℃ 以上，反复持续性强烈抽搐，伴重度昏迷，迅速出现中枢性呼吸衰竭及脑疝，病死率高，多在极期中死亡，幸存者常留有后遗症。

3. 并发症 最常见并发症为支气管肺炎，多因昏迷患者呼吸道分泌物不易咳出，或因应用人工呼吸机后引起。其次是肺不张、尿路感染、压疮等。少数重症患者亦可出现应激性溃疡，导致上消化大出血。

（三）辅助检查

1. 血常规 白细胞总数常在 $10 \times 10^9 \sim 20 \times 10^9 /L$，中性粒细胞增至 0.8 以上。

2. 脑脊液 压力增高，外观清亮或微混。白细胞计数多在 $50 \times 10^6 \sim 500 \times 10^6 /L$，个别类似于化脓性改变。白细胞分类早期以中性粒细胞为主，以后则以单核细胞为主。蛋白轻度增高、糖正常或偏高，氯化物正常。

3. 血清学检查

（1）特异性 IgM 抗体检查：最早在病程第 4 日即出现阳性，3 周内阳性率达 70%～90%，可作为早期诊断之用。

（2）血凝抑制试验：病程第 5 日抗体可阳性，效价于第 2 周达高峰，持续时间长，可用于临床诊断及流行病学调查。临床诊断需双份血清效价呈 4 倍增高才有诊断意义。

案例 2-4 分析（1）

患儿 5 岁，周围有类似患者，高热、喷射性呕吐、意识障碍、抽搐、失语、不能吞咽，颈项强直（+），双下肢肌张力减退。综合上述情况，该患儿可能的临床诊断是乙脑。

（四）心理、社会状况

患者和家属因发病急，进展快，病情凶险，加之重症患者恢复较慢、预后差，少数留有后遗症，常可引起患者、家属悲观失望、产生恐慌、焦虑不安等不良情绪。了解患者家庭和社会支持情况。

（五）治疗要点

乙脑尚无特效抗病毒药，应采用中西医结合等综合治疗措施，重点做好高热、惊厥、呼吸衰竭等危重症状对症处理，是提高治愈率、降低病死率的关键。

1. 对症治疗

（1）高热：物理降温与药物降温同时使用，使体温控制在 38℃左右，药物降温可用复方阿司匹林、氨基比林等。高热伴频繁抽搐者多用亚冬眠疗法。

（2）抽搐：在止惊的同时应针对产生抽搐的不同原因进行治疗。①脑水肿：应用 20％甘露醇脱水治疗为主。②脑实质病变：常用抗惊厥药，地西泮（安定）为首选药，此外，还可用水合氯醛、苯巴比妥钠等。③呼吸道分泌物阻塞：给予吸痰，必要时气管切开。

（3）呼吸衰竭：应针对引起呼吸衰竭的不同原因进行治疗。①脑水肿、脑疝所致呼吸衰竭：应进行脱水治疗。②中枢性呼吸衰竭：及时应用呼吸兴奋药，如尼可刹米（可拉明）、洛贝林（山梗菜碱）、二甲弗林（回苏灵）。③血管扩张剂：如东莨菪碱、阿托品，以改善血液循环，对抢救乙脑中枢性呼吸衰竭有效。④气管内插管、气管切开及人工呼吸机：气管内插管适用于呼吸衰竭发展迅速或呼吸突然停止者；气管切开适用于深昏迷痰阻，经多种处理呼吸功能仍恶化者，中枢性呼吸衰竭、呼吸肌麻痹经吸痰、吸氧仍不能维持其换气功能者；如自主呼吸停止或呼吸微弱、有严重换气障碍者，可应用人工呼吸机辅助呼吸。

2. 恢复期及后遗症的治疗　恢复期患者应加强护理，注意营养，防止压疮及继发感染，并给予中西医结合治疗。有后遗症者，应根据不同情况采用相应的综合治疗措施，如针灸、按摩及各种功能康复锻炼。

3. 其他治疗

（1）肾上腺皮质激素：可减轻炎症反应，保护血-脑屏障，减轻脑水肿。

（2）抗菌药物：并发细菌感染者可针对性选用抗菌药物。

四、主要护理诊断/合作性问题

1. 体温过高　与乙型脑炎病毒感染有关。

2. 意识障碍　与中枢神经系统、脑实质损害、抽搐、惊厥有关。

3. 潜在并发症　颅内压增高、脑疝、惊厥、呼吸衰竭。

案例 2-4 分析（2）

　　该患儿常见的护理诊断/合作性问题有体温过高、意识障碍、营养失调：低于机体需要量、潜在并发症（脑疝、惊厥、呼吸衰竭）等。

五、护 理 措 施

（一）一般护理

1. 隔离　采用虫媒隔离。

2. 休息　急性期注意卧床休息，昏迷者应注意及时翻身，防止压疮的发生。

3. 饮食　乙脑患者应按不同病期给予不同饮食，以补充营养。初期及极期应给予清淡流质饮食，如西瓜汁、绿豆汁、菜汤、牛奶等。昏迷及有吞咽困难者给予鼻饲或静脉输液，保证入水量 1500～2000ml/d，并注意电解质平衡。恢复期应逐渐增加有营养、高热量饮食。

4. 病情观察　①注意观察生命体征，如体温变化，呼吸的频率、节律，以判断有无呼吸衰竭。②观察意识状态，注意意识障碍是否继续加重。③观察惊厥发作先兆、发作次数、每次发作持续时间、每次抽搐部位和方式。④观察颅内压增高及脑疝的先兆，重点应观察瞳孔大小、形状、两侧是否对称、对光反射是否灵敏等。⑤准确记录出入水量。⑥观察有无并发症,如有无肺部感染及压疮的症状及体征。

（二）对症护理

1. 高热的护理

（1）密切观察热型、热程及体温变化,及时监测体温,每1～2小时测体温1次。

（2）及时补充热量、水分、电解质及维生素。

（3）乙脑患者体温不易下降,常采用综合措施控制体温。①物理降温:采用乙醇擦浴;冰盐水灌肠;在大血管处放置冰袋,特别要注意降低头部温度,在头部放置冰帽、冰袋等;也可采用温水浴。采用物理降温要注意防止局部冻伤或坏死。②药物降温:应用解热药,注意用量不宜过大以防虚脱。③亚冬眠法:适用于高热并频繁抽搐的患者,连续应用3～5日。

（4）降低室温:可使用空调、床下放冰块等方法,将室温降至22～28℃为宜。

2. 惊厥或抽搐的护理

（1）立即将患者置于仰卧位,头偏向一侧,松解衣领;用缠有纱布的压舌板或开口器置于患者上下臼齿之间,以防舌咬伤;清除口鼻分泌物,必要时用舌钳拉出舌头防舌后坠,以保持呼吸道通畅。

（2）脑水肿所致者进行脱水治疗。应注意:①脱水剂应于30分钟内快速静脉推注,注射速度过慢影响脱水效果。②准确记录出、入水量,注意维持水、电解质平衡。③因甘露醇等脱水剂是高渗液体,应注意患者心脏功能,防止发生心功能不全。

（3）脑实质病变引起的抽搐,可按医嘱使用抗惊厥药。应注意:①给药途径。②作用时间及副作用。③特别是观察抗惊厥药对呼吸的抑制。

（4）呼吸道分泌物阻塞引起抽搐者,应给予吸痰,并6～8L/min大流量给氧,以迅速改善脑组织缺氧。

（5）高热所致者,在积极降温同时按医嘱给以镇静药。

（6）惊厥或抽搐发作时,注意防止窒息及外伤。

3. 呼吸衰竭的护理

（1）及时评估呼吸衰竭的原因并给予相应护理。

（2）外周性呼吸衰竭的护理:①解除呼吸道梗阻,保持呼吸通畅,因呼吸道分泌物梗阻引起者,及时、彻底吸痰是解除呼吸道梗阻的有力措施,并加强翻身、拍背引流有利于痰液排出。痰液黏稠者可雾化吸入糜蛋白酶,伴有支气管痉挛可用异丙肾上腺素雾化吸入。无效者行气管内插管、气管切开。②给氧,在保持呼吸道通畅基础上保证氧气供给。③呼吸肌麻痹者应用新斯的明,无效者应用人工呼吸机,维持呼吸。协助医生进行上述手术操作,并做好术前准备,同时应向家属说明治疗目的及步骤,以减轻或消除其焦虑与恐惧。④肺部感染者遵医嘱使用抗菌药物治疗感染;持续给氧,必要时行人工呼吸。

（3）中枢性呼吸衰竭的护理:①颅内压增高、脑水肿者,快速静脉注射脱水剂。②遵医嘱应用洛贝林等呼吸兴奋药,兴奋呼吸中枢,维持自主呼吸。③及早应用血管扩张药如东莨菪碱等改善微循环。④延髓呼吸中枢病变自主呼吸消失者,应用人工呼吸机维持呼吸。

案例2-4 分析(3)

　　该患儿若出现呼吸衰竭,应酌情采取如下护理措施:①吸痰,保持呼吸通畅。②给氧。③快速静脉滴注20%甘露醇溶液,降低颅内压,减轻脑水肿。④遵医嘱使用呼吸兴奋药及血管扩张剂。⑤使用人工呼吸机。⑥观察病情,如呼吸节律、频率及神志等情况。

4. 皮肤的护理 ①对昏迷、瘫痪、长时间卧床的患者要定时协助翻身,定时检查压疮好发部位,对受压部位及骨突处用滑石粉或30％～50％乙醇轻揉,垫气圈、棉垫或泡沫塑料。②保持床单及被褥平整、清洁、干燥。③用温水擦身,1～2次/日,以预防压疮的发生和继发感染。一旦形成压疮,皮肤感染,应积极做相应护理,以促使愈合。

5. 昏迷的护理 ①将患者头转向一侧,定时翻身拍背,促使痰液咳嗽出,吸出呼吸道分泌物,预防吸入性肺炎。②用0.9％氯化钠溶液或1％硼酸溶液洗眼,1～2次/日,用氯霉素滴眼液滴眼睛,0.9％氯化钠溶液浸纱布遮盖眼部。③用0.9％氯化钠溶液或3％过氧化氢溶液清洗口腔,3～4次/天,鼻唇部涂以液状石蜡。④经常注意膀胱充盈情况,尿潴留时按摩膀胱底部协助排尿,必要时给予导尿。

6. 后遗症的护理 ①促进机体运动功能的恢复,加强心理护理。②瘫痪的患肢、关节常呈强直或挛缩状态,长期不动肌肉会萎缩,根据病情每日按摩或进行被动运动。鼓励患者自觉锻炼,瘫痪不易恢复者注意保持肢体于功能位置,可用针灸、理疗等方法。③对吞咽障碍、失语者,应坚持进行吞咽、语言的功能训练,促进功能恢复。④由于病情严重、恢复缓慢及后遗症者,患者及家属心情沉重、焦虑不安,应做好患者及家属的思想工作,鼓励其树立战胜疾病的信心,以配合各项治疗,争取康复。⑤出院前教会家属给患者进行按摩、被动锻炼的方法,鼓励并指导患者进行功能锻炼,帮助其尽快康复。

(三) 健康教育

1. 预防知识教育

(1) 管理传染源:加强对猪的管理,在流行季节前对猪进行疫苗接种,能有效地控制乙脑在人群中的流行。隔离患者到体温正常。

(2) 切断传播途径:防蚊、灭蚊是预防本病的主要措施。应消除蚊虫滋生地,如填平洼地、清除积水、除杂草等。流行季节采用各种防蚊措施,如驱蚊剂等。

(3) 保护易感者:对易感者进行乙型脑炎疫苗接种。流行前1个月完成接种,主要接种对象是6个月至10岁儿童,不能与伤寒、副伤寒疫苗同时注射,有中枢神经系统疾病和慢性酒精中毒者禁用。

2. 相关知识教育 讲述乙脑的发病原因、主要症状特点、治疗方法、病程及预后等。本病无特效治疗,病情轻者约2周完全恢复,病情重者病死率在15％以上,存活者可留有不同程度后遗症,使患者及家属对此病有所了解,以配合医护人员进行治疗与护理。

3. 后遗症康复指导 对于乙脑恢复期遗留有精神、神经症状者,应向患者及家属讲述积极治疗的意义,尽可能使患者的功能障碍于6个月内恢复,以防成为不可逆性后遗症,增加家庭及社会负担。还应教育家属不要嫌弃患者,并教其切实可行的护理措施,如鼻饲、按摩、肢体功能锻炼及语言训练方法等,促进患者康复。

要点总结

1. 乙脑是由乙型脑炎病毒引起的急性中枢神经系统传染病,人畜共患。由蚊虫叮咬而传播,多流行于夏秋季7～9月份。患者可有高热、意识障碍、抽搐、脑膜刺激征及病理反射、呼吸衰竭等特征。呼吸衰竭是本病最严重的表现和主要死亡原因。常见并发症为支气管肺炎、肺不张、压疮等,少数患者可留有神经系统后遗症。

2. 目前乙脑尚无有效的特异治疗方法,急性期主要作对症支持治疗,重点处理好发热、抽搐、惊厥和呼吸衰竭,帮助患者平安度过急性期,以降低死亡率,减少后遗症的发生。恢复期主要进行康复治疗,重点在于功能锻炼。预防乙脑主要的措施为防蚊、灭蚊和接种乙脑疫苗。

执 业 考 试 模 拟 题

1. 下列哪项为乙脑最主要的传染源（　　）
   A. 患者　　　　　　B. 隐性感染者
   C. 猪　　　　　　　D. 牛
   E. 家禽

2. 我国流行性乙型脑炎的流行季节是（　　）
   A.1～3 月份　　　　B. 7～9 月份
   C.11～3 月份　　　 D. 3～5 月份
   E. 4～7 月份

3. 流行性乙型脑炎主要通过以下哪种途径传播
   （　　）
   A. 借飞沫呼吸道传染
   B. 粪便污染水源和食物经口传染
   C. 苍蝇作为媒介污染食物经口传染
   D. 经血液、体液传播
   E. 带病毒的蚊虫叮咬经皮肤入血传播

4. 乙脑主要的死亡原因是（　　）
   A. 过高热　　　　　B. 脑水肿、脑疝形成
   C. 中枢性呼吸衰竭　D. 外周性呼吸衰竭
   E. 循环衰竭

5. 下列哪项是一般人群预防流行性乙型脑炎的有
   效方法（　　）
   A. 口服抗生素预防
   B. 戴口罩
   C. 开窗通风
   D. 灭蚊、防蚊
   E. 加强粪便管理

6. 2 岁患儿，高热、昏迷、抽搐 3 日急诊入院，诊断为
   乙脑。其抽搐最常见的原因是（　　）
   A. 缺氧
   B. 高热
   C. 低钙
   D. 脑实质炎症及脑水肿
   E. 碱中毒

7. 4 岁患儿，高热、昏迷、抽搐 2 日后因呼吸衰竭抢
   救无效死亡。为明确死因，最可靠的检查方法是
   （　　）
   A. 抽血分离病毒
   B. 血凝抑制试验
   C. 取脑脊液分离病毒
   D. 特异性 IgM 抗体检查
   E. 取脑组织分离病毒

8. 5 岁患儿，发热、头痛、嗜睡 4 日入院。血常规：WBC
   $15 \times 10^9/L$，N 0.85，L 0.15。脑脊液：细胞总数 100×
   $10^6/L$，多核细胞占 70%，蛋白质 0.6g/L，糖 3mmol/L，
   氯化物 120mmol/L，最可能的诊断是（　　）
   A. 流行性脑脊髓炎
   B. 化脓性脑膜炎
   C. 流行性乙型脑炎
   D. 结核性脑膜炎
   E. 脑型疟疾

9. 重症乙脑患者，病程中出现双侧瞳孔大小不等，呼
   吸节律不齐，血压上升，肌张力升高。首先应采取
   下列哪项治疗措施（　　）
   A. 肾上腺皮质激素　B. 地西泮
   C. 洛贝林　　　　　D. 20%甘露醇
   E. 山莨菪碱

10. 患儿，男，4 岁。以病毒性脑膜脑炎入院。经积极
    治疗，除右侧肢体仍活动不利，其他临床症状明显
    好转，家长要求回家休养，护士为其进行出院指
    导，不妥的是（　　）
    A. 给予高热量、高蛋白、高维生素饮食
    B. 患侧肢体保持功能位，减少活动
    C. 指导用药的注意事项
    D. 保持患儿心情舒畅
    E. 指导定期随访

（彭宏伟）

第四节　肾综合征出血热

肾综合征出血热（haemorrhagic fever with renal syndrome，HFRS）又称流行性出血热，是由
汉坦病毒引起的自然疫源性疾病。鼠类为主要的传染源，临床特征为发热、出血、休克和急性肾
衰竭，其中发热、出血、肾损害（急性肾衰竭）被称为三主症。

一、病　原　学

汉坦病毒为负性单链 RNA 病毒。有双层包膜,外膜有纤突。汉坦病毒的核蛋白有较强的免疫原性和稳定的抗原决定簇。人体感染病毒后核蛋白抗体出现最早,有利于早期诊断。膜蛋白中含有中和抗原,诱导机体产生的中和抗体具有保护作用。膜蛋白具有的血凝活性在病毒颗粒与宿主细胞的黏附及其随后脱衣壳进入宿主细胞质的过程中发挥重要作用。汉坦病毒至少可分为 8 个血清型,我国所流行的主要是Ⅰ型(野鼠型)和Ⅱ型(家鼠型)。目前认为Ⅰ型汉坦病毒感染的病情重于Ⅱ型感染者,可能与其毒力较强有关。

汉坦病毒不耐热、不耐酸,高于 37℃和 pH 5 以下易灭活,对乙醚、氯仿和去氧胆酸盐等脂溶剂均敏感,对紫外线、乙醇和碘酊等消毒剂也很敏感。

二、发病机制与病理

本病的发病机制尚未完全清楚,但多数研究认为主要包括以下 2 个方面:

1. 病毒直接作用　病毒作用于血管内皮细胞,引起血管壁通透性及脆性增加,血浆外渗,进而导致组织的水肿、出血等。

2. 免疫损伤　当病毒侵入人体,同时引起机体的免疫应答反应,释放各种细胞因子等。所产生的免疫应答有清除病原,保护机体的作用,但若反应过强又会引起机体组织的损伤。其中Ⅲ型超敏反应被认为是本病发生血管、肾脏及其他病理损害的主要原因,其次Ⅰ型超敏反应(速发型超敏反应)、自身免疫,Ⅱ型超敏反应、Ⅳ型超敏反应(细胞毒性作用)等可能也参与致病作用。

本病的基本病变是全身小血管的广泛损伤。可见血管内皮细胞的肿胀、变性,甚至坏死。管腔内可有微血栓形成。血管周围有渗出、水肿、出血及炎性细胞浸润。肾脏皮质、髓质交界处出血,右心房内膜下出血及垂体病变是本病的特征性病变。

三、护　理　评　估

案例 2-5

患者,男,42 岁,农民。因畏寒、发热、头痛、腰痛 7 日,少尿 2 日入院。患者于 7 日前感畏寒、发热、头痛伴乏力。第 2 日在当地医院测体温为 40.2℃,用退热药治疗,每次用药后均出汗,继之出现眼眶胀痛、腰痛、恶心、呕吐。3 日后热退,但出现血压下降,镇卫生院给予补液治疗。前日起尿量减少,近 24 小时尿量共约 200ml。邻村曾有类似患者。查体:T 36.8℃,急性重病容,腋下可见少数细小出血点,左上肢有瘀点、瘀斑。颜面眼睑水肿,球结膜水肿。腹部轻压痛,双肾区明显压痛及叩击痛。实验室检查:尿蛋白(＋＋＋＋),红细胞(＋＋),颗粒管型(＋)。

问题:

1. 此患者最可能的临床诊断是什么?

2. 该病典型的临床表现可经过哪几个阶段?目前该患者处于什么阶段?

3. 此患者护理措施重点注意什么?

（一）流行病学资料

1. 传染源 许多脊椎动物可携带此病毒,主要是啮齿类动物。我国主要的宿主动物和传染源是黑线姬鼠、褐家鼠,林区则主要是大林姬鼠。患者早期的血和尿中携带有汉坦病毒,但引起传染的病例罕见报道,因此,人不是主要传染源。

2. 传播途径 本病的传播途径尚未完全阐明,一般认为主要有以下5种。

（1）呼吸道传播:携带汉坦病毒的鼠类排泄物(尿、粪等)污染空气,人经呼吸道吸入后而感染。

（2）消化道传播:吃了被鼠类排泄物污染的食物,经口腔、胃肠道黏膜感染。

（3）接触传播:被鼠咬伤或破损的伤口直接接触被汉坦病毒污染的血液、排泄物及水源等可导致感染。

（4）母婴传播:孕妇感染本病毒后,可经胎盘传染给胎儿。

（5）虫媒传播:寄生于鼠类的革螨或恙螨可能具有传播作用。

3. 人群易感性 普遍易感,并以显性感染为主,隐性感染率为5%～8%。感染后可获得终身免疫,且各型之间有交叉免疫。

4. 流行特征 本病广泛流行于亚、欧许多国家,我国为重疫区。全年均可发病,但有明显的高峰季节。其中以黑线姬鼠(农村型)传播的发病高峰在11月份至次年1月份,次高峰在5～7月份;以褐家鼠(城镇型)传播的发病高峰在3～5月份;以大林姬鼠(林区型)传播的发病高峰在夏季。发病以男性青壮年农民和工人居多,不同人群发病的多少与接触传染源机会的多少有关。

（二）身体状况

潜伏期4～46日,一般为1～2周。

1. 典型肾综合征出血热 临床经过可分5期。

（1）发热期:病程第1～3日,除高热外,主要为全身中毒症状、毛细血管损伤和肾损伤的表现。

多起病急骤,体温常在39～40℃,以稽留热多见。热程多为3～7日,较少超过10日。一般体温越高,热程越长,病情越重。

全身中毒症状则表现为疲乏;全身酸痛,头痛、腰痛、眼眶痛(三痛)等,眼眶痛只有少数人出现。多数患者可出现恶心、呕吐、食欲减退、腹泻等消化系统症状。重症患者可出现嗜睡、躁动不安、谵妄等神经、精神症状。

毛细血管损伤一般出现于发热2～3日后,主要表现为皮肤黏膜充血、水肿和出血。可见面部、颈部及前胸部皮肤潮红(三红)呈"酒醉貌"。眼睑、球结膜水肿,轻者眼球转动时结膜有涟漪波,重者呈水泡样。部分患者可出现腹水。皮肤及黏膜(软腭)有出血点,皮肤出血以腋下、胸背部最为突出,常呈搔抓样或条索状。

发热2～3日即可出现肾脏损伤,主要表现为尿量减少及蛋白尿。

（2）低血压休克期:一般发生在病程第4～6日,持续时间短者数小时,长者可达6日以上,多数为1～3日,在发热末期或热退同时出现血压下降。其特点为热退后其他症状反而加重。开始可表现为潮红、四肢温暖,之后则转为面色苍白、口唇发绀、四肢厥冷等。若不能得到有效控制,长期组织灌注不良,则可导致DIC、脑水肿、急性呼吸窘迫综合征(ARDS)、急性肾衰竭等的发生。

（3）少尿期:一般在病程第5～8日,可持续2～5日,短者1日,长者可达10日以上。进入少尿期,主要是由于肾功能的损害而产生氮质血症、酸中毒及水、电解质紊乱。患者出现少尿、无尿,氮质血症的表现可有厌食、恶心、呕吐、腹胀、腹泻、顽固性呃逆,严重者可有头晕、头痛、嗜睡甚至昏迷等。酸中毒表现为呼吸增快或库斯莫尔深大呼吸。电解质紊乱则以高钾、低钠、低钙为主。水、钠潴留则进一步加重组织的水肿,可出现腹水。严重者可出现高血容量综合征的表现,如头痛、头昏、烦躁不安、血压升高、脉压增大、脉搏洪大、颈静脉怒张、充血性心力衰竭、脑水肿、肺水肿等。多数患者由于 DIC、血小板功能障碍等使出血加重,表现为皮肤瘀斑增加、鼻出血、呕血、便血、咯血、血尿,甚至颅内出血等。

(4) 多尿期:多发生在病程第 9～14 日,通常持续 7～14 日,短者 1 日,长者可达数月,甚至 1 年。由于此期新生的肾小管吸收功能尚未完善,因而肾的浓缩功能差,加之体内储存的尿素氮等物质的渗透性利尿作用,尿量开始逐渐增加。在多尿早期氮质血症可继续存在,甚至加重。随着尿量的逐渐增加,氮质血症逐渐下降,精神食欲逐渐好转。到后期每日尿量一般可达 4000～8000ml,少数可高达 10 000ml 以上。若不能及时补充水和电解质,则易发生低血容量性休克、低钠、低钾等。此期,由于机体抵抗力下降,易继发感染,进而引发或加重休克。

(5) 恢复期:在病程第 3～4 周后,尿量逐渐减少至正常(＜2000ml/d),精神、食欲基本恢复正常。肾功能的完全恢复则需要 1～3 个月,重者可达数月或数年之久。

近年来,轻型患者增多,可有越期或几个病期重叠现象,而未表现为上述典型的 5 期经过。

2. 并发症

(1) 内脏出血:多见于休克期、少尿期和多尿早期。腔道出血可表现为消化道出血、腹腔出血、阴道出血以及肺出血等。

(2) 急性肺水肿:多见于休克期和少尿期。①急性呼吸窘迫综合征(ARDS):由肺组织水肿引起,死亡率高达 67% 以上。②心源性肺水肿:由肺泡内渗出引起。

(3) 感染:少尿期或多尿早期最易发生。常见于消化道、呼吸道、泌尿道感染及败血症等。

(三) 辅助检查

1. 血常规　白细胞计数开始可正常,3～4 日后增高达 $15 \times 10^9 \sim 30 \times 10^9/L$。早期以中性粒细胞增高为主,核左移,重症患者可见幼稚细胞呈类白血病反应。3～4 日后以淋巴细胞增高为主。出现异形淋巴细胞,有助于早期诊断,且数目越多提示病情越重。红细胞计数、血细胞比容及血红蛋白在发热后期、低血压休克期及多尿期因血液浓缩而增高,少尿期下降。

2. 尿常规

(1) 尿蛋白:病程第 2 日出现,一般(＋＋＋)～(＋＋＋＋),随病情加重而增高,少尿期达高峰。尿蛋白(＋＋)以上或短时间内明显增高则有助于明确诊断。

(2) 膜状物:部分患者尿中可出现膜状物,为大量蛋白和脱落上皮的凝聚物。

(3) 尿镜检:可见管型及红细胞。

3. 血液生化检查

(1) 血尿素氮、肌酐:多在低血压休克期开始增高,少数发热期即可增高。

(2) 血气分析:发热期由于过度通气可有呼吸性碱中毒,休克期、少尿期则以代谢性酸中毒为常见。

(3) 电解质:血 Na^+、Cl^-、Ca^{2+} 在各期多降低;血 K^+ 在发热期、休克期、少尿期增高,多尿期又降低。

4. 血清学检查

(1) 特异性抗原检查:早期患者的外周血细胞及尿沉渣细胞中均可检出汉坦病毒抗原。

(2) 特异性抗体检查:IgM 型抗体于病后 1～2 日即可检出,1∶20 为阳性。IgG 型抗体出现较晚,1：40 为阳性,1 周后升高 4 倍以上具有诊断意义。

案例 2-5 分析(1)

患者农民,高热,有三痛症状,腋下细小出血点,左上肢瘀点、瘀斑,3 日后出现血压下降,1 日出现少尿,实验室检查尿蛋白(＋＋＋＋),镜检有颗粒管型。综合上述情况,最可能的诊断是肾综合征出血热。

该病典型的临床表现可经过发热期、低血压休克期、少尿期、多尿期、恢复期 5 个阶段。目前正处于少尿期。

(四) 心理、社会状况

由于患者和家属缺乏疾病的有关知识,起病突然、病情进展快、症状明显,担心预后而产生紧张、焦虑、恐惧等心理反应。

(五) 治疗要点

本病以综合治疗为主,早期可应用抗病毒治疗;中晚期主要是对症治疗,注意防治休克、肾衰竭和出血。治疗原则为"三早一就",即早发现、早休息、早治疗、就近治疗。

1. 发热期

(1) 抗病毒治疗:发病 4 日内可应用利巴韦林(病毒唑)800～1000mg/d 加入 10％葡萄糖注射液静脉滴注。

(2) 减轻水肿:可给予曲克芦丁(维脑路通)、维生素 C 等静脉滴注,以降低血管壁通透性。给予 20％甘露醇静脉滴注,以提高血浆渗透压。

(3) 减轻中毒症状:可给予地塞米松 5～10mg 或氢化可的松 100～200mg 静脉滴注,同时还有减轻外渗的作用。呕吐频繁者可给予甲氧氯普胺(灭吐灵)肌内注射,或维生素 B_6 静脉滴注。

(4) 止血及预防 DIC:出血明显者可给予酚磺乙胺(止血敏)、维生素 K 等静脉滴注。适当给予右旋糖酐 40 或丹参液静脉滴注,以降低血液黏度、预防 DIC。

2. 低血压休克期

(1) 早期、快速和适量补充血容量:补充血容量应晶胶结合,晶胶之比为 3：1,晶体溶液以平衡盐溶液为主,不能单纯输入葡萄糖注射液,胶体溶液常用右旋糖酐 40、血浆、白蛋白等。由于存在血液浓缩,不宜应用全血。

(2) 纠正酸中毒:给予 5％碳酸氢钠溶液,不但能够纠正酸中毒,还具有扩容作用。

(3) 改善微循环:在补充血容量后血压仍不能上升者,可应用血管活性药如多巴胺等。

3. 少尿期

(1) 严格控制入水量:原则是量出为入,宁少勿多。每日补液量为前日排出量加 500～700ml。输入液以高渗葡萄糖注射液为主,以补充能量,减少蛋白质的分解。

(2) 纠正酸中毒:5％碳酸氢钠溶液静脉滴注。

(3) 利尿、导泻:给予呋塞米(速尿)和利尿合剂,呋塞米从小剂量开始,逐渐加大用量至 100～300mg/次,冲击疗法为 800mg/次。导泻常用 20％甘露醇、50％硫酸镁口服或大黄、芒硝煎水口服。

(4) 透析疗法:对于明显氮质血症、高血钾及高血容量综合征的患者可进行透析疗法,临床多采用血液透析。

4. 多尿期 主要是维持水、电解质平衡。补液以口服为主,不能进食者静脉补液。初期因体内潴留的液体尚需排除,补液量以排出量的 75％为宜,后期应维持出入量平衡。注意电解质的补充,特别是钾的补充。

5. 恢复期 应加强营养,注意休息,逐渐增加活动量,定期复查肾功能等。

四、主要护理诊断/合作性问题

1. 体温过高 与汉坦病毒感染有关。

2. 组织灌注量改变 与血管壁损伤造成血浆大量外渗有关。

3. 潜在并发症 内脏出血、肺水肿、感染、肾功能不全、急性左心衰等。

五、护 理 措 施

（一）一般护理

1. 休息 消化道症状明显或有并发症者发病后即应绝对卧床休息，且不宜搬动，以免加重组织脏器的出血。轻型患者注意劳逸结合。恢复期患者仍要注意休息，逐渐增加活动量。

2. 饮食 给予清淡可口、易消化、高热量、高维生素的流质或半流质饮食。①发热期与低血压休克期：注意适当补充液体量。②少尿期：应限制液体量、钠盐及蛋白质的摄入，以免加重钠、水潴留和氮质血症。患者口渴时，可以采用漱口或湿棉擦拭口唇的方法加以缓解。输入液体以高渗葡萄糖液为主，以补充能量，减少蛋白质的分解。③多尿期：注意液体量及钾盐的补充，指导患者多食用含钾丰富的水果（橘子、香蕉）及蔬菜。④消化道出血：应予禁食。

3. 皮肤及黏膜的护理 ①减少对皮肤的不良刺激，保持床铺清洁、干燥、平整，衣服应宽松、柔软，出汗较多时应及时更换。②帮助患者保持舒适体位，用软垫适当衬垫，并及时变换体位。③避免推、拉、拽等动作，以免造成皮肤破损。④做好口腔护理，保持口腔黏膜的清洁、湿润，及时清除口腔分泌物及痰液。⑤保持会阴部清洁，留置导尿管者应注意无菌操作，定时做膀胱冲洗。⑥发现感染及早应用抗生素。

（二）病情观察

本病变化快、病情危重，其治疗的关键在于及时发现和防治休克、肾衰竭和出血等并发症。因此，及时而准确的病情观察是本病护理的重点。

1. 病情变化 ①密切监测生命体征及意识状态的变化。注意体温及血压（低血压<90/60mmHg，休克<80/60mmHg）变化；有无呼吸频率、节律及幅度的改变；有无心音、心率、节律的改变；有无嗜睡、昏迷等。②充血、渗出及出血的表现，如"三红"、"三痛"的表现，皮肤瘀斑的分布、大小及皮肤有无破溃等，有无呕血、便血、腹水及肺水肿等表现。③严格记录24小时出、入水量，注意尿量、颜色、性状及尿蛋白的变化。④氮质血症的表现，注意有无厌食、恶心、呕吐、顽固性呃逆等症状，监测血尿素氮、肌酐的变化。⑤加强电解质及酸碱平衡的监测及凝血功能的检查等。

2. 病期观察 应密切观察病期的变化，若患者出现血压下降或休克提示进入低血压休克期；若患者尿量<500ml/d，提示进入少尿期；若患者尿量>2000 ml/d，即已进入多尿期。

3. 并发症观察 ①出现呕血、便血提示消化道出血。②出现剧烈头痛、喷射性呕吐、血压升高、抽搐提示颅内出血。③于少尿期出现厌食、恶心、呕吐、烦躁、意识障碍注意尿毒症的发生。④出现肌肉弛缓、腱反射减退、心律不齐、心电图示T波高尖提示高钾血症。⑤出现库斯莫尔呼吸提示代谢性酸中毒。⑥突然出现进行性呼吸困难，呼吸>35次/分，动脉血氧分压<60mmHg，氧疗无效则提示ARDS。⑦出现端坐呼吸、发绀、心率增快、咳粉红色泡沫痰、两肺布满湿啰音则提示急性左心衰竭。⑧出现再次发热、咳嗽、咳黄色痰、肺部呼吸音异常则需考虑肺部感染。如

出现上述并发症,应予以相应护理。

(三) 对症护理

1. 高热的护理 ①物理降温:冷敷,忌用乙醇擦浴,以免加重皮肤出血。②忌用发汗退热药:以免出汗过多使血容量减少。③改善中毒症状:地塞米松或氢化可的松静脉滴注。

2. 组织灌注量改变的护理 ①发热期:及时补充液体,以口服补液为主,不能口服者静脉补充平衡盐液和葡萄糖氯化钠溶液 1000ml 左右,高热、大汗或呕吐、腹泻者可适当增加。②发热后期:遵医嘱给予 20% 甘露醇溶液静脉滴注,以提高血浆渗透压。③低血压休克期:患者取平卧位,保暖,给氧。迅速建立静脉通道,遵循早期、快速、适量的补液原则,快速静脉输入液体,以平衡盐液为主,晶胶结合,力争 4 小时内血压稳定;依病情及时应用 4%~5% 碳酸氢钠溶液,以纠正代谢性酸中毒。血压过低时遵医嘱用多巴胺等血管活性药。

3. 体液过多的护理 严格控制补液量,每日进水量应为前 1 日液体排出量加 500ml,以口服补液为主,静脉补液时应控制输液速度。减少循环血量,如利尿、应用血管扩张药、血液透析等。

4. 肾衰竭的护理 ①按"量入为出,宁少勿多"的原则,严格控制液体入量。②适当增加糖的供给,限制蛋白质的摄入。③利尿、导泻治疗时,密切观察患者用药后的反应,协助排尿、排便,观察其颜色、性状及量。④出现高血容量综合征者,应立即减慢输液速度或停止输液,使患者取半坐位或坐位,双下肢下垂。⑤血液透析的护理。说明透析目的、基本操作程序等,以取得患者及家属的积极配合;做好透析后观察与护理,包括观察透析的效果、切口有无渗出、出血或红肿等,注意保持切口敷料清洁、干燥。

5. 循环衰竭的护理 ①迅速建立静脉通道扩充血容量,应用碱性液及血管活性药纠正休克。快速扩容时,注意观察心功能,避免发生急性肺水肿。②给予吸氧。③患者可因出血而致循环衰竭,应做好交叉配血、备血,为输血做好准备。急性左心衰患者的抢救应注意:高浓度大流量吸氧,并在湿化瓶中放入去泡剂,迅速减少心脏的前后负荷,及时应用血管扩张药,及早应用强心苷药物强心等。

案例 2-5 分析(2)
护理措施重点:本病变化快、病情危重,其治疗的关键在于及时发现和防治休克、肾衰竭和出血等并发症,因此及时而准确的病情观察(病情变化、病期观察、并发症观察)是本病护理的重点。

(四) 健康教育

1. 预防知识教育

(1) 管理传染源:隔离患者至急性症状消失为止。病室要防鼠、灭鼠、防螨、灭螨,被患者血、排泄物污染的环境及物品应及时消毒。接触患者时应戴口罩,如皮肤、黏膜被患者的血、尿或口腔分泌物污染,应立刻用酒精擦拭消毒或用肥皂水洗手,如污染了伤口立即用碘酊溶液消毒。

(2) 切断传播途径:灭鼠、防螨,搞好环境卫生与食品卫生,不直接用手接触鼠类及其排泄物。

(3) 保护易感者:应加强个人防护,必要时进行疫苗接种,近年来国内采用地鼠肾组织培养制备的灭活疫苗,保护率达 76%~90%,且不良反应轻微。接种对象为 6 个月至 10 岁儿童及来自非疫区的成人,每年流行前 1~2 个月皮下注射 2 次,间隔 7~10 日,不能与伤寒或其他疫苗同时注射。

2. 相关知识教育 对患者及其家属重点介绍疾病的病程经过,树立战胜疾病的信心,积极配合治疗和护理。由于近年来肾综合征出血热能得到早期诊断及有效的治疗,死亡率已由过去的 10％降至 3％～5％,若患者能顺利渡过病程各期,很少留有后遗症。但肾功能的完全恢复需要较长时间,因此患者出院时虽然各种症状已消失,仍需继续休息,加强营养,并定期复查肾功能,以了解其恢复情况。

要点总结

1. 肾综合征出血热是由汉坦病毒引起的自然疫源性疾病。鼠类为主要的传染源,可经呼吸道、消化道、接触、虫媒、母婴传播。临床主要出现发热、出血、肾损害三症状及发热期、低血压休克期、少尿期、多尿期、恢复期 5 个阶段。本病经适当治疗多在发病后 3～4 周逐渐恢复。

2. 患者发热期可表现为"三痛"、"三红"症状,重症患者要过休克、肾衰竭、大出血、继发感染四关,愈后较差。实验室常规检查血液可找到异形淋巴细胞,尿蛋白可短期内增加。治疗以综合治疗为主,做好"三早一就",把好"五关"(休克、肾衰竭、大出血、肺水肿、继发感染),是提高治愈率的关键。主要护理措施包括一般护理(休息、饮食、皮肤及黏膜的护理)、病情观察、对症护理(高热的护理、组织灌注量改变的护理、体液过多的护理、肾衰竭的护理、循环衰竭的护理)和健康教育等。

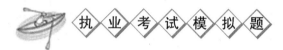

执 业 考 试 模 拟 题

1. 肾综合征出血热的基本病变是（　　　）
   A. 微循环障碍
   B. 急性肾衰竭
   C. 低血容量休克
   D. 全身性广泛性小血管损害
   E. 血管周围有渗出、炎性细胞浸润

2. 肾综合征出血热的病原体是（　　　）
   A. 螺旋体　　　　B. 细菌
   C. 病毒　　　　　D. 立克次体
   E. 朊毒体

3. 肾综合征出血热休克期最首要的治疗措施是（　　　）
   A. 补充血容量　　B. 纠正酸中毒
   C. 升压药物　　　D. 应用强心剂
   E. 血管活性药物

4. 肾综合征出血热病程进入少尿期的标志是 24 小时尿量少于（　　　）
   A. 200ml　　　　B. 400ml

C. 800ml　　　　D. 1200ml
   E. 100ml

5. 肾综合征出血热早期休克的主要原因是（　　　）
   A. 发热　　　　　B. 电解质平衡失调
   C. 腔道出血　　　D. 小血管通透性增加
   E. 心衰竭

6. 关于肾综合征出血热的治疗,下列哪项正确（　　　）
   A. 一旦早期确诊就应限制入水量
   B. 休克期的扩容原则是一早、二快、三适量
   C. 休克期宜早期使用血管活性药
   D. 少尿期限制入水量,即前一日液体排出量加 1000ml
   E. 为预防氮质血症,休克期宜透析疗法

7. 肾综合征出血热患者死亡多发生在（　　　）
   A. 发热期　　　　B. 少尿期
   C. 低血压休克期　D. 多尿期
   E. 恢复期

（彭宏伟）

第五节　狂　犬　病

狂犬病(rabies)是由狂犬病病毒引起的以侵犯中枢神经系统为主的急性人畜共患自然疫源性疾病。狂犬病患者常因被病兽咬伤而感染。临床上以极度神经兴奋乃至狂暴、恐惧不安、恐水怕风、畏光、流涎、咽肌痉挛、进行性瘫痪等为特征,病死率几乎为 100％。

一、病　原　学

狂犬病毒属于弹状病毒科拉沙病毒属,为一闭合单股 RNA 病毒,长度大约为 180nm,直径为 75nm。病毒核心为单股负链 RNA,外周绕以核衣壳和含脂蛋白及糖蛋白的包膜。糖蛋白能与乙酰胆碱受体结合,决定了狂犬病毒的嗜神经性,而且糖蛋白具有免疫原性,能刺激机体产生保护性抗体。患者和病兽体内分离的病毒为野毒株,其毒力强、潜伏期长。野毒株经过在家兔脑内传代成为固定毒株,其毒力减弱、潜伏期短,对人和犬失去致病力,但仍保持免疫原性,故可制备成疫苗。狂犬病病毒对不利环境的抵抗力非常弱,对热和紫外线极其敏感,在表面活性剂、消毒剂如甲醛、升汞、碘酒还有酸碱环境下很快失去活性。

二、发病机制与病理

狂犬病毒有强大的嗜神经性。发病机制分为三个阶段:①局部组织内病毒小量繁殖期:病毒自咬伤部位入侵后,在伤口附近的肌细胞内缓慢繁殖,4～6 日内侵入周围末梢神经,此时患者无任何自觉症状。②从周围神经侵入中枢神经系统期:病毒沿周围传入神经的轴索向心性扩展,迅速上行到达背根神经节后,大量繁殖,然后侵入脊髓和中枢神经系统,主要侵犯脑干及小脑等处的神经细胞。但亦可在扩散过程中终止于某部位,形成特殊的临床表现。③从中枢神经向各器官扩散期:病毒自中枢神经系统再沿传出神经侵入各组织与器官,如眼、舌、唾液腺、皮肤、心脏、肾上腺髓质等。由于迷走神经核、舌咽神经核和舌下神经核受损,可以发生呼吸肌、吞咽肌痉挛,临床上出现恐水、呼吸困难、吞咽困难等症状;交感神经受刺激,使唾液分泌和出汗增多;迷走神经节、交感神经节和心脏神经节受损时,可发生心血管系统功能紊乱或猝死。

病理变化主要为急性弥漫性脑脊髓炎。脑实质和脊髓充血、水肿及微小出血。脊髓病变以下段较明显,延髓、海马、脑桥、小脑等处受损也较显著。多数病例在肿胀或变性的神经细胞浆中,可见到一至数个圆形或卵圆形、直径约 $3～10\mu m$ 的嗜酸性包涵体,即内基小体,常见于海马及小脑浦肯野细胞中。内基小体为病毒集落,是本病特异且具有诊断价值的病变,但约 20% 的患者为阴性。

三、护　理　评　估

（一）流行病学资料

1. 传染源　带狂犬病毒的动物是本病的传染源。中国狂犬病由病犬传播者占 80%～90%,病猫、病狼、病狐狸、食血蝙蝠也能传播本病。近年有人被"健康"犬和猫抓伤、咬伤后而患狂犬病的报道。一般来说,狂犬病患者不是传染源,因其人唾液中病毒数量相当少。

2. 传播途径　病毒主要通过病兽咬伤、抓伤、舔伤人体的皮肤或黏膜传播,亦可由含病毒的唾液污染各种伤口、黏膜传播。少数可通过进食被病毒污染的肉类、剥病兽皮及吸入蝙蝠洞穴中含病毒的气溶胶而传播。

3. 人群易感性　人对狂犬病毒普遍易感。被带病毒的病兽咬伤而未接种疫苗者发病率一般为 15%～30%,及时处理伤口及做预防接种后,发病率可降至 0.15%。被狂犬咬伤后发病与否和咬伤部位、咬伤程度、衣着厚薄、伤口处理情况、有无进行疫苗接种等因素有关。

4. 流行特征　本病主要流行于发展中国家,我国流行较为严重,主要在农村地区,每年死亡人数在法定传染病的前 5 位。发病以青少年较多，男性多于女性。机体一旦获得免疫则为终身保护。

（二）身体状况

> **案例 2-6**
>
> 患者，男，37 岁，宠物饲养爱好者。两周前帮狗洗澡时被狗咬伤脖子，皮肤黏膜有破损，未出血，伤口未做特殊处理。次日晨感咽喉部紧缩，饮水无法吞咽，恐光恐声。体格检查：T 39.1℃，P 125 次/分，神志清，面色潮红，心肺腹无异常。
>
> **问题：**
> 1. 考虑最有可能的临床诊断是什么？
> 2. 对患者咽喉部肌肉痉挛应采取何种护理措施？
> 3. 如何有效预防此病发病？

潜伏期一般为 1～3 个月，长短不一，短者 5 日，长者可达数年。典型临床表现可分为三期。

1. 前驱期　最有价值的早期表现为局部感觉异常，在已愈合的伤口附近及其神经通路上有麻木、痒或痛感，四肢有蚁走感。同时伴有全身症状，如低热、头痛、乏力、烦躁、恐惧不安等，继之对声、光、风等刺激敏感而有咽喉紧缩感。本期持续 1～4 日。

2. 兴奋期或痉挛期　主要表现为极度恐惧、恐水、怕风、怕声、怕光和兴奋不安，最典型的症状为恐水，见水、饮水、闻流水声甚至谈到饮水都可诱发严重的咽肌痉挛，因此常渴极而不敢饮，饮水后也不能下咽。风、光、声、触摸等亦可引起咽肌痉挛，严重者可伴呼吸肌痉挛而发生呼吸困难，甚至全身抽搐。患者交感神经功能常亢进，表现为大汗、流涎、心率增快、血压升高等。因不能饮水且多汗故常有脱水，体温常升高至 38～40℃。患者神志大多清晰，偶可出现精神失常、谵妄、幻听等。本期持续 1～3 日。

3. 麻痹期　患者痉挛发作停止，出现全身弛缓性瘫痪，其中以肢体瘫痪较为多见。患者由兴奋躁动转为安静，随后进入昏迷状态，常因呼吸和循环衰竭而迅速死亡。本期持续 6～18 小时。

本病病程平均 4 日，一般不超过 6 日。除上述狂躁型表现外，还有麻痹型狂犬病。此型患者无兴奋期和典型恐水表现，前驱期出现发热、头痛、全身不适及咬伤部位的感觉异常，继之出现各种瘫痪，如肢体截瘫、上行性脊髓瘫痪等，最终因肌肉瘫痪死亡。

（三）辅助检查

1. 常规检查　血液检查白细胞总数轻至中度增多，中性粒细胞＞80％。尿液检查可发现轻度蛋白尿，偶有透明管型。

2. 脑脊液　脑脊液压力可稍增高，细胞数、蛋白质稍增高，糖及氯化物测定正常。

3. 免疫学检查　取脑组织、唾液、尿沉渣等标本，应用荧光抗体法查病毒抗原，阳性率为 40％。血清中狂犬病毒中和抗体于病后 6 日测得，病后 8 日，50％血清为阳性，15 日时全部阳性。

4. 病毒分离　有活检与尸检二个途径，前者从唾液腺、脑活检、脑脊液及尿沉渣等分离出病毒，以脑组织阳性率最高。尸检时，咬伤局部、心包、肾上腺、胰、肝等均可分离出病毒。

5. 病理学检查　以死者或咬人动物脑组织做病理切片或压片，用塞莱染色法及直接免疫荧光法检查内基小体，阳性率约 70％。

（四）心理、社会状况

　　狂犬病患者内心恐惧不安,因大多数患者(除后期昏迷者外)神志清楚,恐水使患者更加痛苦,缺乏安全感。家庭成员对于狂犬病缺乏相应的应对措施,亦恐慌。

（五）治疗要点

　　目前尚无特效疗法,治疗原则是对症治疗,防止各种并发症。例如:尽量使患者保持安静,减少刺激;维持呼吸和循环功能,防止呼吸肌痉挛导致窒息;有心血管系统功能障碍时,应采取相应的措施;有脑水肿时给脱水剂。

四、主要护理诊断/合作性问题

1. 体液不足　与饮水、进食困难、多汗有关。

2. 气体交换受损　与呼吸肌痉挛有关。

3. 潜在并发症　惊厥、呼吸衰竭、循环衰竭。

五、护 理 措 施

（一）一般护理

　　1. 隔离与消毒　由于狂犬病病死率极高,对患者一般采取严格隔离。及时清理患者口腔分泌物,并进行彻底消毒处理。

　　2. 休息　卧床休息,狂躁患者应注意安全,必要时给予约束与镇静药物。

　　3. 饮食　给予鼻饲高热量流质饮食,如插鼻饲管有困难,插管前可在患者咽部涂可卡因溶液。必要时静脉输液,维持水、电解质平衡。

（二）病情观察

　　注意观察以下情况:①生命体征。②恐水、恐风表现及变化。③抽搐部位及发作次数。④麻痹期应密切观察呼吸与循环衰竭的进展情况。⑤24 小时出入量。

（三）对症护理

　　1. 减少肌肉痉挛的措施

　　(1) 保持病室安静,使光线暗淡,避免风、光、声的刺激。

　　(2) 避免水的刺激,不在病室内放水容器,不使患者闻及水声,不在患者面前提及"水"字,输液时注意将液体部分遮挡,操作过程中勿使液体触及患者。

　　(3) 各种检查、治疗与护理尽量集中进行,操作时动作要轻巧,以减少对患者的刺激。

2. 呼吸衰竭的护理 及时清除口腔、呼吸道分泌物,必要时做好气管切开的准备工作,呼吸肌麻痹者行人工呼吸机辅助呼吸。

3. 循环衰竭的护理 及时补充循环血量,应用血管活性药物及强心剂和兴奋剂。

(四)健康教育

宣传狂犬病对人的严重危害和预防措施。

1. 管理传染源 加强犬的管理,捕杀野犬,家犬进行登记与预防接种,是预防狂犬病最有效的措施。

2. 伤口处理 及时、有效地处理伤口可显著地降低狂犬病的发病率。处理要点:①伤后应尽快用20%肥皂液或0.1%苯扎溴铵溶液(不可与肥皂水合用)彻底冲洗,再用清水洗净,反复冲洗至少半小时,洗净污血。②冲洗后用75%乙醇溶液擦洗或碘酊反复涂拭伤口。③伤口一般不予缝合或包扎,以便排血引流。④如咬伤部位为头部、颈部或严重咬伤者还需要用抗狂犬病免疫血清,在伤口及其周围进行局部浸润注射(免疫血清试验阳性者应进行脱敏疗法)。此外,还需要预防破伤风及细菌感染。

3. 预防接种

(1)主动免疫:狂犬疫苗应分别在第0、3、7、14、28日各肌内注射1针,共注射5针。0是指注射第1针的当日,以后依此类推。如果需注射抗狂犬病血清时,最好在使用疫苗的前一日或当日使用,并应在疫苗全程注射5针后的第10日、第20日再各加强注射1针。注射狂犬疫苗和血清要及时、全程、足量。

(2)被动免疫:严重感染者应使用免疫血清与狂犬病疫苗联合应用。常用的免疫血清有抗狂犬病马血清与人抗狂犬病免疫球蛋白两种。首选人抗狂犬病免疫球蛋白,剂量为20U/kg,使用时1/2剂量做局部伤口浸润注射,另1/2剂量肌内注射,同时做好抢救过敏性休克的准备。

案例2-6 分析(3)

该患者被犬咬伤脖子,离中枢较近,咬伤部位应立即用肥皂水反复冲洗半小时以上,洗后用75%乙醇溶液或碘酊反复涂拭伤口,伤口不予缝合与包扎,并用1/2剂量人抗狂犬病免疫球蛋白局部伤口浸润注射,另1/2剂量肌内注射,同时接种狂犬疫苗。犬应关笼观察。

要点总结

1. 狂犬病是由狂犬病病毒引起的以侵犯中枢神经系统为主的急性人畜共患自然疫源性疾病。临床上以神经极度兴奋乃至狂暴、恐惧不安、恐水怕风、畏光、流涎、咽肌痉挛、进行性瘫痪等为特征,病死率几乎为100%。

2. 本病无特效治疗方法,伤口处理与预防接种是降低发病率的主要措施。首选处理伤口:肥皂溶液或苯扎溴铵溶液反复冲洗伤口半小时以上,消毒伤口,一般不予缝合或包扎伤口,重者还需要在伤口及其周围进行局部浸润注射抗狂犬病免疫血清。其次进行预防接种,狂犬疫苗应分别在第0、3、7、14、28日各肌内注射1针,共注射5针。严重感染者应使用免疫血清与狂犬病疫苗联合应用。

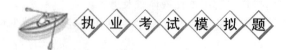

执业考试模拟题

1. 狂犬病毒对什么组织有强大的亲和力(　　)
　A. 神经组织　　　　　　B. 结缔组织
　C. 肌肉组织　　　　　　D. 胶原组织
　E. 皮肤、黏膜

2. 狂犬病患者最具特征性的临床表现是（　　）

    A. 兴奋狂躁 　　　　B. 恐水怕风

    C. 畏光惧声 　　　　D. 进行性瘫痪

    E. 呼吸困难

3. 狂犬病患者的死亡原因主要是（　　）

    A. 心功能不全 　　　　B. 肾衰竭

    C. 脑疝形成 　　　　D. 昏迷

    E. 呼吸、循环衰竭

4. 被狂犬咬伤后,下列哪项处理措施不对（　　）

    A. 伤口用 20% 肥皂溶液或 0.1% 新洁尔灭溶液彻底冲洗

    B. 冲洗后用 75% 乙醇溶液涂擦

    C. 伤口缝合包扎

    D. 用免疫血清注入伤口底部及周围

    E. 注射狂犬疫苗

5. 给狂犬病患者伤口换药时,下列做法不正确的是（　　）

    A. 穿隔离衣、戴手套

    B. 先用 20% 肥皂溶液,再用 0.1% 新洁尔灭溶液进行伤口局部冲洗

    C. 换下的敷料及时烧毁

    D. 用过的器械严格消毒

    E. 换药后用新洁尔灭溶液泡手

6. 患儿,男,10 岁。因玩犬被咬伤。对伤口的处理,下列哪项是错误的（　　）

    A. 立即用 20% 肥皂溶液冲洗伤口

    B. 冲洗伤口后立即包扎

    C. 冲洗后用 50%~70% 乙醇溶液涂擦

    D. 伤口周围及底部浸润注射免疫血清

    E. 注射狂犬疫苗

（徐　慧）

第六节　艾　滋　病

艾滋病是获得性免疫缺陷综合征（acquired immune deficiency syndrome,AIDS）的简称,是由人类免疫缺陷病毒（human immunodeficiency virus,HIV）引起的慢性传染病。本病主要经性接触、血液及母婴传播。HIV 主要侵犯、破坏 $CD4^+$ T 淋巴细胞,导致机体细胞免疫功能缺陷,以发生各种机会性感染及肿瘤为特征,预后差,病死率极高。

一、病　原　学

人免疫缺陷病毒为单链 RNA 病毒,属于反转录病毒科。目前已知 HIV 有 HIV-1 和 HIV-2 两个型,两型均可引起艾滋病。HIV-1 分布于世界各地,HIV-2 仅限于西非地区。HIV 为直径 100~120nm 球形颗粒,病毒外层为类脂包膜,内有圆柱状核心,本病毒既有嗜淋巴细胞性,又有嗜神经性,主要感染 $CD4^+$ T 淋巴细胞,也能感染单核巨噬细胞等。

HIV 对外界抵抗力不强,加热 56℃ 30 分钟、60℃ 2 小时或 80℃ 30 分钟可灭活,70% 乙醇溶液、5%~8% 的甲醛溶液及 0.2% 次氯酸钠溶液和漂白粉等亦可灭活,但对紫外线抵抗力较强。

二、发　病　机　制

主要是由于 HIV 有选择性地损伤和破坏 $CD4^+$ T 淋巴细胞,导致细胞溶解或破裂,使 $CD4^+$ T 细胞数量大大减少,导致机体细胞免疫缺陷,引起机会性感染和恶性肿瘤。目前研究发现艾滋病的发病主要与以下各种免疫细胞的损伤有关。

1. $CD4^+$ T 细胞损伤　$CD4^+$ 的辅助性 T 细胞是 HIV 的主要靶细胞,然后 HIV-RNA 及核心蛋白进入受染细胞的胞浆中。病毒 RNA 链在反转录酶作用下形成环状单股 DNA,然后以此 DNA 为模板在 DNA 多聚酶作用下复制形成双股 DNA。此双股 DNA 一部分作为前病毒整合到宿主细胞核的染色体中,另一部分则存留在细胞质内,经过 2~10 年的潜伏性感染期,当前病

毒被激活后,通过转录和翻译而形成新的 RNA 和相关蛋白,然后在细胞膜上装配成新的 HIV,并以芽生方式释出,再感染其他细胞。

2. 自然杀伤细胞(NK 细胞)损伤 NK 细胞是免疫监督对抗感染和肿瘤的细胞。当艾滋病患者发生 NK 细胞的功能缺陷,便易于发生感染和肿瘤。

3. 单核吞噬细胞功能异常 单核巨噬细胞也可受到 HIV 的侵袭,成为病毒储存场所,HIV 能在骨髓单核-吞噬细胞的祖细胞中进行高水平复制,使单核-吞噬细胞损伤,从而使其抗感染功能减弱。

4. B 淋巴细胞损伤 HIV 感染后,可通过多克隆抗体激活 B 淋巴细胞,使外周血液中 B 淋巴细胞数量增加,分泌免疫球蛋白,出现循环免疫复合物和周围血 B 淋巴细胞增多等。

三、护 理 评 估

(一)流行病学资料

1. 传染源 艾滋病患者和无症状病毒携带者为本病传染源,患者传染性最强,无症状病毒携带者危险性更大。

2. 传播途径

(1) 性接触传播:为本病的主要传播途径,以同性恋者发病率较高,异性恋者亦可相互感染。

(2) 经血液及血制品传播:输入染有病毒的血液、血制品或共用污染的注射器和针头(如静脉吸毒、药瘾者)可感染艾滋病。

(3) 母婴传播:感染 HIV 的孕妇可通过胎盘、产道、哺乳使胎儿受感染。

(4) 其他途径:在移植 HIV 携带者的器官或人工授精时亦可感染;偶有医务人员不慎被染有 HIV 的注射针头、刀具等刺破皮肤或被病毒污染皮肤破损处而感染。

3. 人群易感性 普遍易感,多发生于 50 岁以下的青壮年。高危人群为:男性同性恋者、静脉药瘾者、性乱交者、血友病及多次输血者、HIV 感染母亲所生婴儿。

(二)身体状况

案例 2-7

患者,男,42 岁,自由职业者,曾有静脉吸毒史。以"不规则发热伴间断腹泻、食欲减退、消瘦 3 个月"入院。体格检查:T 38.5℃,全身多处淋巴结肿大,质韧、无触痛,能活动。唇周苍白,口腔黏膜布满白色膜状物,四肢大关节畸形。血常规示 WBC $3.0×10^9$/L,Hb 78g/L。

问题:

1. 该患者考虑最有可能的临床诊断是什么? 该患者口腔所见提示何病变?

2. 该患者首先应做那项实验室检查?

3. 该患者的皮肤护理应注意哪些问题?

潜伏期一般 15～60 日。HIV 侵入机体后 2～10 年左右可以发展为 AIDS 期,HIV-2 所需时间更长。我国将艾滋病的全过程分为急性期、无症状期和艾滋病期。

1. 急性期 HIV 感染后 2～4 周,可出现一过性发热、出汗、乏力、头痛、咽痛、恶心、腹泻及关节、肌肉痛等类似感冒症状,此期症状一般持续 1～3 周后自然消失,因症状轻微,无特异性而被忽略。此期可检出 HIV-RNA 抗原,HIV 抗体约在感染后 5 周出现,$CD4^+$ T 细胞计数一过性减少,$CD4/CD8$ 比率倒置。部分患者可有轻度白细胞和血小板减少或肝功能异常。

2. 无症状期 可从急性期进入此期,或无明显的急性期症状而直接进入此期。临床上无任何症状,但血清中能检出 HIV 及 HIV 抗体,CD4$^+$ T 细胞计数逐渐下降,有传染性。此期可持续 6～8 年或更久。

3. 艾滋病期 为感染 HIV 后的最终阶段。此期主要临床表现为 HIV 相关症状、各种机会性感染及肿瘤。CD4$^+$ T 细胞计数明显下降,大多<200/mm^3(0.2×10^9/L),HIV 血浆病毒载量明显升高。

(1) HIV 相关症状:主要表现为持续 1 个月以上的发热、疲乏、腹泻;体重减轻 10% 以上。部分表现为神经精神症状,如精神淡漠、记忆力减退、癫痫、痴呆等。另外还可出现持续性全身性淋巴结肿大,其特点为:①除腹股沟以外有两个或两个以上部位的淋巴结肿大。②淋巴结直径≥1 厘米,无压痛,无粘连。③持续时间 3 个月以上。

(2) 主要临床表现

1) 机会性感染:由于严重的细胞免疫缺陷而出现多种条件致病性微生物感染,如卡氏肺孢子菌、隐孢子虫、巨细胞病毒、疱疹病毒、军团菌、隐球菌、念珠菌、弓形虫、鸟分枝杆菌、结核杆菌等。卡氏肺孢子虫性肺炎约占艾滋病肺部感染的 70%～80%,且是引起艾滋病患者死亡的主要原因。临床主要表现为慢性咳嗽、短期发热、渐进性呼吸困难、发绀、动脉血氧分压降低,少数患者肺部能闻及啰音,X 线特征为间质性肺炎。念珠菌感染患者出现鹅口疮、食管炎或溃疡。

案例 2-7 分析(1)

患者有静脉吸毒史,不规则发热伴间断腹泻、食欲减退、消瘦 3 个月,全身多处淋巴结肿大,血白细胞 3.0×10^9/L,综合患者的临床表现、实验室检查、病史情况,该患者应考虑"艾滋病"的可能。

患者口腔白色膜状物提示为念珠菌感染出现的鹅口疮。

2) 肿瘤:多为卡波西肉瘤及淋巴瘤。卡波西肉瘤常侵犯下肢皮肤和口腔黏膜,表面为深蓝色浸润斑或结节,可融合成大片状,表面出现溃疡并向四周扩散,还可向淋巴结和内脏转移。

3) 神经系统病变:本病约有 60% 患者有神经系统症状,出现亚急性脑炎、脊髓炎、神经炎,患者可出现头晕、头痛、幻觉、癫痫、进行性痴呆、痉挛性共济失调及肢体瘫痪等中枢神经系统病变的临床表现。

(三) 辅助检查

1. 常规检查 血常规有不同程度的贫血,白细胞数减少,主要为淋巴细胞减少。尿常规可出现蛋白尿。

2. 病原学检查 病毒分离取感染者血液、脑脊液、精液及其他体液分离 HIV,阳性率较高,但方法复杂,成本较高,一般仅用于实验室研究。

3. 血清学检查 一般用酶联免疫吸附试验检测抗 HIV 作为初筛,对连续两次阳性者,再用固相放射免疫沉淀试验或免疫印迹法确诊。

4. 免疫学检查 T 细胞绝对计数下降及 CD4$^+$ 淋巴细胞计数下降,CD4$^+$/CD8$^+$ 下降<1.0。

案例 2-7 分析(2)

此时应先检测患者血清抗-HIV 是否为阳性进行初筛。

(四) 心理、社会状况

艾滋病预后不良,患者缺乏战胜疾病的信心和决心,出现焦虑、抑郁、孤独无助或恐惧等心理障碍,甚至出现报复、自杀等行为。社会上人们对艾滋病知识缺乏,对患者有恐惧心理,采取歧视态度。

（五）治疗要点

艾滋病是一种难治的传染病，应强调综合治疗，包括抗病毒、控制机会性感染和抗肿瘤等治疗。

1. 抗病毒治疗　目前用于治疗 HIV 感染的抗病毒药物有多种，较常用的药物有核苷类、非核苷类、蛋白酶抑制剂（如双脱氧胞苷、奈非雷平、沙奎那韦）等。

2. 免疫治疗　基因重组 IL-2 与抗病毒药物同时应用可以有效提高免疫功能。

3. 并发症的治疗　可根据机会性感染的病原选择相应的治疗，如卡氏肺孢菌肺炎可用喷他脒（戊烷脒）或磺胺甲噁唑治疗。卡波西肉瘤可用阿霉素等化学治疗或放射治疗。

4. 支持及对症治疗　包括营养支持疗法，补充维生素，特别是维生素 B_{12} 和叶酸。

四、主要护理诊断/合作性问题

1. 营养失调:低于机体需要量　与长期发热、摄入减少有关。

2. 焦虑　与对本病的传播过程、治疗效果及防护措施的知识缺乏有关。

3. 恐惧　与艾滋病预后不良、疾病折磨、被人歧视有关。

五、护 理 措 施

（一）一般护理

1. 隔离与消毒

（1）对艾滋病患者采取严格的血液、体液隔离，患者血液、体液、粪便及可传染物品进行随时严格消毒。

（2）护理患者时为防止血溅感染，应戴口罩及护目镜。接触血液、体液时应穿隔离衣、戴手套，处理污物、利器时防止皮肤刺伤。

（3）一切人员进入隔离室应穿隔离衣、裤、鞋，戴口罩和手套。

（4）病室门口放消毒垫，病室每日空气消毒一次。

（5）送检标本应做明显的特殊标志。

（6）与艾滋病患者及病毒携带者发生性行为时戴好避孕套。

2. 休息　急性期应注意休息，避免劳累；静止期应注意劳逸结合。

3. 饮食　给予高热量、高蛋白、高营养、清淡可口的饮食。

（二）病情观察

1. 呼吸系统　注意是否出现慢性咳嗽、气促、发绀、短期发热等表现。

2. 中枢神经系统　注意观察脑膜刺激征、意识状态等。

3. 消化系统　注意观察有无吞咽疼痛、胸骨后烧灼感、腹泻、体重减轻等。

4. 口腔　注意观察鹅口疮、舌毛状白斑、牙龈炎等。

5. 其他　注意观察皮肤、眼部的变化。

（三）口腔及皮肤护理

做好口腔护理和皮肤护理，防止继发感染。①长期腹泻的患者要做好肛周护理。每次大便后用温肥皂水清洗局部,再用吸水软布印干,防止皮肤糜烂。②保持床铺干燥、整洁及皮肤清洁,勤换衣被。③长期卧床者应定时翻身,防止发生压疮。④勤剪指甲,及时评估皮肤有无抓伤及继发感染。

案例 2-7 分析(3)

　　患者的皮肤护理应注意:保持皮肤干燥、清洁,定期翻身,防止发生压疮,勤剪指甲,避免皮肤抓伤及继发感染。

(四) 心理护理

1. 加强沟通　护士应与患者进行有效沟通,了解及分析患者真实思想,针对患者心理障碍进行疏导,满足其合理要求,解除患者的孤独感、恐惧感。而不应采取歧视和惩罚性态度,也不应表现出怕被传染的恐惧心理。

2. 尊重和关爱患者　做好家属及亲戚朋友的思想工作,不应对患者采取歧视态度,应充分尊重患者的人格,给予关心和温暖,使患者得到家庭和社会的支持。

3. 树立信心　告知患者艾滋病最新研究进展,让患者树立战胜疾病的信心和决心。

案例 2-7 分析(4)

　　该患者有静脉吸毒史,CD4$^+$/CD8$^+$<1,血清抗-HIV(+),故除乙肝外,还应考虑艾滋病。患者应加强血液与体液隔离与消毒。患者查体:皮肤可见瘀斑,双侧颊黏膜散在溃疡、并有白色分泌物,应进行口腔及皮肤的护理。艾滋病患者免疫功能低下,心理负担重,应预防感染,加强心理护理,使患者树立战胜疾病的信心和决心。

(五) 健康教育

1. 预防知识教育

(1) 管理传染源:建立艾滋病监测网络,加强对人群的检测及国境检疫,及时发现患者及无症状带毒者,对患者血液和体液进行严格消毒处理。

(2) 切断传播途径:加强性道德教育,洁身自好,禁止性乱交,取消娼妓,提倡使用避孕套,严禁吸毒,预防艾滋病的传播。

(3) 保护易感者:对密切接触者和医护人员加强自身防护,定期检查。

2. 相关知识教育　患者因机体免疫功能低下而机会性感染使病情恶化,甚至死亡,应教患者及家属学会减少机会性感染的措施。鼓励患者及家属树立战胜疾病的信心,积极配合医护人员进行治疗与护理。

3. 定期检查　对无症状的病毒携带者应嘱其每 3~6 个月做一次临床及免疫学检查,出现症状及早就诊。

要点总结

　　1. 艾滋病是由人类免疫缺陷病毒引起的慢性传染病。临床表现为明显的后天获得性免疫缺陷,以发生各种机会性感染及恶性肿瘤为特征,预后差,病死率极高。

　　2. 艾滋病患者和无症状病毒携带者为本病传染源,性接触传播为本病的主要传播途径,以同性恋者发病率较高,还可经血液及血制品传播、母婴传播,移植 HIV 携带者的器官或人工授精时亦可感染。

　　3. 我国将艾滋病的全过程分为急性期、无症状期和艾滋病期。艾滋病期主要表现为 HIV 相关症状、各种机会性感染及肿瘤。CD4$^+$ T 细胞计数明显下降,大多<200/mm^3。一般用酶联免疫吸附试验检测抗 HIV 作为初筛,对连续两次阳性者,再用固相放射免疫沉淀试验或免疫印迹法确诊。

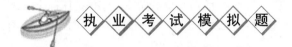

执 业 考 试 模 拟 题

1. 艾滋病病毒侵入人体后,主要侵犯和破坏(　　)
   A. 辅助性 T 淋巴细胞　　B. 中性粒细胞
   C. 单核巨噬细胞　　　　D. B 淋巴细胞
   E. 红细胞

2. 护士发现艾滋病病毒感染者时,以下措施不正确的是(　　)
   A. 身体约束　　　　　B. 留观
   C. 给予宣教　　　　　D. 医学观察
   E. 定期和不定期访视

3. 患者在查体中发现血清抗-HIV 阳性,护士对其进行健康教育指导时,不正确的是(　　)
   A. 排泄物用漂白粉消毒
   B. 严禁献血
   C. 性生活应使用避孕套
   D. 不能和他人共用牙刷
   E. 外出时应戴口罩

4. 患者,女,24 岁,体检发现为 HIV 携带者,护士对其进行健康指导,不正确的是(　　)
   A. 鼓励携带者树立信心　　B. 定期随访
   C. 不要献血和捐献器官　　D. 可以怀孕
   E. 防止感染

5. 患者,男,37 岁,不规则发热伴间断腹泻、食欲减退 2 个月,既往有静脉吸毒史。体格检查:体温 38.5℃,全身淋巴结肿大、质韧、无触痛,能活动。血白细胞 4.0×10^9/L,血清抗-HIV(＋)。此患者最可能的疾病是(　　)
   A. 支气管肺癌　　　　B. 艾滋病
   C. 白血病　　　　　　D. 败血症
   E. 淋巴病

6. 患者,女,41 岁。因发热、咳嗽,明显消瘦就诊,既往有输血史。查血清抗-HIV(＋)。诊断为艾滋病并进行治疗,能反映此病预后和疗效的检查项目是(　　)
   A. $CD4^+$/$CD8^+$
   B. 血清抗-HIV 检测

   C. 骨髓检查
   D. 血培养
   E. 淋巴结活检

7. 患者,女,35 岁,发热、咳嗽 2 周,伴胸痛、气短、极度乏力,拟诊为艾滋病。血白细胞 4.0×10^9/L,$CD4^+$/$CD8^+$＜1,X 线提示双肺间质性肺炎。不恰当的护理是(　　)
   A. 严格执行消毒隔离措施
   B. 增加患者与亲友、家属沟通的机会,获得更多心理支持
   C. 给予高蛋白、高热量、高维生素的清淡、易消化饮食
   D. 加强与患者沟通,鼓励患者树立战胜疾病的信心
   E. 安置患者于隔离病室内,病室外挂黄色标志进行严密隔离

8. 患者,男,32 岁。反复发热、腹泻 2 个月。经实验室检查"抗 HIV 阳性",初步诊断为"艾滋病"。护士对患者进行建康史评估时,下列内容中最不重要的是(　　)
   A. 有无输血史
   B. 有无静脉吸毒史
   C. 有无吸食大麻史
   D. 性伴侣的情况
   E. 有无不洁性行为史

9. 患者,男,37 岁,因发热、咳嗽、伴间断腹泻、食欲减退及明显消瘦半年就诊,有同性恋史。查血清抗-HIV(＋),诊为艾滋病,患者表现出恐惧、绝望,对治疗护理不合作,目前患者最需要的护理措施是(　　)
   A. 心理支持
   B. 物理降温
   C. 遵医嘱给抗生素
   D. 加强口腔及皮肤护理
   E. 给高热量、高蛋白、高纤维素饮食

（徐　慧）

第七节　水　　痘

水痘(chickenpox)是由水痘-带状疱疹病毒引起的儿童常见的急性出疹性传染病,临床特征

为皮肤黏膜相继出现红色斑疹、丘疹、疱疹及结痂并可同时存在,皮疹呈向心性分布。该病传染性极强,患者感染后可获得持久免疫,但恢复后病毒可长期潜伏在脊髓后根神经节或颅神经的感觉神经节内,当机体免疫力下降或某些诱因可以使病毒被激活,引起带状疱疹。

一、病　原　学

水痘-带状疱疹病毒属疱疹病毒科,呈球形,病毒核心为双股 DNA,包膜为脂蛋白,含补体结合抗原,无血凝素及溶血素。该病毒仅有一种血清型。人是该病毒的唯一已知自然宿主。病毒在外界生存力弱,对温度和酸碱度比较敏感,不能在痂皮中存活,能被乙醚等消毒剂灭活。

二、发病机制与病理

病毒经上呼吸道、口咽、眼结膜及皮肤侵入人体,在局部皮肤、黏膜细胞内繁殖,2～3 日后进入血液和淋巴液,在单核-巨噬细胞系统内增殖后再次入血引起病毒血症,病毒播散全身各组织器官,导致皮肤黏膜损害而发病。临床上水痘皮疹分批出现与间歇性病毒血症有关。

本病主要病理变化限于表皮棘细胞,细胞变性、肿胀,继而组织液渗入形成透明水疱,其内含大量病毒。

三、护　理　评　估

（一）流行病学资料

1. 传染源　水痘患者是主要的传染源。

2. 传播途径　以呼吸道传播和直接接触传播为主要传播途径。病毒存在于患儿上呼吸道鼻咽分泌物及疱疹液中,经飞沫或直接接触传播。出疹前 1～2 日至疱疹结痂为止,均有很强的传染性。易感儿接触水痘患儿后几乎均可发病。

3. 易感人群　普遍易感,以 15 岁以下儿童发病为主,病后可以获得持久免疫力。

4. 流行特征　本病一年四季均可发生,以冬春季高发。好发年龄为学龄及学龄前儿童。

（二）身体状况

> **案例 2-8**
>
> 　　患儿,女,8 岁,发热 1 日后发现躯干皮肤有细小的红色斑丘疹,清亮透明转为云雾状的疱疹液,伴有痒感。查体:T 38.2℃,枕后浅淋巴结如花生米大小,大小便正常。
>
> 　　**问题:**
>
> 　　1. 考虑最有可能的临床诊断是什么?
>
> 　　2. 有关该患者的皮肤护理该注意什么?
>
> 　　3. 该患者应避免使用何种护理措施降温?

潜伏期多为 2 周。典型患者临床上分为前驱期和出疹期。

1. 前驱期　持续 1～2 日,婴幼儿常无前驱症状或症状较轻。年长儿及成人表现为低热、头痛、全身不适、厌食、流涕、咳嗽等。

2. 出疹期　发热同时或 1～2 日后出疹,皮疹有以下特点。

(1) 皮疹呈向心性分布,躯干密集,四肢稀疏,瘙痒严重,这是水痘皮疹的重要特征。

(2) 皮疹分批出现,先见于躯干、头部,后延及全身,开始为红斑疹,迅速发展为清亮、椭圆形小水疱,周围伴有红晕。疱液先透明后混浊,且疱疹出现脐凹现象,易破溃,2～3 日开始干枯结痂,1～2 周后痂皮脱落,一般不留瘢痕。由于皮疹演变过程快慢不一,同一部位可见斑疹、丘疹、疱疹、结痂同时存在,这是水痘皮疹的又一特征(彩图 2-4)。

案例 2-8 分析(1)

　　该患者发热 1 日后发现躯干皮肤有细小的红色斑丘疹,清亮透明转为云雾状的疱疹液,伴有痒感。根据患者皮疹的特点,该患者可能的临床诊断是水痘。

(3) 部分患者在口腔、咽、眼结膜、生殖器等黏膜可出现浅表疱疹,易破溃形成溃疡,疼痛明显。

水痘多为自限性疾病,10 日左右自愈。某些免疫功能低下或正在应用肾上腺糖皮质激素的患者如果感染水痘可出现重型水痘的表现,病死率高。母亲妊娠期患水痘时可累及胎儿患先天性水痘综合征。

(三) 并发症

水痘患者可继发皮肤细菌感染、肺炎和脑炎,少数病例可发生心肌炎、肝炎等。

(四) 辅助检查

1. 血常规　白细胞总数大多正常,继发细菌感染时可增高。

2. 疱疹刮片检查　可发现多核巨细胞及核内包涵体。

3. 血清学检查　血清特异性抗体 IgM 检查,在出疹 1～4 日后即可出现,2～3 周后滴度增高 4 倍以上有诊断价值。

(五) 心理、社会状况

水痘患者由于皮疹瘙痒可引起烦躁不安、焦虑、睡眠障碍等心理反应。因为此病通过空气飞沫传播,家属亦有紧张心理,社会人员对于此病缺乏相应的预防措施,容易被感染。

(六) 治疗要点

1. 一般治疗　加强营养,注意维持水和电解质平衡。保持皮肤清洁,防止继发感染,皮肤瘙痒时可局部应用炉甘石洗剂或口服抗组织胺药。疱疹破溃或有继发感染者,局部涂莫匹罗星软膏。

2. 抗病毒治疗　阿昔洛韦为目前首选抗病毒药物,但须在水痘发病后 24 小时内应用才有效。严重病例可静脉滴注干扰素。

四、主要护理诊断/合作性问题

1. 皮肤完整性受损　与水痘病毒引起的皮疹及继发感染有关。

2. 体温过高　与感染有关。

3. 潜在并发症　肺炎、脑炎。

五、护 理 措 施

（一）皮肤护理

保持室内温度适宜,衣被清洁、合适,以免增加瘙痒感。保持皮肤清洁、干燥,勤换内衣,剪短指甲,婴儿可戴并指手套或用长袖遮盖双手,避免抓破皮疹引起继发感染。皮疹瘙痒严重的患者,可涂炉甘石洗剂或 5% 碳酸氢钠溶液,也可遵医嘱口服抗组织胺药物。疱疹已破溃者、有继发感染者,局部用抗生素软膏或遵医嘱口服抗生素控制感染。

案例 2-8 分析（2）
该患者皮疹瘙痒,注意预防抓破皮疹继发细菌感染,痒感重时可涂炉甘石洗剂,已破溃者、有继发感染者,局部用抗生素软膏或遵医嘱口服抗生素控制感染。

（二）发热的护理

监测体温变化,患者多有中低度发热,不必用药物降温。如有高热,可用物理降温或适量退热剂,忌用阿司匹林,以免诱发瑞氏综合征的危险。给予富含营养的清淡饮食,多饮水,保证机体足够的营养。保持室温在 18～22℃,室内空气新鲜,卧床休息到热退,症状减轻。

案例 2-8 分析（3）
该患者忌用阿司匹林降温,以免诱发瑞氏综合征。

（三）病情观察

水痘偶可发生播散性水痘,并发肺炎、心肌炎,应注意观察及早发现,并予以相应的护理。

1. 疱疹 注意观察疱疹是否融合形成大疱,疱疹内有否出血,皮肤黏膜有无瘀点瘀斑及大片坏死。

2. 呼吸系统 患者有无出现高热、咳嗽、胸痛、呼吸困难、咯血等表现。

3. 神经系统 患者发疹后一周有无出现震颤、共济失调、头痛、呕吐、昏迷等表现。

（四）健康教育

1. 预防知识教育

（1）管理传染源:水痘患者应呼吸道隔离和接触隔离至疱疹全部结痂或出疹后 7 日。带状疱疹患者不必隔离,但应避免与易感儿及孕妇接触。

（2）切断传播途径:水痘流行期间,易感儿不宜去公共场所,外出时应戴口罩。

（3）保护易感者:水痘减毒活疫苗适用 1 岁以上健康儿童、青少年及成人、高危人群、密切接触者进行主动免疫。对于免疫功能低下者、使用免疫抑制剂者或孕妇,如有接触史,可用丙种球蛋白、带状疱疹免疫球蛋白肌内注射,进行被动免疫。

2. 家庭护理指导 帮助患者家属掌握本病相关的护理措施。指导家属给予患者足够的水分、电解质和营养,保持室内空气流通。教会家长进行皮肤护理、发热护理、饮食护理及病情观察,防止继发感染。

要点总结

1. 水痘是由水痘-带状疱疹病毒引起的儿童常见急性出疹性传染病，该病传染性极强，患者感染后可获得持久免疫，但恢复后病毒可长期潜伏在脊髓后根神经节或颅神经的感觉神经节内，当机体免疫力下降或某些诱因可以使病毒被激活，引起带状疱疹。

2. 皮疹特点：①皮疹呈向心性分布，躯干密集，四肢稀疏，瘙痒严重。②皮疹分批出现，先见于躯干、头部，后延及全身，开始为红斑疹，迅速发展为清亮、椭圆形小水疱，周围伴有红晕。③皮疹演变过程快慢不一，同一部位可见斑疹、丘疹、疱疹、结痂。

3. 患者应保持皮肤清洁、干燥，勤换内衣，剪短指甲，皮疹瘙痒严重者可涂炉甘石洗剂或 5% 碳酸氢钠溶液。

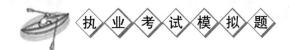

执 业 考 试 模 拟 题

1. 水痘皮肤病变的病理特征是（ ）
   A. 仅限黏膜　　　　　B. 仅限表皮
   C. 仅限真皮　　　　　D. 可侵皮下组织
   E. 可侵及肌层

2. 关于水痘的特点正确的是（ ）
   A. 柯氏斑　　　　　　B. 帕氏线
   C. 口唇苍白周　　　　D. 退疹后色素沉着
   E. 同一部位皮疹分批出现

3. 水痘的传染源是（ ）
   A. 受感染的动物　　　B. 病原携带者
   C. 患者　　　　　　　D. 土壤
   E. 密切接触传播

4. 水痘的主要传播途径是（ ）
   A. 血液传播　　　　　B. 虫媒传播
   C. 飞沫传播　　　　　D. 消化道传播
   E. 密切接触传播

5. 水痘疹的特点是（ ）
   A. 无痒感　　　　　　B. 同时出现
   C. 向心性分布　　　　D. 躯干少四肢多
   E. 不出现在口腔、结膜、生殖器等处

6. 水痘患者作为唯一的传染源，其具有传染性的时段为（ ）
   A. 潜伏期
   B. 出疹期
   C. 出疹前 10 日至出疹后 5 日
   D. 出疹前 5 日至第一批疹退

E. 出疹前 1～2 日至全部疱疹结痂

7. 患儿，女，5 岁。发热 2 日后出现皮疹，躯干多，四肢末端少，为红色斑丘疹，数小时后变成小水泡，痒感重，该患儿的诊断可能是（ ）
   A. 麻疹　　　　　　　B. 水痘
   C. 猩红热　　　　　　D. 腮腺炎
   E. 幼儿急疹

8. 患儿，女，4 岁。入院前曾与水痘患儿接触，应采取的措施是（ ）
   A. 多饮水　　　　　　B. 进行检疫
   C. 晒太阳　　　　　　D. 静脉注射抗生素
   E. 隔离

9. 患儿，女，4 岁。体温 38.7℃，咽痛，躯干可见少量斑疹、丘疹、疱疹，诊断为"水痘"。应避免使用的药物是（ ）
   A. 维生素 C　　　　　B. 糖皮质激素
   C. 扑热息痛　　　　　D. 阿昔洛韦
   E. 维生素 B_{12}

10. 患儿，女，10 岁，确诊水痘，现处于出疹期，自述皮疹瘙痒难忍。有关患儿的护理措施正确的是（ ）
    A. 瘙痒处可涂抹地塞米松霜
    B. 皮疹完全消退前不可洗澡，以防感染
    C. 可隔衣物挠抓皮疹患处
    D. 遵医嘱口服抗组胺药物
    E. 皮疹处不可涂抹炉甘石洗剂

（徐　慧）

第八节 麻 疹

麻疹(measles)是麻疹病毒引起的一种有高度传染性的急性出疹性呼吸道传染病。临床上以发热、上呼吸道炎症、眼结膜充血、麻疹黏膜斑及全身斑丘疹为主要表现。本病传染性强,易造成流行。20 世纪 60 年代开始我国广泛应用麻疹减毒活疫苗后,麻疹的发病率显著下降,病后有持久免疫力。

一、病 原 学

麻疹病毒属副黏病毒科,呈球形,中心为核糖核酸,包膜为脂蛋白。此病毒抗原性稳定,仅有一个血清型,常用人羊膜或鸡胚细胞培养而制备减毒活疫苗。麻疹病毒在外界生活能力不强,室温下存活 2～3 小时,不耐热,对日光和消毒剂均敏感,在空气飞沫中保持传染性不超过 2 小时,但耐寒且耐干燥,在低温下能长期存活。

二、发 病 机 制

麻疹病毒侵入易感者的呼吸道黏膜和眼结膜上皮细胞后,在其上皮细胞内复制,并于感染后第 2～3 日通过淋巴组织侵入血流,形成第一次病毒血症。此后病毒在全身单核-巨噬细胞系统大量复制、繁殖,大量病毒再次侵入血流,造成第二次病毒血症,引起全身广泛性损害,出现一系列临床表现如高热和出疹,此时传染性最强。

三、护 理 评 估

(一) 流行病学资料

1. 传染源 麻疹患者是最主要的传染源。自发病前 5 日至出疹后 5 日均有传染性,如合并肺炎,传染期可延长至出疹后 10 日。

2. 传播途径 主要通过空气飞沫传播。患者口、鼻、咽、气管及眼部的分泌物中均含有麻疹病毒,通过喷嚏、咳嗽、说话等由飞沫传播。密切接触者亦可经污染病毒的手传播。

3. 人群易感性 本病的传染性极强,未患过麻疹者普遍易感,易感者接触患者后 90% 以均可发病。

4. 流行特征 由于儿童普遍接种麻疹疫苗,目前成人麻疹大量增加。四季均可发病,以冬、春季多见。好发年龄为 6 个月至 5 岁。

(二) 身体状况

案例 2-9

患儿,女,4 岁,发热 3 日,伴咳嗽,流涕,流泪,半日前发现耳后、颈部、发缘有稀疏的不规则红色丘斑疹,疹间皮肤正常。查体:T 39.5℃,结膜充血,在第一白齿相对应的颊黏膜处可见灰白色点。

问题:

1. 考虑最有可能的临床诊断是什么?

2. 为及早明确诊断,应做哪项检查?

3. 从透疹角度出发该患者高热护理措施该注意哪些问题?

典型麻疹按病程发展可分为以下4期。

1. 潜伏期 一般为6～18日,平均为10日左右。使用特异性抗体被动免疫后,可延长至21～28日。在潜伏期末可有轻度发热、精神欠佳、全身不适。

2. 前驱期(出疹前期) 发热开始至出疹,一般为3～4日。

(1)发热:为首发症状,见于所有患者,多为中度以上发热。

(2)上呼吸道炎:在发热同时出现流涕、流泪、喷嚏、咳嗽、咽充血等卡他症状,表现为眼结合膜充血、眼睑水肿、畏光流泪及下眼睑边缘有一条明显充血红线,对诊断极有意义。

(3)麻疹黏膜斑:见于90%以上的患者,具有早期诊断价值。麻疹黏膜斑在发疹前24～48小时出现,在两侧下臼齿相对应的颊黏膜上见直径0.5～1.0mm灰白色斑点,周围有红色晕圈,但在1～2日内迅速增多融合成片,出疹2～3日后逐渐消失(彩图2-5)。

(4)其他:常伴有全身不适、精神不振、食欲减退、呕吐、腹泻等症状。

3. 出疹期 皮疹多在发热3～4日后出现,先见于耳后、发际,渐及颈部、颜面部,然后从上而下延至躯干、四肢,最后到手心、足底。皮疹为2～4mm略高出皮肤的斑丘疹,颜色从浅红色、鲜红色到暗红色,数量由少逐渐增多而融合成片。压之退色,疹间有正常皮肤(彩图2-6)。出疹时体温更高,全身毒血症状加重,嗜睡、谵妄,甚至抽搐,易并发肺炎、喉炎等并发症。

> **案例2-9分析(1)**
> 从患者发热、皮疹特点、在第一臼齿相对应的颊黏膜处可见灰白色点(麻疹黏膜斑),可以初步拟诊为麻疹。

4. 恢复期 2周左右,体温随之下降,症状也逐渐好转。皮疹逐渐隐退,可有糠麸样脱屑及淡褐色色素沉着,2～3周后完全消失。

非典型麻疹有轻型麻疹、重型麻疹、异型麻疹、无麻疹型麻疹等。

(三) 常见并发症

麻疹最常见的并发症是肺炎,多见于5岁以下患儿,占麻疹患者死因的90%以上。其次为中耳炎、喉炎、气管及支气管炎、心肌炎、脑炎、营养不良和维生素A缺乏等,并可使原有的结核病恶化。

(四) 辅助检查

1. 血常规 血白细胞总数减少,淋巴细胞相对增多。若中性粒细胞升高提示继发细菌感染。如淋巴细胞严重减少,常提示预后不良。

2. 病原学检查 取前驱期或出疹初期患者眼、鼻咽分泌物及血、尿体外接种易感细胞,分离麻疹病毒。以出疹前后3日内分离率较高。

3. 血清学检查 酶联免疫吸附试验检测血清中麻疹IgM抗体,有早期诊断价值。

> **案例2-9分析(2)**
> 检测血清麻疹IgM抗体有利于早期诊断。

(五) 心理、社会状况

麻疹患者由于发热、皮疹可引起烦躁不安、焦虑等心理反应。病情严重者,可出现并发症,甚至危及生命,引起患者及家属担忧、恐惧、紧张等心理反应。社会人员缺乏此病的护理知识,容易出现并发症。

（六）治疗要点

1. 一般治疗 注意补充水、电解质、维生素,尤其是维生素 A 和维生素 D。

2. 对症治疗 体温超过 40℃者酌情给予小剂量(常用量的 1/3～1/2)退热剂;烦躁者可给予苯巴比妥等镇静剂;咳嗽剧烈时可用镇咳祛痰药,继发细菌感染可给予抗生素治疗。

四、主要护理诊断/合作性问题

1. 体温过高 与病毒感染有关。

2. 营养失调:低于机体需要量 与发热及摄入减少有关。

3. 有皮肤完整性受损的危险 与皮肤瘙痒有关。

五、护 理 措 施

（一）高热的护理

1. 休息 卧床休息至皮疹消退、体温正常为止。

2. 退热 监测体温变化,体温持续在 39℃以上时,应采取减少盖被、温水擦浴或遵医嘱用小剂量退热剂,禁用大剂量退热剂、冷敷及酒精擦浴,因体温骤降可引起末梢循环障碍而使皮疹突然隐退不利于透疹。

3. 病室环境 保持室内空气新鲜,每日开窗通风 2 次,室内温度维持在 18～22℃,湿度 50%～60%,衣被合适,勿捂汗,出汗后及时更换衣被,避免直接吹风,防止受凉。

4. 其他 指导患儿多饮水,保证充足的水分以便毒素排出。

案例 2-9 分析(3)

应减少盖被、温水擦浴或遵医嘱用小剂量退热剂,禁用大剂量退热剂、冷敷及酒精擦浴,因体温骤降可引起末梢循环障碍而使皮疹突然隐退不利于透疹。

（二）皮肤、黏膜的护理

1. 皮肤护理 保持皮肤清洁,勤换内衣,勿用肥皂擦洗,减少皮肤刺激。勤剪指甲,避免患儿抓伤皮肤引起继发感染。

2. 透疹 观察出疹情况,如出疹不畅,可用中药或香菜、葱根煎服或外用,以助出疹。

3. 加强口、眼、耳、鼻部的护理 多喂白开水,用 0.9%氯化钠溶液或朵贝液漱口,保持口腔清洁、舒适。室内光线应柔和,眼部因炎性分泌物多而形成眼痂者,应用 0.9%氯化钠溶液清洗双眼,再滴入抗生素眼药水或眼膏,角膜干燥或有夜盲症现象时可用 3%硼酸溶液清洗眼部,并滴入鱼肝油。保持外耳道干燥,防止眼泪及呕吐物流入耳道,引起中耳炎。及时清除鼻腔分泌物,保持鼻腔清洁、通畅。

（三）并发症观察

麻疹并发症多且重,应密切观察病情变化。出疹期间出现高热不退、咳嗽加剧、气促、呼吸困难及肺部细湿啰音等为并发肺炎的表现,重症肺炎尚可致心力衰竭。患儿出现声嘶、气促、吸气性呼吸困难、三凹征等为并发喉炎的表现。患者出现抽搐、嗜睡、脑膜刺激征等为脑炎的表现。如出现上述表现应立即通知医生,配合医生做好护理工作。

（四）健康教育

1. 预防知识教育

（1）管理传染源：对麻疹患者应早发现、早诊断、早隔离、早治疗。隔离期为出疹后 5 日，有并发症者延长至 10 日。对密切接触者应检疫 3 周，已进行被动免疫者延长至 4 周。

（2）切断传播途径：麻疹流行期间不带易感儿童去公共场所，托儿所暂不接纳新生。医务人员做好隔离、消毒工作。

（3）保护易感者：对 8 个月以上未患过麻疹的小儿可接种麻疹减毒活疫苗，对年幼、体弱患者可肌内注射人血丙种球蛋白或胎盘球蛋白。

2. 家庭护理指导　向家属介绍麻疹的流行特点、病程、隔离时间、早期症状、并发症和预后，指导家属做好消毒隔离、皮肤护理以及病情观察等，防止继发感染和并发症的发生。

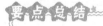

要点总结

1. 麻疹是麻疹病毒引起的一种有高度传染性的急性出疹性呼吸道传染病。临床上以发热、上呼吸道炎症、眼结膜充血、麻疹黏膜斑及全身斑丘疹为主要表现。

2. 麻疹黏膜斑见于 90% 以上的患者，具有早期诊断价值。在发疹前 24～48 小时出现，在两侧下白齿相对应的颊黏膜上见直径 0.5～1.0mm 灰白色斑点，周围有红色晕圈。

3. 皮疹多在发热 3～4 日后出现，先见于耳后、发际，渐及颈部、颜面部，然后从上而下延至躯干、四肢，最后到手心、足底。皮疹为 2～4mm 略高出皮肤的斑丘疹，颜色从浅红色、鲜红色到暗红色，数量由少逐渐增多而融合成片。压之退色，疹间有正常皮肤。恢复期皮疹逐渐隐退，可有糠麸样脱屑及淡褐色色素沉着。

4. 高热的患者应减少盖被、温水擦浴或遵医嘱用小剂量退热剂，禁用大剂量退热剂、冷敷及酒精擦浴，因体温骤降可引起末梢循环障碍而使皮疹突然隐退不利于透疹。

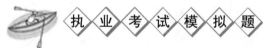

执 业 考 试 模 拟 题

1. 麻疹病毒主要是通过以下哪种途径传播的（　　）

　　A. 虫媒　　　　　　　B. 血液

　　C. 接触　　　　　　　D. 呼吸道

　　E. 消化道

2. 典型麻疹的出疹顺序为（　　）

　　A. 四肢—躯干—面部—颈部

　　B. 上肢—躯干—下肢—头面部

　　C. 面部—躯干—四肢

　　D. 手足—躯干—面部

　　E. 耳后发际—面部—躯干—四肢

3. 关于麻疹的流行病学正确的是（　　）

　　A. 患者是唯一的传染源

　　B. 以消化道传播为主

　　C. 病后可获得暂时性免疫力

　　D. 发病以夏季为主

　　E. 恢复期患者存在携带病毒现象

4. 麻疹患儿无并发症者具有传染性的时段为（　　）

　　A. 出疹期

　　B. 出疹前 10 日至出疹后 5 日

　　C. 出疹前 5 日至出疹后 5 日

　　D. 出疹前 10 日至出疹后 10 日

　　E. 出疹前 5 日至出疹后 10 日

5. 下列表现中对麻疹具有早期诊断意义的是（　　）

　　A. 发热　　　　　　　B. 麻疹黏膜斑

　　C. 典型皮疹　　　　　D. 淋巴结肿大

　　E. 检测到麻疹 IgG 型抗体

6. 有关麻疹的皮疹特点正确的是（　　）

　　A. 皮疹为充血性疱疹

　　B. 疹间皮肤正常

　　C. 压之不退色

　　D. 相互不可融合

　　E. 大小均匀一致

7. 麻疹最常见的并发症(　　)
　　A. 肺炎　　　　　　　B. 脑炎
　　C. 心肌炎　　　　　　D. 睾丸炎
　　E. 胰腺炎
8. 麻疹患儿合并并发症者具有传染性的时段是(　　)
　　A. 出疹期
　　B. 出疹期前 10 日至出疹后 10 日
　　C. 出疹前 5 日至出疹后 5 日
　　D. 出疹前 5 日至出疹后 5 日
　　E. 出疹前 5 日至出疹后 10 日
9. 下列麻疹治疗护理的注意事项中,错误的是(　　)
　　A. 隔离休息
　　B. 及早使用抗生素预防并发症
　　C. 居室通风良好,保持适宜的温度和湿度
　　D. 注意口咽鼻的护理
　　E. 病程发热期间应给予清淡易消化饮食
10. 患儿,女,4 岁,麻疹恢复期,体温突然再次升高,出现嗜睡,惊厥等症状,该患儿最可能发生的并发症是(　　)
　　A. 肺炎　　　　　　　B. 喉炎
　　C. 脑炎　　　　　　　D. 心肌炎
　　E. 支气管炎
11. 患儿,男,7 岁,发热 3 日后于头颈部出现淡红色充血性斑丘疹,压之退色,疹间皮肤正常,体温上升至 39.2℃,护士可采取以下哪项护理措施?(　　)
　　A. 乙醇擦浴　　　　　B. 冰袋冷敷
　　C. 冰盐水灌肠降温　　D. 阿司匹林口服
　　E. 让患儿卧床休息,多饮温开水
12. 患儿,女,6 岁,因患麻疹在家隔离治疗,有关隔离消毒措施不正确的是(　　)
　　A. 房间应经常通风换气
　　B. 隔离至出疹后 5 日
　　C. 患儿衣被及玩具等在阳光下暴晒 2 小时
　　D. 家长护理患儿后,须在流动空气中停留 30 分钟以上,才能去邻居家
　　E. 接触的易感儿须隔离观察 7 日
13. 患儿,4 岁。高热 2 日,皮疹 1 日,拟诊为麻疹,下列表现对麻疹具有早期诊断意义的是(　　)
　　A. 发热　　　　　　　B. 麻疹黏膜斑
　　C. 典型皮疹　　　　　D. 淋巴结肿大
　　E. 检测到麻疹 IgG 抗体
14. 患儿,男,4 岁,其幼儿园同班一儿童前日被确诊为麻疹,家长非常紧张,护士给予家长健康的指导正确的是(　　)
　　A. 接种麻疹疫苗
　　B. 隔离检疫 10 日
　　C. 饮用板蓝根冲剂
　　D. 每日室外活动 1 小时
　　E. 可注射人血丙种球蛋白

（徐　慧）

第九节　流行性腮腺炎

流行性腮腺炎(epidemic parotitis)是由腮腺炎病毒引起的常见急性呼吸道传染病。临床特征为发热、腮腺非化脓性肿大、疼痛为特征,各种腺体及器官均可受累。本病为自限性疾病,大多预后良好。

一、病　原　学

腮腺炎病毒属副黏病毒,为单股的 RNA 病毒,呈球形,仅一个血清型,含有 V 抗原(病毒抗原)和 S 抗原(可溶性抗原),感染后可产生相应抗体。V 抗体具有保护作用,S 抗体无保护性,但出现较早,可用于诊断。该病毒耐寒不耐热,对紫外线及一般消毒剂敏感。

二、发病机制与病理

腮腺炎病毒经上呼吸道侵入机体,在局部黏膜上皮细胞中增殖,引起局部炎症和免疫反应,

然后入血液产生第一次病毒血症,病毒经血播散到全身各器官,首先使腮腺、颌下腺、舌下腺、胰腺、性腺等发生炎症,也可侵犯神经系统。在这些器官中病毒再度繁殖并再次侵入血循环,散布至第一次未曾侵入的其他器官,引起炎症,临床上呈现不同器官相继出现病变的症状。

本病的病理特征是受累组织的非化脓性炎症。

三、护 理 评 估

(一)流行病学资料

1. 传染源　人是腮腺炎病毒的唯一自然宿主,腮腺炎患者及隐性感染者是本病的传染源,自腮腺肿大前 7 日到消肿后 9 日均有传染性。

2. 传播途径　病毒主要通过空气飞沫传播,也可以通过直接接触或被污染的食具、玩具等途径传播。

3. 人群易感性　普遍易感,感染后可以获得持久免疫力。15 岁以下儿童是主要的易感者。

4. 流行特征　本病一年四季均可散发,多见于冬春两季。多呈散发或流行,在集体儿童机构可以形成暴发流行。

(二)身体状况

> **案例 2-10**
>
> 　　患儿,男,4 岁。发热 3 日伴右耳下疼痛、腹痛半日入院,查体:T 40℃,右腮腺肿胀压痛明显,右上腹压痛,无反跳痛。
>
> 　　**问题:**
> 　　1. 考虑最有可能的临床诊断是什么?
> 　　2. 为明确诊断应选择什么检查?

流行性腮腺炎潜伏期 14～25 日,平均 18 日。本病前驱期很短,少数患者可有发热、头痛、乏力、肌痛、厌食等。腮腺肿大常是疾病的首发体征。通常先起于一侧,2～3 日内波及对侧,也有两侧同时肿大或始终限于一侧者。肿胀以耳垂为中心,向前、后、下发展如梨形,局部不红,边缘不清,轻度压痛,咀嚼食物时疼痛加重。在上颌第 2 磨牙旁的颊黏膜处,可见红肿的腮腺管口(彩图 2-7)。腮腺肿大 3～5 日达高峰,1 周左右逐渐消退。颌下腺和舌下腺也可同时受累。

病毒常侵入中枢神经系统、其他腺体或器官,可无腮腺肿胀而产生脑膜脑炎(最常见)、睾丸炎、急性胰腺炎、心肌炎、肾炎、肝炎等。

> **案例 2-10 分析(1)**
>
> 　　该患儿发热 3 日伴右耳下疼痛,右腮腺肿胀压痛明显,最可能的临床诊断是腮腺炎。腹痛半日,右上腹压痛,患儿有可能并发胰腺炎,应加强观察。

(三)辅助检查

1. 血常规　白细胞总数正常或稍低,淋巴细胞相对增多。有并发症时白细胞总数及中性粒细胞比例可增高。

2. 血、尿淀粉酶测定　90% 的患者血淀粉酶、尿淀粉酶增高,并与腮腺肿胀平行。此项检查可作为早期诊断的依据。

3. 特异性抗体测定　血清特异性 IgM 抗体阳性提示近期感染。

4. 病毒分离　患者唾液、脑脊液、尿或血中可分离出病毒。

案例 2-10 分析(2)

血、尿淀粉酶增高可作为早期诊断的依据。

(四) 心理、社会状况

流行性腮腺炎患者可因疼痛影响进食,导致烦躁不安。如出现并发症而担心预后不良,如脑膜炎担心出现后遗症、生殖腺炎症担心今后引起不孕不育等而出现焦虑。社会成员由于对流行性腮腺炎缺乏应有的卫生知识,关心协作不够,容易感染。

(五) 治疗要点

该病为自限性疾病,无特殊药物治疗,主要为对症处理及支持治疗。氦氖激光局部照射治疗腮腺炎,对止痛、消肿有一定疗效。

四、主要护理诊断/合作性问题

1. 疼痛　与病毒感染引起的腮腺肿胀有关。

2. 体温过高　与病毒感染有关。

3. 潜在并发症　脑膜脑炎、睾丸炎。

五、护　理　措　施

(一) 一般护理

1. 隔离和消毒　发现腮腺炎患者后立即采取呼吸道隔离措施,直至腮腺肿大消退后 3 日。有接触史的易感者应观察 3 周。流行期间应加强托幼机构的晨检。居室应空气流通,对患儿口、鼻分泌物及污染物应进行消毒。

2. 休息　症状明显或有并发症者应注意卧床休息。

3. 日常护理　加强口腔黏膜的清洁卫生。

4. 病情观察　注意有无脑膜脑炎、睾丸炎、急性胰腺炎等临床征象。

(二) 疼痛的护理

1. 冷敷　用冷毛巾局部冷敷收缩血管,以减轻炎症充血及疼痛。亦可用中药湿敷。

2. 口腔护理　保持口腔清洁,用温盐水或复方硼酸溶液漱口,减少口腔残余食物,防止继发感染。

3. 饮食　给予营养丰富、易消化的半流质或软食,忌酸、辣、干、硬食物,以免因唾液分泌及咀嚼加剧疼痛。

(三) 发热的护理

监测体温及热型,保证休息,防止过劳,减少并发症的发生。发热伴有并发症者应卧床休息至热退。鼓励患儿多饮水。高热者可用温水擦浴或乙醇擦浴,必要时可行头部冷敷、适量解热药物降温。体温过高或有并发症者遵医嘱给予肾上腺皮质激素。

(四) 健康教育

1. 预防知识教育

(1) 管理传染源:患者采用呼吸道隔离至腮腺肿胀完全消退为止。对于接触者一般不进行医学留验,儿童应医学观察 3 周。

(2) 切断传播途径:流行期间,幼儿园等儿童较集中的机构加强空气消毒、空气流通,勤晒被褥。

(3) 保护易感者:应用减毒活疫苗进行预防接种,预防效果可达 95% 以上。对易感者进行预防接种是预防本病的重点。对易感者接触后 5 日内注射特异性高价免疫球蛋白可预防本病发生。

2. 相关知识教育　告知家属,本病为自限性疾病,大多预后良好。指导家属进行隔离消毒,学会病情观察,若有并发症表现,应及时送医院就诊。介绍减轻疼痛的方法,使患者配合治疗。

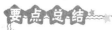

要点总结

1. 流行性腮腺炎是由腮腺炎病毒引起的常见急性呼吸道传染病。临床特征为发热、腮腺非化脓性肿大、疼痛为特征,各种腺体及器官均可受累。本病为自限性疾病,大多预后良好。

2. 血清、尿淀粉酶测定 90% 患者增高,并与腮腺肿胀平行。此项检查可作为早期诊断的依据。

3. 发现腮腺炎患者后立即采取呼吸道隔离措施,直至腮腺肿大消退后 3 日。有接触史的易感者应观察 3 周。观察有无脑膜脑炎、睾丸炎、急性胰腺炎等并发症表现出现。

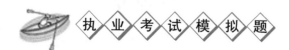

执业考试模拟题

1. 关于流行性腮腺炎哪项不正确(　　)

  A. 自限性疾病　　　　B. 好发于儿童

  C. 无特殊治疗　　　　D. 化脓性炎症

  E. 非化脓性炎症

2. 流行性腮腺炎儿童期常见的并发症是(　　)

  A. 脑膜脑炎　　　　　B. 肺炎

  C. 喉炎　　　　　　　D. 心肌炎

  E. 化脓性胰腺炎

3. 某患儿,男,6 岁,确诊流行性腮腺炎,为预防疾病传染,应嘱其隔离至(　　)

  A. 体温恢复正常

  B. 腮腺肿大完全消退

  C. 腮腺肿大完全消退,再观察 7 日

  D. 腮腺肿大完全消退,再观察 3 日

  E. 发病后 21 日

4. 患儿,男,6 岁。发热 3 日,腮腺肿痛 2 日。查体:T 39.5℃,双侧腮腺肿大,不红,进食时疼痛加

剧,下列护理措施哪项不正确(　　)

  A. 局部热敷

  B. 保持口腔清洁

  C. 积极降温处理

  D. 鼓励患儿多饮水,忌酸、辣、硬而干燥的食物

  E. 呼吸道隔离患儿至腮肿完全消退后 3 日

5. 患儿,女,6 岁。患流行性腮腺炎第 3 日,高热不退,头痛,呕吐。护士考虑该患儿可能并发了(　　)

  A. 喉炎　　　　　　　B. 胰腺炎

  C. 心肌炎　　　　　　D. 脑膜脑炎

  E. 支气管炎

6. 患儿,女,7 岁。诊断为流行性腮腺炎。护士指导家长为女儿选择食品正确的是(　　)

  A. 鼓励患儿多饮水

  B. 可每日给予适量的干果

  C. 可选择高纤维食品

D. 可选择高热量的牛肉

E. 选择刺激唾液分泌的酸性食物

7. 患儿，男，6岁。诊断为流行性腮炎。护士健康指导不正确的是（　　）

A. 鼓励患儿多饮水

B. 睾丸肿痛时可用丁带

C. 忌酸、辣、硬而干燥的食物

D. 本病为自限性疾病，无特殊疗法

E. 如合并脑膜脑炎，则应长期口服肾上腺皮质激素

8. 患儿，女，6岁。患流行性腮腺炎3日，一侧腮腺肿大，外周血检查基本正常。护士还应重点关注哪项检查（　　）

A. 血糖和尿糖

B. 尿常规检查

C. 肝功能检查

D. 胸部X射线检查

E. 血及尿淀粉酶检查

（徐　慧）

第十节　严重急性呼吸综合征

严重急性呼吸综合征（severe acute respiratory syndrome，SARS）是一种由新型冠状病毒引起的具有极强的传染性和较高病死率的急性呼吸系统传染病，又称传染性非典型肺炎。临床特征以发热为首发症状，有头痛、干咳少痰、胸闷、乏力、肌肉酸痛等主要症状，严重者出现快速进展的呼吸系统衰竭和多脏器功能衰竭。

一、病　原　学

SARS病毒是冠状病毒的一个新变种，属于冠状病毒科，为单股正链RNA病毒。此病毒对热敏感，加热至56℃15分钟、紫外线照射60分钟及常用消毒剂（过氧乙酸溶液、酒精、次氯酸钠溶液等）均将其杀灭。

二、发　病　机　制

严重急性呼吸综合征发病机制尚不清楚。主要发病机制可能与SARS冠状病毒诱导的免疫损伤有关。病毒进入人体后，先侵害单核-吞噬细胞系统，然后到达肺组织造成直接损害。

三、护　理　评　估

（一）流行病学资料

1. 传染源　SARS患者及疑似患者为重要的传染源。急性期患者传染性强，潜伏期患者传染性低或无传染性，康复患者无传染性。

2. 传播途径　主要通过患者呼出或排出的飞沫、体液传播，亦可接触被污染的物品进行传播。

3. 易感人群　人群普遍易感，发病患者以青壮年多见，儿童和老年人较少见。

4. 流行特征　冬末春初高发，人口密集的大城市高发，农村地区少发病。有明显的家庭和医院聚集现象，社区发病以散发为主。

（二）身体状况

案例 2-11

患者，女，32 岁，以"发热 3 日，原因待查"入院，发热第一日伴头痛、肌肉酸痛、乏力，偶有干咳，痰量少；发热第 2 日呼吸加速，有气促；询问病史，6 日前曾进行 SARS 相关病毒的研究。体检：T 38.8℃，P 95 次/分，R 28 次/分，BP 120/80mmHg，神清，面色稍红，四肢暖，心肺无异常。辅助检查：血常规 Hb 112g/L，WBC $7.3×10^9$/L，分类 N 0.88，M 0.03，PLT $80×10^9$/L，大便隐血阴性。X 线开始主要为分布在肺野外周的边缘有模糊的实变影，2 日后变成絮状、片状、斑片状浸润性阴影。

问题：

1. 考虑最有可能的临床诊断是什么？
2. 对该患者应该采取哪些治疗措施？

潜伏期 2～21 日，多为 4～5 日。典型病例根据病程分为 3 期。

1. 初期 一般在病程的 1～7 日。起病急，以发热为首发症状，体温常超过 38℃，常伴有寒战、头痛、全身酸痛、乏力等全身毒血症状，部分患者可有干咳、胸痛、腹泻等症状。

2. 进展期 多发生在病程的 8～14 日。此期患者持续高热，出现咳嗽、气促、胸闷、呼吸困难等呼吸道症状，严重者表现为进行性呼吸困难和低氧血症。少数重症患者可因呼吸衰竭、败血症、肝肾功能损害而死亡。

3. 恢复期 发病 2～3 周后，多数患者体温开始降低至正常，全身毒血症状逐渐减轻，但肺部病变吸收较缓慢。

案例 2-11 分析(1)

患者 6 日前有 SARS 病毒接触史。发热、干咳，很快发展为呼吸加速、急促，X 线开始在肺野外周的边缘有模糊的实变影，2 日后变成絮状、片状、斑片状浸润性阴影。从上临床特征可初步拟诊为严重急性呼吸综合征。

轻型患者临床症状轻，病程短。重症患者病情重，进展快，易出现呼吸窘迫综合征。患儿的病情一般较成人轻。

（三）辅助检查

1. 血常规 初期、中期外周血白细胞正常或降低，淋巴细胞计数减少。

2. T 细胞及其亚群 T 淋巴细胞、$CD4^+$ 细胞和 $CD8^+$ 细胞显著降低，恢复期时 $CD4^+$ 细胞和 $CD8^+$ 细胞恢复正常。此项检测有利于了解患者的细胞免疫功能和病情预后情况。

3. 血液生化检测 ALT、LDH 及其同工酶均有不同程度升高，血气分析可发现血氧饱和度降低。

4. RT-PCR 为检测呼吸道分泌物、血液、粪便、尿液中 SARS 病毒的常用方法，具有早期诊断价值。

5. 血清抗体检测 可采用酶联免疫检测法（ELISA）或间接免疫荧光法检测血清中 SARS 病毒抗体。

（四）心理、社会状况

严重急性呼吸综合征病情危重，进展快，传染性极强，死亡率高。患者按照甲类传染病患者进行严格隔离，隔离后患者多孤独、悲观、绝望，渴望见到家人。社会人群对于此病缺乏应有的卫生防御知识，过于紧张、敏感。

（五）治疗要点

1. 一般治疗 卧床休息,注意维持水电解质平衡,避免剧烈咳嗽。

2. 对症处理和器官功能保护 高热者给予物理降温措施;咳嗽、咳痰者给予镇咳、祛痰药;维持水电解质平衡,保护心、肝、肾重要脏器功能;呼吸困难、轻度低氧血症者,给予持续鼻导管吸氧;白细胞明显减少者可输血。

3. 应用糖皮质激素 目的在于抑制异常的免疫病理反应,减轻全身炎症反应状态,从而改善机体的一般状况,减轻肺的渗出、损伤,防止或减轻后期的肺纤维化。

4. 吸氧 早期吸氧至关重要,吸氧方式有:无创正压通气、有创正压通气等。

案例 2-11 分析（2）

严重急性呼吸综合征目前尚无特效的治疗药物,主要进行对症处理和器官功能保护。

四、主要护理诊断/合作性问题

1. 气体交换受损 与肺部感染有关。

2. 体温过高 与 SARS 病毒感染有关。

3. 焦虑 与病情危重受到死亡威胁有关。

五、护 理 措 施

（一）一般护理

1. 隔离和消毒 进行呼吸道严格隔离及严格消毒。

2. 休息 进展期绝对卧床休息,恢复期劳逸结合。

3. 饮食 提供足够的水、电解质和维生素。

4. 病情观察 密切观察病情变化,监测脉搏容积血氧饱和度,定期复查血常规、尿常规、血电解质、肝肾功能、心肌酶谱等。

（二）气体交换受损的护理

严密观察呼吸型态的变化和呼吸困难的程度,监测动脉血气分析、血常规、X 线胸片等。帮助患者取舒适体位,避免用力咳嗽,咳嗽剧烈者可给予镇咳、祛痰药。气促患者给予持续鼻导管或面罩吸氧。病情严重者可气管内插管或切开,经插管或切开处射流给氧,有利于呼吸道分泌物排出,保持呼吸道通畅。重症患者抢救时给予呼吸机给氧。

（三）心理护理

1. 加强沟通 护理人员及时评估患者及家属的心理状态,多与患者进行沟通,向患者说明这种严重传染病隔离的必要性和重要性,鼓励患者战胜疾病的信心,引导患者加深对本病的自限性和可治愈的认识。

2. 合理安排观察室 对疑似病例,应合理安排收住条件,减少患者担心院内交叉感染的压力。

3. 减少孤独感 在隔离病房安装电视、电话,一般患者能与亲戚朋友取得联系,进行交流,减少孤独感。

（四）健康教育

1. 预防知识指导

（1）管理传染源:我国已将严重急性呼吸综合征列入乙类传染病范畴,按甲类传染病进行隔离治疗和管理。发现或怀疑本病,应在 2 小时内向疾病预防控制中心报告。对患者及密切接触者,在指定地点接受隔离观察,隔离期为 14 日。

（2）切断传播途径:流行期间减少大型群众性集会或活动,对患者的物品、住所及逗留过的公共场所进行充分消毒。医院设立发热门诊,建立本病的专门通道。

（3）保护易感者:灭活疫苗正在临床实验阶段。医护人员及其他人员进入病区时,应注意做好个人防护工作,须戴 12 层面纱口罩或 N95 口罩,戴帽子和眼防护罩以及手套、鞋套等,穿好隔离衣,避免体表暴露。

2. 相关知识教育　向社区居民宣传该病的卫生知识和保持生活、工作环境空气流通的重要性,指导社区、学校、托幼机构在流行季节进行空气消毒。

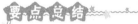

要点总结

1. 严重急性呼吸综合征 SARS 是一种由新型冠状病毒引起的具有极强的传染性和较高病死率的急性呼吸系统传染病,又称传染性非典型肺炎。临床特征以发热为首发症状,以头痛、干咳少痰、胸闷、乏力、肌肉酸痛等为主要症状,严重者可快速进展为呼吸系统衰竭和多脏器功能衰竭。

2. SARS 患者及疑似患者为重要的传染源,主要通过患者呼出或排出的飞沫、体液传播。

3. 气体交换受损的患者护理应注意:患者呼吸困难,应取舒适体位,避免用力咳嗽,咳嗽剧烈者可给予镇咳、祛痰药。气促患者给予持续鼻导管或面罩吸氧。病情严重者可气管内插管或切开,经插管或切开处射流给氧,有利于呼吸道分泌物排出,保持呼吸道通畅。重症患者给予呼吸机给氧。

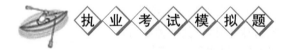

执 业 考 试 模 拟 题

1. 传染性非典型性肺炎的病原体为（　　）
   A. 轮状病毒　　　　B. 新型冠状病毒
   C. 衣原体　　　　　D. 支原体
   E. 螺旋体

2. 传染性非典型性肺炎的主要传染源为（　　）
   A. 隐性感染者　　　B. 患者
   C. 潜伏期感染者　　D. 慢性感染者
   E. 健康带菌者

3. 传染性非典型性肺炎的早期症状不包括（　　）
   A. 高热　　　　　　B. 全身性中毒症状
   C. 大量咳痰　　　　D. 胸痛
   E. 腹泻

4. 发现传染性非典型性肺炎疑似患者,其处理措施为（　　）
   A. 留院观察,单人病房
   B. 转送定点医院,单人病房

   C. 留院观察,多人病房
   D. 转送定点医院,多人病房
   E. 收住入院,多人病房

5. 治疗和处置非典型肺炎患者时,医护人员应特别加强个人防护的工作为（　　）
   A. 送药
   B. 注射
   C. 采集标本、支气管镜、气管插管
   D. X 线检查
   E. B 超检查

6. 传染性非典型性肺炎最主要治疗措施为（　　）
   A. 抗菌治疗
   B. 抗病毒治疗
   C. 激素治疗
   D. 对症、支持为主的综合治疗
   E. 中医治疗

（徐　慧）

第十一节　手足口病

手足口病(hand foot and mouth disease，HFMD)是一种由肠道病毒感染所引起的传染病，多发生于5岁以下的婴幼儿，临床表现为发热、口腔溃疡、手、足、口腔等部位出现疱疹，少数患者可引起心肌炎、肺水肿、无菌性脑膜脑炎等并发症。个别重症患者病情发展快，导致死亡。

一、病　原　学

引起手足口病的肠道病毒有二十多种，柯萨奇病毒A组的4、5、9、10、16型，B组的2、5型，埃可病毒以及肠道病毒71型均为手足口病较常见的病原体，其中以柯萨奇病毒A16型和肠道病毒71型最为常见。对含氯的消毒剂、0.3%的过氧乙酸溶液敏感，紫外线照射30分钟可杀灭此病原体。

二、发　病　机　制

病原体随污染的水、食物通过消化道进入人体，在小肠黏膜的淋巴结里繁殖或通过呼吸道侵入扁桃体、咽部淋巴结在此进行增殖，释放入血，出现病毒血症，引起手足口病和其他系统感染。口腔溃疡性损伤和皮肤斑丘疹为手足口病的特征性病变。

三、护　理　评　估

(一) 流行病学资料

1. 传染源　人是引起手足口病的肠道病毒唯一宿主，患者和隐性感染者均为本病的传染源。

2. 传播途径　主要经粪-口和/或呼吸道飞沫传播，亦可经接触患者皮肤、黏膜疱疹液而感染，通常以发病后1周内传染性最强。

3. 人群易感性　人群对肠道病毒普遍易感，受感后可获得免疫力，手足口病的患者主要为学龄前儿童，尤以小于3岁年龄组发病率最高，4岁以内占发病数85%～95%。

4. 流行特征　手足口病分布极广泛，主要集中在农村地区。四季均可发病，5～7月份为高发期。本病常呈暴发流行后散在发生。该病流行期间，幼儿园易发生集体感染。

(二) 身体状况

案例 2-12

患儿，男，1岁半。发热3日伴手、足和臀部出现红色斑丘疹、疱疹，疹子不痒、不痛、不结痂、不结疤。入院查体：T 39℃，舌及两颊部口腔黏膜有水疱，手、足和臀部有红色水疱。

问题：

1. 考虑最有可能的临床诊断是什么？
2. 若或者入院出现走路不稳，有可能原因是什么？

潜伏期多为2～10日，平均3～5日。临床上可分普通病例与重症病例2类。

1. 普通病例表现　急性起病,发热,主要侵犯手、足、口、臀四个部位,因皮疹不像蚊虫咬、不像药物疹、不像口唇牙龈疱疹、不像水痘,所以又称四不像,且还有不痛、不痒、不结痂、不结瘢四不特征。口腔黏膜疹出现较早,初为粟米样斑丘疹或水疱,周围有红晕,主要位于舌及两颊部(彩图 2-8),疱疹破裂致溃疡引起疼痛。手、足和臀部出现斑丘疹、疱疹,疱疹周围有炎性红晕,疱内液体较少。可伴有食欲不振、呕吐、头痛等。

> **案例 2-12 分析(1)**
>
> 　根据患者典型的手、足、口、臀部的皮疹,该患者可能的临床诊断是手足口病。

2. 重症病例表现　少数病例(尤其是小于 3 岁者)病情进展迅速,在发病 1～5 日出现脑膜炎、脑炎、脑脊髓炎、肺水肿、循环障碍等。

(1) 神经系统表现:精神差、嗜睡、易惊、头痛、呕吐、谵妄甚至昏迷。肢体抖动,肌阵挛、眼球震颤、共济失调、眼球运动障碍。无力或急性弛缓性麻痹,惊厥。查体可见脑膜刺激征,腱反射减弱或消失,巴宾斯基征等病理征阳性。

> **案例 2-12 分析(2)**
>
> 　患者年龄小于 3 岁,若入院后出现走路不稳,有可能为重症病例,出现脑炎,损伤小脑而导致的共济失调。

(2) 呼吸系统表现:呼吸浅促、呼吸困难或节律改变,口唇发绀,咳嗽,咳白色、粉红色或血性泡沫样痰液,肺部可闻及湿啰音或痰鸣音。

(3) 循环系统表现:面色苍灰、皮肤花纹、四肢发凉,指(趾)发绀,出冷汗,毛细血管再充盈时间延长。心率增快或减慢,脉搏浅速或减弱甚至消失,血压升高或下降。

(三) 辅助检查

1. 血常规　白细胞计数正常或降低,病情危重者白细胞计数可明显升高。

2. 血生化检查　部分病例可有轻度 ALT、AST、肌酸激酶同工酶(CK-MB)升高,病情危重者可有肌钙蛋白、血糖升高。C 反应蛋白(CRP)一般不升高。乳酸水平升高。

3. 血气分析　呼吸系统受累时可有动脉血氧分压降低,血氧饱和度下降,二氧化碳分压升高,酸中毒。

4. 脑脊液检查　神经系统受累时可表现为:外观清亮,压力增高,白细胞计数增多,多以单核细胞为主,蛋白正常或轻度增多,糖和氯化物正常。

5. 病原学检查　肠道病毒特异性核酸阳性或分离到肠道病毒。咽、气道分泌物、疱疹液、粪便阳性率较高。

6. 血清学检查　急性期与恢复期血清肠道病毒中和抗体 4 倍以上升高有诊断价值。

(四) 心理、社会状况

患者及家属由于对疾病缺乏了解,加之对医院环境陌生,又要进行隔离,往往不知所措,患儿哭闹不安,家属有担忧、恐惧心理。社会人员对于此病缺乏相应的预防措施,容易被感染。

(五) 治疗要点

主要是对症处理。可适当给予抗病毒药物,如利巴韦林、阿昔洛韦等,重症者可给予糖皮质激素。神经系统受累者,给予甘露醇控制颅内压,镇静、止惊可用地西泮、苯巴比妥钠等。循环障碍者可予米力农,呼吸衰竭者给予氧疗,必要时及时气管插管,使用正压机械通气。

四、主要护理诊断/合作性问题

1. 体温过高 与病毒感染有关。

2. 潜在并发症 脑膜炎、脑炎、脑脊髓炎、肺水肿。

五、护 理 措 施

(一) 口腔护理

加强口腔护理,每次进食前后,用温水或 0.9% 氯化钠溶液漱口,已有溃疡者,可给予西瓜霜喷剂局部喷雾,以消炎止痛促进溃疡面愈合。鼓励患者多饮水,保持口腔清洁。

(二) 皮肤护理

保证患者衣服、被褥清洁,衣服要宽松、柔软,床铺平整干燥,尽量减少对皮肤的各种刺激。剪短患者指甲,必要时包裹患儿双手,防止抓破皮疹导致感染;皮疹或疱疹已破溃者,局部皮肤可涂抹抗生素药膏或炉甘石水剂。臀部有皮疹时要保持臀部干燥清洁,便后用温水清洗,避免皮疹感染。

(三) 饮食护理

给予清淡、温性、可口、易消化的流质或半流质饮食,禁食冰冷、辛辣等刺激性食物。对拒食者,要给予补液,及时纠正水电解质平衡紊乱。饭前便后一定要洗净双手,所用的餐具定期煮沸消毒并专人专用。

(四) 并发症的护理

若患者出现肢体抖动,恶心、呕吐、高烧应立即通知医生,并告知家属让患者卧床休息,头部偏向一侧,尽量减少患者的头部活动。若患者出现心率增快、呼吸急促、口唇发绀、精神极差等症状,且心率增快与体温升高不成比例,多为病毒性心肌炎或肺炎的临床表现,应配合医生紧急抢救治疗。

(五) 健康教育

1. 预防知识教育

(1) 管理传染源:及时报告疫情,托幼单位应做好晨间检查。患者粪便及其用具及时消毒处理,预防疾病的蔓延扩散。

(2) 切断传播途径:流行期间,儿童尽量避免去公共场所,以减少感染的机会。医院应设立专门的诊室,严防交叉感染。

(3) 保护易感者:有严重并发症的手足口病流行地区,密切接触患者的体弱婴幼儿可肌注丙球蛋白。

2. 相关知识教育 向家属介绍手足口病的流行特点、病程、隔离时间、早期症状、并发症和预后,指导家属做好消毒隔离、皮肤护理以及病情观察等,防止继发感染和并发症的发生。

要 点 总 结

　　1. 手足口病是由肠道病毒感染所引起的传染病,多发生于 5 岁以下的婴幼儿,临床表现为发热、口腔溃疡、手、足、口腔等部位出现疱疹。

　　2. 手足口病目前尚无特异性抗病毒药物,主要为对症治疗、加强护理、预防并发症的发生护理的重点为加强皮肤、口腔护理,观察病情的变化,预防并发症的发生

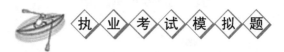

执 业 考 试 模 拟 题

1. 下列有关手足口病的流行病学特征哪项是错误的(　　)
　　A. 一年四季均可发病
　　B. 有严格的地区性
　　C. 流行期间,托幼机构易发生集体感染
　　D. 暴发流行后散在发生
　　E. 5～7 月份为高发期

2. 引起手足口病的病毒有哪些(　　)
　　A. 柯萨奇病毒 A 组
　　B. 埃可病毒
　　C. 肠道病毒 EV71 型
　　D. 柯萨奇病毒 B 组
　　E. 以上都是

3. 下列哪项肠道病毒的理化性质的描述是错误的(　　)
　　A. 50℃可被迅速灭活
　　B. 75%乙醇溶液能够将其灭活
　　C. 对紫外线及干燥敏感

　　D. 对含氯消毒剂敏感
　　E. 对 0.3%过氧乙酸溶液敏感

4. 下列哪项不是手足口病的传染源(　　)
　　A. 重症患者　　　　B. 隐性感染者
　　C. 病毒携带者　　　D. 家畜
　　E. 轻型散发病例

5. 下列手足口病的描述哪项是错误的(　　)
　　A. 发热,体温可达 38℃以上
　　B. 口腔黏膜出现疱疹
　　C. 疱疹处痒、痛,有结痂
　　D. 可伴有咳嗽、流涕、食欲不振、恶心、呕吐、头痛等症状
　　E. 手、足和臀部出现斑丘疹、疱疹

6. 重症 EV71 感染在哪个年龄组发生率最高(　　)
　　A.<3 岁　　　　　B.3～5 岁
　　C.5～7 岁　　　　D.7～12 岁
　　E.12～24 岁

（徐　慧）

第三章

细菌性传染病

案例 3-1

患者,男,35 岁。因发热、咳嗽、胸痛 6 日入院。患者于 6 日前无明显诱因出现发热,轻微咳嗽,咳少许白色黏痰,胸痛、全身关节酸痛,无颜面潮热,无鼻塞、流涕及胸闷、气促,在当地私人诊所就诊,诊断为"上呼吸道感染"。予以抗炎、对症治疗,患者胸痛未见缓解,咳嗽不止,至今日,患者咳嗽、胸痛加剧,转我院就诊。患者自起病以来,无头晕、头痛,无胸前区压榨感,无恶心、呕吐,无心悸、心慌,饮食、睡眠可,大、小便正常,体重明显下降,较前减轻 10kg。查体:T 37.8℃,P 93 次/分,R 22 次/分,BP 125/86mmHg,营养差,发育正常,神志清楚,对答切题,表情焦虑,自动体位,皮肤颜色正常,全身浅表淋巴结无肿大。胸廓对称,呼吸节律规整,胸壁静脉无曲张,无皮下气肿。双侧呼吸运动对称,无肋间隙增宽或变窄,两侧语颤对称,无胸膜摩擦感及皮下捻发感,叩诊清音,双肺可闻及散在湿性啰音,未闻及胸膜摩擦音。腹软,无压痛及反跳痛,肝、脾肋下未及,肠鸣音正常。

辅助检查:胸部 CT 检查示肺结核并空洞。

问题:

1. 为正确评估该患者,还需补充哪些评估内容?

2. 该患者的临床诊断可能有哪些?

3. 该怎样制订该患者的护理措施。

4. 应如何进行健康教育?

第一节 结 核 病

结核病(tuberculosis,TB)是由结核分枝杆菌(结核菌)感染引起的慢性传染病。结核菌可侵入人体全身各种器官,但主要侵犯肺脏,占临床上结核病的 80%,其他部位(如颈淋巴、脑膜、腹膜、肠、皮肤、骨骼等)亦可继发感染,称为肺外结核。传染源主要是排菌患者,通过呼吸道传播是本病传染的主要方式。人体感染结核杆菌后不一定发病,仅于抵抗力低下时方始发病。本病病理特点是结核结节和干酪样坏死,易形成空洞。临床上多呈慢性过程,常有低热、乏力等全身症状和咳嗽、咯血等呼吸系统表现。

结核病是全球关注的公共卫生和社会问题,世界卫生组织(WHO)将每年 3 月 24 日定为"世界防治结核病日",以提醒公众加深对结核病的认识。

一、肺 结 核

肺结核(pulmonary tuberculosis)是由结核菌感染肺部引起的慢性传染病,临床上以低热、盗汗、食欲不振、乏力、消瘦等结核中毒症状,咳嗽、咳痰、咯血、胸痛、呼吸困难等呼吸系统表现为主。早期、规律、联合、适量、全程的抗结核化学治疗是治愈肺结核必须坚持的原则。

(一) 病原学

结核分枝杆菌在分类上属于放线菌目、分枝杆菌科、分枝杆菌属。包括人型、牛型、非洲型和鼠型 4 类。人肺结核的致病菌 90% 以上为人型结核分枝杆菌,少数为牛型和非洲型分枝杆菌。

1. 形态 典型的结核分枝杆菌是细长稍弯曲两端圆形的杆菌,两端微钝,不能运动,无荚膜、鞭毛或芽孢。痰标本中的结核分枝杆菌可呈现为 T、V、Y 字形以及丝状、球状、棒状等多种形态。

2. 抗酸性 抗酸染色呈红色,可抵抗盐酸酒精的脱色作用,故称抗酸杆菌。一般细菌无抗酸性,因此,抗酸染色是鉴别分枝杆菌和其他细菌的方法之一。

3. 生长缓慢 结核分枝杆菌为需氧菌,一般不需特殊营养,但生长缓慢,至少需要 2～4 周才有可见菌落,但 5%～10%CO_2 的环境能刺激其生长;适宜生长温度为 37℃ 左右。培养时间一般为 2～8 周。

4. 抵抗力强 对干燥、冷、酸、碱等抵抗力强。在干燥或低温(如−40℃)环境下可存活数月或数年。煮沸 100℃ 5 分钟可杀死结核分枝杆菌。常用杀菌剂中,70% 乙醇溶液最佳,一般在 2 分钟内可杀死结核分枝杆菌;结核分枝杆菌对紫外线比较敏感,烈日暴晒 2 小时可被杀死,实验室或病房常用紫外线灯消毒,10W 紫外线灯距照射物 0.5～1m,照射 30 分钟具有明显杀菌作用,将痰吐在纸上焚烧是最简易的灭菌方法。

5. 菌体结构复杂 主要成分是类脂质、蛋白质和多糖类。类脂质占菌体干重的 50%～60%,胞壁含量最多,类脂质主要由磷脂、脂肪酸和蜡质组成,其中蜡质比例最高,其作用与结核病的组织坏死、干酪液化、空洞发生以及结核变态反应有关。菌体蛋白质以结合形式存在,是结核菌素的主要成分,诱发皮肤变态反应。糖类以糖原或多糖体存在,一般认为多糖是免疫反应的物质。

(二) 发病机制与病理

1. 发病机制 吸入肺泡的结核杆菌被吞噬细胞吞噬后可被杀灭。当结核杆菌数量多或毒力强时,导致肺泡吞噬细胞溶解、破裂,释放出的结核杆菌可再感染其他吞噬细胞。经吞噬细胞处理的结核杆菌特异性抗原传递给 T 淋巴细胞使之致敏,机体可产生两种形式的免疫反应,即细胞介导的免疫反应和迟发型超敏反应,对结核病的发病、演变及转归起着决定性的作用。

(1) 细胞介导免疫反应:是机体获得性抗结核免疫力最主要的免疫反应。当致敏的 CD4[+] T 细胞再次受到抗原刺激而激活,产生、释放氧化酶和多种细胞因子,与 TNF-α 共同作用加强对病灶中结核杆菌的杀灭作用。

(2) 迟发型超敏反应:是机体再次感染结核杆菌后对细菌及其产物(结核蛋白及脂质 D)产生的一种超常免疫反应。结核杆菌注入未受染的豚鼠,10～14 日注射局部形成结节、溃疡、淋巴结肿大,周身血行播散而死亡;少量结核杆菌感染豚鼠后 3～6 周,再注射等量的结核杆菌,2～3 日局部迅速形成溃疡,随后较快愈合,无淋巴结肿大与全身播散,豚鼠存活,此即为 Koch 现象。

前者为初次感染;后者为再次感染。Koch 现象可解释原发型结核和继发型结核的不同发病机制。

2. 病理改变

(1) 基本病变:包括渗出、增生和变质三种基本病变。渗出型病变往往出现在机体免疫力弱、致敏淋巴细胞活性高时,表现为组织充血、水肿,中性粒细胞、淋巴细胞及单核细胞浸润,纤维蛋白渗出等。当结核杆菌数量少而致敏淋巴细胞增多时则形成增生型病变,即结核结节形成。当病变恶化变质时,则表现为干酪样坏死。三种病变常以某种病变为主,可相互转化、交错存在。

(2) 病理演变:渗出型病变组织结构大体完整。机体免疫力提高或经有效化疗后病变可吸收。随着炎性成分吸收,结节性病灶中成纤维细胞和嗜银细胞增生,形成纤维化。轻微干酪型坏死可经过治疗吸收,遗留细小纤维瘢痕。局限的干酪病灶可脱水形成钙化灶。纤维化和钙化是机体免疫力增强、病变静止、愈合的表现。空洞壁可变薄,空洞可逐渐缩小、闭合,遗留瘢痕。空洞久治不愈或严重免疫抑制可引起结核杆菌扩散,包括局部病灶蔓延邻近组织、支气管、淋巴管和血行播散到肺外器官。钙化灶或其他静止期结核杆菌可重新活跃。

(三) 护理评估

1. 流行病学资料

(1) 传染源:主要是痰中带菌的肺结核患者。由于结核分枝杆菌主要是随着痰液排出体外而播散,故痰里查出结核分枝杆菌的患者才有传染性,是主要传染源。传染性的大小取决于痰内菌量的多少。

(2) 传播途径:主要通过呼吸道传播。飞沫传播是肺结核最重要的传播途径,患者借咳嗽排出的结核菌悬浮在飞沫核中,当被人吸入后即可引起感染。其他途径如经消化道和皮肤等传播现已罕见。

(3) 易感人群:生活贫困、居住拥挤、营养不良等社会经济落后人群是结核病高发的主要人群。婴幼儿细胞免疫系统不完善,老年人、HIV 感染者、麻疹、百日咳、糖尿病等免疫力低下,以及接受免疫抑制剂治疗者易发结核病。

(4) 流行特征:近年来,由于人口流动增加,耐药结核增多及结核杆菌与艾滋病合并感染等原因,肺结核在全球呈明显上升趋势。我国是全球 22 个结核病流行严重的国家之一,目前我国结核病年发病者数约为 130 万,占全球发病的 14.3%,位居全球第 2 位,仅次于印度。2001～2010 年,全国共发现和治疗肺结核患者 828 万例,其中传染性肺结核患者 450 万例,结核病原发耐药率高达 18.6%。

2. 身体状况

> **案例 3-2**
>
> 患者,男,25 岁。低热、咳嗽、咳痰 1 个多月入院。体格检查:T 37.9℃,P 95 次/分,两肺呼吸音粗,右上肺可闻及散在湿啰音,X 线胸片检查可见右上肺结核病灶。血常规 WBC $11.2×10^9$/L,血沉 85mm/h。
>
> 问题:
>
> 1. 考虑最有可能的临床诊断是什么?
>
> 2. 该患者如需明确诊断,还需做哪些检查?
>
> 3. 如何指导该患者进行治疗?

(1) 全身症状:表现为午后低热,盗汗、乏力、食欲下降、体重减轻、全身不适等结核毒性症状。女性患者可有月经失调或闭经。若病灶急剧进展或播散时,可有寒战、高热等。

（2）呼吸系统症状

1）咳嗽咳痰:是肺结核最常见症状。早期为干咳或仅有少量痰液,有空洞形成时痰量增多,若伴继发感染,痰可呈脓性。若合并支气管结核则咳嗽加剧,表现为刺激性咳嗽,伴局限性哮鸣音。

2）咯血:1/3～1/2 的患者有咯血。多为少量咯血,少数可发生大咯血引起失血性休克,有时血块阻塞大气道,引起窒息。咯血与病变的严重程度不一定成正比,咯血后持续高热常提示病灶播散。

3）胸痛:结核病灶累及胸膜时可表现胸痛,为针刺样疼痛,随呼吸运动和咳嗽加重。

4）呼吸困难:严重毒血症状和高热可引起呼吸急促,多见于干酪样肺炎和大量胸腔积液患者。

（3）体征:取决于病变性质、部位、范围或程度。早期无明显体征;渗出性病变范围较大或干酪样坏死时,则可以有肺实变体征,如触觉语颤增强、叩诊浊音、听诊闻及支气管呼吸音和细湿啰音。空洞性病变听诊可闻及支气管呼吸音或伴湿啰音。当有较大范围的纤维条索形成时,气管向患侧移位,患侧胸廓塌陷、叩诊浊音、听诊呼吸音减弱并可闻及湿啰音。结核性胸膜炎时可有胸腔积液体征,气管向健侧移位,患侧胸廓望诊饱满、触觉语颤减弱、叩诊实音、听诊呼吸音消失。支气管结核有局限性哮鸣音。

3. 肺结核临床类型 2004 年我国实施新的结核病分类标准,包括 4 型肺结核、其他肺外结核(骨关节结核、肾结核、肠结核等)和菌阴肺结核。

（1）原发型肺结核:含原发综合征及胸内淋巴结结核。多见于少年儿童,无症状或症状轻微,多有结核病家庭接触史,结核菌素试验多为强阳性,X 线胸片表现为哑铃型阴影,即原发病灶、引流淋巴管炎和肿大的肺门淋巴结,形成典型的原发综合征(图 3-1)。原发病灶一般吸收较快,可不留任何痕迹。若 X 线胸片只有肺门淋巴结肿大,则为胸内淋巴结结核(图 3-2)。肺门淋巴结结核可呈团块状、边缘清晰和密度高的肿瘤型或边缘不清、伴有炎性浸润的炎症型。

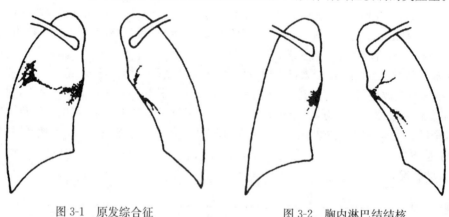

图 3-1 原发综合征　　　　　　图 3-2 胸内淋巴结结核

（2）血行播散型肺结核:含急性血行播散型肺结核(急性粟粒型肺结核)及亚急性、慢性血行播散型肺结核。急性粟粒型肺结核多见于婴幼儿和青少年,特别是营养不良、患传染病和长期应用免疫抑制剂导致抵抗力明显下降的小儿,多同时伴有原发型肺结核。成人也可发生急性粟粒型肺结核,可由病变中和淋巴结内的结核分枝杆菌侵入血管所致。起病急,持续高热,中毒症状严重,约一半以上的小儿和成人合并结核性脑膜炎。虽然病变侵及两肺,但极少有呼吸困难。全身浅表淋巴结肿大,肝和脾大,有时可发现皮肤淡红色粟粒疹,可出现颈项强直等脑膜刺激征,眼底检查约 1/3 的患者可发现脉络膜结核结节。部分患者结核菌素试验阴性,随病情好转可转为阳性。X线胸片和CT检查开始为肺纹理重，在症状出现2周左右可发现由肺尖至肺底呈大小、密度和分布三均匀的粟粒状结节阴影，结节直径2mm左右（图3-3）。亚急性、慢性血行播散型肺结核起病较缓，症状较轻，X线胸片呈双上、中肺野为主的大小不等、密度不同和分布不均的粟粒状或结节状阴影，新鲜渗出与陈旧硬结和钙化病灶共存（图3-4）。慢性血行播散型肺结核多无明显中毒症状。

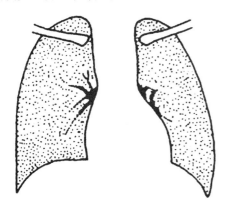
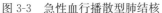
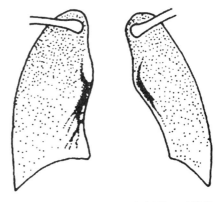

图3-3　急性血行播散型肺结核　　　　　图3-4　亚急性或慢性血行播散型肺结核

　　（3）继发型肺结核：多发生在成人，病程长，易反复。肺内病变多为含有大量结核分枝杆菌的早期渗出性病变，易进展，多发生干酪样坏死、液化、空洞形成和支气管播散；同时又多出现病变周围纤维组织增生，使病变局限化和瘢痕形成。病变轻重多寡相差悬殊，活动性渗出病变、干酪样病变和愈合性病变共存。因此，继发型肺结核X线表现特点为多态性，好发在上叶尖后段和下叶背段。痰结核分枝杆菌检查常为阳性。继发型肺结核含浸润肺结核、纤维空洞性肺结核和干酪样肺炎等。临床特点如下：

　　1）浸润性肺结核：浸润渗出性结核病变和纤维干酪增殖病变多发生在肺尖和锁骨下，影像学检查表现为小片状或斑点状阴影，可融合和形成空洞。渗出性病变易吸收，而纤维干酪增殖病变吸收很慢，可长期无改变（图3-5）。

　　2）空洞性肺结核：空洞形态不一。多由干酪渗出病变溶解形成洞壁不明显的、多个空腔的虫蚀样空洞；伴有周围浸润病变的新鲜的薄壁空洞，当引流支气管壁出现炎症半堵塞时，因活瓣形成，而出现壁薄的、可迅速扩大和缩小的张力性空洞以及肺结核球干酪样坏死物质排出后形成的干酪溶解性空洞。空洞性肺结核多有支气管播散病变，临床症状较多，发热、咳嗽、咳痰和咯血等。空洞性肺结核患者痰中经常排菌。

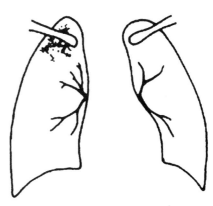

图3-5　浸润性肺结核

　　3）结核球：多由干酪样病变吸收和周边纤维膜包裹或干酪空洞阻塞性愈合而形成。结核球内有钙化灶或液化坏死形成空洞，同时80%以上结核球有卫星灶。直径在2～4cm，多小于3cm（图3-6）。

　　4）干酪样肺炎：多发生在机体免疫力和体质衰弱，又受到大量结核分枝杆菌感染的患者，或有淋巴结支气管瘘，淋巴结中的大量干酪样物质经支气管进入肺内而发生。大叶性干酪样肺炎X线呈大叶性密度均匀磨玻璃状阴影，逐渐出现溶解区，呈虫蚀样空洞，可出现播散病灶，痰中能查出结核分枝杆菌(图3-7)。小叶性干酪样肺炎的症状和体征都比大叶性干酪样肺炎轻,X线检查见小叶斑片播散病灶,多发生在双肺中下部。

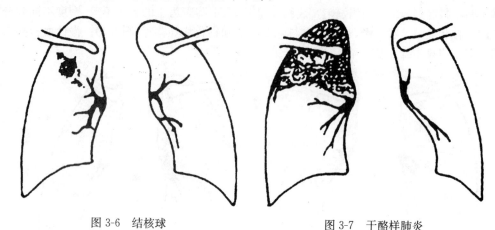

图 3-6　结核球　　　　　　　　　　　图 3-7　干酪样肺炎

5)纤维空洞性肺结核:纤维空洞性肺结核的特点是病程长,反复进展恶化,肺组织破坏重,肺功能严重受损,双侧或单侧出现纤维厚壁空洞和广泛的纤维增生,造成肺门抬高和肺纹理呈垂柳样,患侧肺组织收缩,纵隔向患侧移位,常见胸膜粘连和代偿性肺气肿(图3-8)。

(4)结核性胸膜炎:包括结核性干性胸膜炎、结核性渗出性胸膜炎(图3-9)、结核性脓胸。

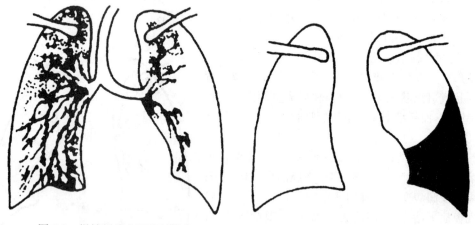

图 3-8　慢性纤维空洞性肺结核　　　　　图 3-9　结核性渗出性胸膜炎

(5)其他肺外结核:按部位和脏器命名,如骨关节结核、肾结核、肠结核等。

(6)菌阴肺结核:菌阴肺结核为三次痰涂片及一次培养阴性的肺结核。

4. 实验室及其他检查

(1)痰结核菌检查:痰中找到结核菌是确诊肺结核病的主要方法,也是制订化疗方案和考核治疗效果的主要依据。检查方法有直接涂片法、集菌法、培养法,应连续多次送检,痰菌阳性说明病灶是开放性的,若菌量在10万/ml以上,则患者为社会传染源。

(2)胸部X线检查:是早期诊断肺结核的重要方法,对确定病变部位、范围、性质、了解其演变及选择治疗方案具有重要价值。判断病变性质、有无活动性、有无空洞、空洞大小和洞壁厚薄等。肺结核病影像特点是病变多发生在上叶的尖后段和下叶的背段,密度不均匀、边缘较清楚和变化较慢,易形成空洞和播散病灶。诊断最常用的摄影方法是正、侧位胸片,常能将心影、肺门、血管、纵隔等遮掩的病变以及中叶和舌叶的病变显示清晰。

(3)结核菌素试验:有助于判断有无结核杆菌的感染,结核菌素试验对儿童、少年和青年的结核病诊断有参考意义。目前国内均以采用国产结核菌素纯蛋白衍化物(PPD)。将 PPD 5U(0.1ml)注入左前臂内侧上中三分之一交界处皮内,使局部形成皮丘,48~96 小时(一般为 72 小时)观察反应,结果判断以局部硬结直径为依据(彩图 3-1)。如皮肤硬结直径<5mm 为阴性反应,5~9mm 为一般阳性反应,10~19mm 为中度阳性反应,≥20mm 或局部起水疱、组织坏死为强阳性反应。结核菌素试验反应愈强,对结核病的诊断,特别是对婴幼儿的结核病诊断愈重要。凡是阴性反应结果的儿童,一般来说,表明没有受过结核菌的感染,可以除外结核病,但在某些情况下,也不能完全排除结核病,因为结核菌素试验可受许多因素影响,结核菌感染后需 4~8 周才建立充分变态反应,在此之前,结核菌素试验可呈阴性;营养不良、HIV 感染、麻疹、水痘、癌症、严重的细菌感染包括重症结核病如粟粒性结核病和结核性脑膜炎等,结核菌素试验结果则多为阴性和弱阳性。

(4)其他检查:慢性重症肺结核的外周血常规可有继发性贫血的表现;活动性肺结核血沉增快;胸水检查呈渗出性改变。

案例 3-2 分析(1)

　　该患者发热 37.9℃,咳嗽,咳白色黏痰,右上肺闻及散在湿啰音,血沉 85mm/h,X 线胸片示右上肺结核病灶,综合上述情况,该患者最可能的临床诊断是肺结核。

5. 心理、社会状况 患者可因缺乏对结核病的认识,担心能否治愈、害怕传染给亲人(尤其是孩子)等而表现出慌张和焦虑,患病后影响生活和工作,常出现自卑、多虑。结核病是慢性传染性疾病,由于住院隔离治疗,患者不能与家人和朋友密切接触,加上疾病带来的痛苦,常感到孤独。由于本病治疗时间长,服药进展不大时,易产生悲观情绪。当出现咯血甚至大咯血时,患者又会因此而感紧张、恐惧。家人和朋友因对结核病的认识不足,也出现焦虑不安,甚至恐惧心理。

6. 治疗要点

(1)化疗原则:合理的抗结核化学药物治疗(简称化疗),对肺结核的控制起着决定性的作用。化疗的原则是早期、规律、全程、适量、联合使用敏感的药物。整个治疗方案分强化治疗阶段和巩固治疗阶段。应根据病情轻重、有无痰菌和细菌耐药情况选择化疗方案。

(2)常用的抗结核药(表 3-1)。

表 3-1 常用抗结核药物剂量、不良反应

药名(缩写)	每日剂量(g)	间歇疗法剂量(g/d)	主要不良反应
异烟肼(H,INH)	0.3	0.6~0.8	周围神经炎,偶有肝功能损害,精神异常
利福平(R,RFP)	0.45~0.6★	0.6~0.9	肝功能损害,过敏反应
链霉素(S,SM)	0.75~1.0▲	0.75~1.0	听神经损害,眩晕,肾功能损害
吡嗪酰胺(Z,PZA)	1.5~2.0	2~3	消化道反应,高尿酸血症,关节疼痛,肝功能损害
乙胺丁醇(E,EMB)	0.75~1.0●	1.5~2	球后视神经炎
对氨水杨酸钠(P,PAS)	8~12◆	10~12	胃肠道反应,肝损害,过敏反应

注:★体重<50kg 用 0.45,≥50kg 用 0.6,S、Z 用量亦按体重调节。▲老年人每次 0.75kg。●前两个月 25mg/kg,其后减至 15mg/kg。◆每日分 2 次服用(其他药物均匀每日 1 次)。

(四) 主要护理诊断/合作性问题

1. 营养失调:低于机体需要量   与食欲减退、营养摄入减少及代谢需要增加有关。

2. 活动无耐力   与结核毒性症状、机体消耗增加、营养不良、呼吸功能受损等有关。

3. 潜在并发症   窒息。

(五) 护理措施

1. 消毒隔离

(1) 痰涂片阳性者需 AFB 隔离,室内保持良好通风,每日用紫外线消毒。

(2) 注意个人卫生,严禁随地吐痰,在咳嗽或打喷嚏时用双层纸巾遮住口鼻,然后将纸放入污物袋中焚烧处理。容器中的痰液需经灭菌处理,用 5%～12% 的甲酚皂溶液浸泡 2 小时以上,然后再弃去。接触痰液后双手须用流水清洗。

(3) 餐具应煮沸消毒或用消毒液浸泡消毒,与他人同桌共餐时应使用公筷。

(4) 床单、衣服等用开水浸泡后清洗。被褥书籍可在烈日下暴晒 6 小时以上进行消毒灭菌。

(5) 患者外出时应戴口罩,密切接触者应到医院进行有关检查。

2. 休息与活动   ①结核患者症状明显,有毒性症状,或出现并发症时应卧床休息。②轻症患者应避免劳累和重体力劳动,保证充足的睡眠和休息。③恢复期可适当增加户外活动,进行有氧锻炼,以增强体质,促进康复。④没有传染性或极低传染性时应鼓励患者进行正常的社会交往,减轻其孤独和焦虑情绪。

3. 饮食护理   结核病是一种慢性消耗性疾病,需高度重视饮食营养的护理。①制订全面的饮食营养摄入计划,为患者提供高热量、高蛋白、富含钙、维生素的饮食。成人每日蛋白质总量应为 90～120g,优质蛋白质最好达到 1/2,首选牛乳。②注意食物的搭配,保证色、香、味以促进食欲。③由于机体代谢增加、盗汗,使体内水分的消耗量增加,应补充足够的水分,每日不少于 2000ml,保证机体代谢的需要和体内毒素的排泄,必要时静脉补充。④监测患者体重变化。

4. 对症护理

(1) 发热的护理:注意室内通风,保持病房适宜的温、湿度。发热者应多喝水,必要时给予物理降温或小剂量解热镇痛药。高热者按医嘱在使用有效抗结核药物的同时加用糖皮质激素,并按高热护理。盗汗患者睡眠时盖被不宜太厚,应及时用温毛巾帮助患者擦干身体和更换汗湿的衣服、被单等。

(2) 咯血的护理

1) 观察患者咯血的量、颜色、性质及出血的速度,评估血压、脉搏、呼吸、瞳孔、意识状态等方面的变化。

2) 小量咯血者应静卧休息,大量咯血者需绝对卧床休息,协助患者取平卧位,胸部放置冰袋,头偏向一侧,或取患侧卧位,以减少患侧活动度,防止病灶向健侧扩散,同时有利于健侧肺的通气功能。尽量避免搬动患者,以减少肺活动度。保持病室安静,守护并安慰患者以消除其紧张心理,使之有安全感。

3) 告诉患者咯血时不能屏气,以免诱发喉头痉挛、血液引流不畅,形成血块而导致窒息。嘱患者轻轻将气管内存留的积血咯出,保持呼吸道通畅。密切观察有无窒息的先兆,并做好气管插管或气管切开的准备与配合工作,以备及时解除呼吸道阻塞。

4) 大量咯血时应建立静脉通路,按医嘱给予神经垂体素、巴曲酶等止血药;可经纤维支气管镜局部注射凝血酶或行气囊压迫止血等止血措施,护士做好相应的准备与配合。及时为患者擦净血迹,保持口腔清洁、舒适,防止口腔异味刺激而引起再度咯血。配血备用,遵医嘱酌情适量输血。注意观察咯血后有无阻塞性肺不张、肺部感染及休克等发生。

5) 神经垂体素可收缩小动脉,减少肺血流量,从而减轻咯血。但也能引起子宫、肠管平滑肌收缩和冠状动脉收缩,故静脉滴注时速度不能过快,以免引起恶心、便意、心悸、面色苍白等不良反应。冠心病、高血压患者及孕妇忌用。

5. 健康教育

(1) 预防知识教育

1) 管理传染源:早期发现患者并登记管理,及时给予合理的化疗和良好的护理,以控制传染源及改善疫情,做到早发现、早诊断、早治疗痰菌阳性的肺结核患者。直接督导下短程化疗是控制本病的关键。

2) 切断传播途径:排菌痰液用 2%煤酚皂溶液或 1%甲醛溶液(2 小时)消毒,污染物阳光暴晒。注意个人卫生,养成良好的习惯,不随地吐痰,在打喷嚏或咳嗽时能用双层纸巾遮住口鼻,将纸巾放入袋中直接焚毁。患者的居室、生活用品、食具、衣物等可采取物理和化学方法进行消毒,用 0.5%过氧乙酸溶液浸泡食具,用甲醛溶液熏蒸书报衣物等。不饮用未经消毒的牛奶。

3) 保护易感者:新生儿出生 24 小时内接种卡介苗,可获得免疫力。对儿童、青少年或 HIV 感染者等有感染结核菌好发因素而结核菌素试验阴性者,酌情预防用药,如每日 INH300mg,儿童每日 5～10mg/kg,1 次顿服,疗程 6～12 个月。

(2) 相关知识教育:合理安排休息,避免劳累、情绪波动及呼吸道感染。戒烟、戒酒,注意保证营养的补充,以促进身体的康复,增加抵抗疾病的能力。介绍结核病的常用治疗方法及持续用药时间,用药的注意事项及可能出现的不良反应。强调坚持早期、适量、全程、规律、联合用药的重要性,取得患者与家属的主动配合。指导患者定期复查胸片和肝、肾功能,及时调整治疗方案。

二、骨与关节结核

骨与关节结核好发于青少年及儿童。常继发于肺结核以及全身其他部位结核。慢性劳损、外伤、营养不良和全身抵抗力下降等因素可降低局部抵抗力,是结核菌侵害骨质的诱因。

(一) 发病机制与病理

发病部位以脊柱最多见,约占 50%,其次是膝、髋、肘关节。发病初期结核杆菌经血循环到达关节滑膜或骨,为单纯滑膜结核或单纯骨结核,破坏尚不严重,此时如能及时正确治疗,骨关节功能可完全保存。若病变进一步发展,关节面软骨破坏,形成全关节结核,骨与关节出现结核性炎性浸润、肉芽增生、干酪样坏死、寒性脓肿和窦道。晚期可导致病理性脱位或骨折、肢体畸形或残障。按发生部位可分为骨结核、滑膜结核和全关节结核三种。

1. 骨结核 按其发病部位不同可以分为以下几种:①松质骨结核:按病灶的部位可以分为中心型和边缘型两种。中心型因为血供不好容易形成死骨,死骨吸收后形成空洞。边缘型的主要表现骨缺损。②皮质骨结核:病变多从髓腔开始,呈局限性溶骨性破坏,一般不形成大块死骨,儿童可以呈葱皮样增殖,成人和老年人没有这种改变。③干骺端骨结核:兼有松质骨和皮质骨的特点。

2. 滑膜结核 滑膜起于中胚层,广泛分布于关节、剑鞘和滑膜囊的内层,受结核菌感染后形成滑膜结核。滑膜结核的发展规律:滑膜炎、血管翳形成,软骨和骨骼破坏,如果吸收好转则治愈,如果形成寒性脓肿并穿破关节腔,则发展成为全关节结核。

3. 全关节结核 全关节结核是由单纯骨结核或单纯滑膜结核演变而来,除骨与滑膜病变外,关节软骨也发生破坏或被剥离。关节软骨再生能力很差,一旦破坏,即使病变停止,缺损处也只能被纤维组织修复,失去其原有的光滑面,使关节发生纤维性或骨性强直,从而丧失关节功能。发展成全关节结核后,全身或局部症状均较显著。

(二) 护理评估

案例 3-3

患者,女,30 岁。既往有肺结核史,近 1 个月来腰背痛,伴低热,盗汗。体格检查:胸 10~12 棘突明显压痛,拾物试验阳性。

问题:

1. 考虑最有可能的临床诊断是什么?

2. 为明确诊断,哪项检查最有价值?

3. 简述治疗要点。

1. 全身症状 多数起病缓慢,可有慢性结核中毒症状。极少数(多为小儿)起病急骤,可表现出高热等症状,多见于儿童患者。

2. 局部症状与体征

(1)疼痛:病变关节早期即有轻度疼痛,随病变发展疼痛加重,尤其在活动或负重时疼痛更明显。小儿患病时常出现"夜啼",因为熟睡后,患病关节周围的保护性肌痉挛解除,在活动肢体或翻身时即发生突然疼痛而哭叫。髋关节结核早期为髋部疼痛,劳累后加重,休息后减轻;疼痛可放射至膝部,故患者常诉同侧膝部疼痛;小儿可表现为夜啼。部分患者可因病灶突破关节腔而产生剧烈疼痛。肩关节结核早期有酸痛感,以肩关节前侧为主,有时可放射到前臂及肘部。

(2)活动受限和姿势异常:病变关节的疼痛及周围肌肉的保护性痉挛,常使肢体关节活动受限或出现异常姿势。髋关节结核早期就有跛行,可见托马斯征阳性(即在平卧时两下肢平置,见腰部生理前屈加大;让患者双手抱紧健侧膝部,骨盆平置,则患侧髋与膝呈屈曲状态),说明患髋有屈曲畸形存在。腰椎结核患者,腰椎活动度受限,常挺腰屈膝下蹲状去捡拾地上物品,称拾物试验阳性。

(3)功能障碍:通常患者的关节功能障碍比患部疼痛出现更早。为了减轻患部的疼痛,各关节常被迫处于特殊的位置,如肩关节下垂位,肘关节半屈曲位。髋关节屈曲位,踝关节足下垂位。颈椎结核患者常用两手托下颌,胸椎或腰椎结核患者有肌肉保护性痉挛,致使弯腰困难而小心蹲拾物等特有的姿势。

(4)肿胀:四肢关节结核局部肿胀易于发现,皮肤颜色通常表现正常,局部稍有热感。关节肿胀逐渐增大,肢体的肌肉萎缩,患病关节多呈梭形。脊柱结核因解剖关系,早期体表可无异常发现,随着病变发展,椎旁脓肿增大并沿肌肉间隙移行至体表,寒性脓肿可出现于颈部、背部、腰部、骶前和大腿内侧等。如脓肿移行至体表,皮肤受累,可见表皮潮红,局部温度也可增高,有的甚至穿破皮肤形成窦道。同时患者多出现低热,局部疼痛加重。寒性脓肿出现时有助于骨关节结核的诊断。

(5)局部体征

1)脊柱结核:可见脊柱后突畸形和拾物试验阳性。

2)膝关节结核:关节因上下方肌肉萎缩而呈梭形肿胀(俗称"鹤膝"),局部皮温升高、有压痛,功能受限。关节积液时,可出现浮髌征阳性。关节可有屈曲畸形、半脱位、膝外翻畸形等;骨骺破坏者可表现为患肢短缩畸形。

3) 髋关节结核:因疼痛患者可表现为跛行,晚期可有髋关节的屈曲、内收、内旋畸形和患肢缩短等。

4) 肩关节结核:肩关节三角肌萎缩,关节肿胀不明显,外展、外旋受限。

案例 3-3 分析(1)

患者既往有结核病史,结核毒性症状和腰背部疼痛,检查发现胸 10～12 棘突明显压痛,拾物试验阳性。根据患者症状和体征,最可能的诊断是脊柱结核。

3. 并发症

(1) 寒性脓肿和窦道:一般局限在病灶附近,但脊柱结核脓肿可以沿肌肉及筋膜间隙流向远处。脓肿破溃后形成窦道,经久不愈,易并发混合感染。

(2) 截瘫或四肢瘫:是脊柱结核最严重的并发症。主要由于脓液、死骨和坏死的椎间盘以及脊柱畸形等压迫、损伤脊髓所致。表现为躯干和肢体的感觉、运动及括约肌功能部分或完全障碍。

(3) 关节脱位:结核病变造成全髋关节破坏时,可发生病理性脱位。

4. 辅助检查

(1) 血常规:患者常有轻度贫血,多发病灶或长期合并继发感染者,可有较严重贫血。10% 白细胞计数可增高,混合感染者白细胞计数明显增加。

(2) 血沉:病变活动期一般血沉都加速,但也可正常,病变静止或治愈者血沉将逐渐趋于正常,这对随诊有意义。

(3) 结核菌素试验:阳性有参考意义,但阴性者不能完全排除结核感染。

(4) 组织学检查:在滑膜上取肉芽组织,骨骼在囊样病灶处取活体组织,其阳性率较高。结核菌培养和病理组织学检查同时进行,确诊率可达 70%～90%。混合感染时结核菌培养阳性率极低。

(5) 影像学检查:X 线平片和断层片是诊断骨关节结核的重要手段之一,它不但能够确定病变的部位和程度,而且还能明确病变的性质和病理改变。CT、MRI 检查对于早期诊断和指导治疗都有重要价值,特别是对脊柱结核的诊断意义更大。

案例 3-3 分析(2)

为进一步诊断,给予患者胸腰段 X 线片检查,以明确病灶部位。

(三) 主要护理诊断/合作性问题

1. 营养失调:低于机体需要量 与结核病的长期慢性消耗及营养不足有关。

2. 疼痛 与局部肿胀、炎症反应等有关。

3. 有失用综合征的危险 与关节破坏、脱位、强直、畸形以及局部制动有关。

(四) 护理措施

1. 休息与活动 患者要充分休息,保障睡眠,适量进行户外活动,适当全身锻炼,以增强体质,功能锻炼要适度,要循序渐进。

2. 饮食护理 给予高热量、高蛋白、高维生素饮食,并注意膳食结构和营养搭配,适当增加牛奶、豆制品、鸡蛋、鱼、瘦肉等摄入量,多食新鲜蔬菜及水果等。对食欲差,经口摄入不足者,应遵医嘱提供肠内或肠外营养支持。对严重贫血或低蛋白血症的患者,应遵医嘱补充铁剂、输注新鲜血液或白蛋白等。

3. 心理护理　安慰患者,消除其恐惧与焦虑,树立其战胜疾病的信心,使患者保持乐观情绪,积极配合治疗。

4. 局部制动　患肢以石膏或皮牵引制动,以缓解疼痛,防止病变扩散,避免发生病理性骨折与脱位,并防止关节畸形。制动到病灶稳定为止。

5. 用药护理　坚持长期用药及联合用药,加强督导,注意毒性反应的发生与预防。

6. 皮肤护理　患者虚弱无力或制动,生活自理有一定困难,协助翻身、更衣、洗浴、按摩等,防止发生压疮、截瘫等。窦道换药时应严格无菌操作,避免交叉感染。

案例 3-3 分析(3)

　　治疗上,采取按规程抗结核治疗,卧硬板床休息,全身支持疗法,注意检查全身其他部位有无结核病灶。

---

7. 并发症的护理

(1)寒性脓肿和窦道:寒性脓肿破溃后形成窦道,局部愈合是一个漫长的过程,注意及时局部换药,用红霉素软膏调和利福平粉末,用油纱包裹填塞,隔日1次或者隔2日1次。

(2)截瘫或四肢瘫:①说明卧床休息的必要性,强调脊柱结核轻瘫患者不能下地活动,以免导致瘫痪或瘫痪加重。②轻瘫患者须绝对卧床休息。③脊柱结核患者翻身时,注意保护病灶部位。颈椎结核患者翻身时,应有专人保护头颈部,卧于带头的石膏床上翻身,以避免直接翻身不当造成脊髓、神经损伤。④脊柱结核患者行病灶清除术后,注意观察其双下肢运动、感觉、大小便等情况。若功能改善,表示已解除脊髓受压。若功能变差,则可能为脊髓水肿等,应及时报告医师做相应处理。

8. 健康教育

(1)康复指导:指导患者出院后继续加强营养,注意劳逸结合,适量活动,根据手术部位术式及病情,选择适当的锻炼方法,不要过早起床,过早举重、载重。加强营养,增强免疫力,多食高蛋白、高热量、高维生素饮食以提高机体的免疫力。

(2)治疗指导:说明骨关节结核有可能复发,必须坚持长期用药,遵医嘱按时服药。说明抗结核药物的不良反应及其表现特点,教会患者及家属自我观察,避免过早中断治疗而导致病情反复,增加新的痛苦,一旦发现不良反应就要及时就诊。用药期间应每3个月复查1次,一般用药满2年达到痊愈标准后,方可在医生的指导下停止用药。

三、肾　结　核

　　肾结核约占肺外结核的15%,系结核杆菌由肺部等原发病灶经血行播散至肾脏所引起,多在原发性结核感染多年才发病。多见于成年人,儿童少见。主要临床表现为尿频、尿急、尿痛,血尿等。如能及时发现与治疗,绝大多数患者能治愈。

(一)发病机制

　　肾结核的原发病灶主要为肺部的初染病灶,其次为骨、关节、附睾、女性生殖器附件、肠道和淋巴结等结核灶。主要在肾皮质中形成多发性微结核病灶,以后经肾小管侵犯髓质,形成结核性肉芽肿,常潜伏多年后才发生干酪化而扩散。故肾结核出现症状时,肺结核多已愈合。由于双肾病灶的发展不一致,故临床上90%表现为单侧性肾结核。干酪样病灶在肾乳头溃破后形成空洞,有时病灶发生纤维化、钙化,可引起肾小盏颈部瘢痕狭窄,使肾盏形成闭合性脓腔。结核菌随尿流播散,可引起输尿管、膀胱结核。输尿管因瘢痕狭窄,可引起尿流梗阻而发生肾盂积水或积脓。膀胱结核可引起黏膜小溃疡和形成结核结节,肌层纤维化可引起膀胱容量减少。膀胱三角区病变严重时,可使健侧输尿管口狭窄和/或闭锁不全,引起膀胱输尿管反流,造成健侧肾脏继发性结核和积液。病变侵犯肾实质血管还可引起闭塞性血管炎。尿中结核菌经后尿道进入前列腺、输精管、精囊和附睾,故半数以上男性患者可并发生殖系统结核。尿道亦可因结核而发生狭窄。

(二) 护理评估

案例 3-4

患者,男,27岁,因尿频、尿急、尿痛、血尿、发热、食欲减退3日就诊。体格检查:T 38.2℃,P 98次/分,右肾区叩击痛(+),3年前曾患肺结核,服药1年多。血常规示 WBC 11.3×10^9/L。尿常规示 WBC(++),RBC(+)。

问题:

1. 考虑最有可能的临床诊断是什么?

2. 为明确诊断,你认为还需做哪些检查?

3. 患者目前膀胱刺激症状明显,你认为在护理上应注意哪些问题?

1. 身体状况　本病多见于青壮年,男性稍多于女性。临床表现取决于病变范围,以及输尿管、膀胱继发结核的严重程度。局限于肾实质时可无临床症状,故早期多无明显症状。

(1) 尿路刺激征:表现为尿频、尿急、尿痛。最早出现的症状往往是尿频,当病变累及膀胱、出现膀胱结核性溃疡时,则尿频更为严重。膀胱发生挛缩时,尿频严重而每次尿量极少(<50ml),甚至尿失禁;若有尿道狭窄,则有排尿困难,排尿时间延长。

(2) 血尿:约60%患者可有无痛性血尿,在部分患者可作为首发症状,肉眼血尿占70%~80%。血尿可来自肾脏或膀胱,前者血尿为均匀性(全程血尿),后者见于排尿终了、膀胱收缩时(终末血尿)。血尿引起血块堵塞时,可出现肾绞痛等症状。

(3) 局部症状:发生肾盂积水、脓肾或肾周组织结核病变时可出现腰痛、腰部酸胀等局部症状。

(4) 全身症状:部分患者可出现发热、盗汗、消瘦等结核病表现。晚期双肾结核或一侧肾结核,并发对侧严重肾盂积液时,则可出现贫血、水肿、食欲不振、恶心、呕吐等慢性肾功能不全症状。

2. 辅助检查

(1) 尿常规:尿常规呈酸性尿是肾结核尿的特点。尿蛋白多为(±~+),常有镜下脓尿和镜下血尿,尿常规检查是早期筛选肾结核的重要检查。如尿急、尿频、尿痛的患者,有镜下脓尿而普通培养未发现阳性致病菌,则应高度怀疑肾结核的可能性。

(2) 晨尿培养:是诊断肾结核的重要依据。一般认为晨尿标本优于24小时尿,因晨尿易于收集且污染机会较少。但由于结核菌向尿中排泄是间隙性的,故在应用抗结核治疗前至少留3日晨尿做结核菌培养。

(3) 24小时尿沉渣找抗酸杆菌:方法简单,结果迅速,结核治疗前多次检查,阳性率可达70%。但应注意抗酸杆菌可污染尿液导致假阳性,故阳性仅有参考价值,不能作为确诊依据。

(4) 静脉肾盂造影(IVP):静脉肾盂造影在病变早期可完全正常,随着病变的进展,最先出现肾盏变钝,随后是肾乳头小空洞形成,干酪性病灶内可有散在性的钙化影。输尿管狭窄,呈"腊肠状"、"串珠样"特征性改变。其他还可见到肾收集系统狭窄、皮质瘢痕和充盈缺损等。晚期可见整个肾脏钙化（自截肾），多个肾盏不显影或呈大空洞。IVP 显示空洞形成和尿路狭窄，为诊断肾结核的有力依据。

（5）X 线平片：对肾结核诊断价值较小。胸片有时可见陈旧性肺结核。腹部平片可见实质钙化，呈斑点状或不规则形，晚期可见整个肾脏钙化。

案例 3-4 分析（1）

该患者有低热，食欲减退，膀胱刺激征（＋），右肾区叩击痛，曾有肺结核病史，尿常规：可见白细胞、红细胞，诊断上考虑是肾结核。

3. 心理、社会状况 肾结核病程长，反复发作，迁延难愈，患者常焦虑、灰心，长期服药，可能出现厌倦、烦躁情绪。

4. 治疗要点 抗结核化学药物治疗对肾结核是十分有效的，甚至较严重的病例，化疗后仍可获得较好疗效。目前肾结核已很少需要外科手术治疗。具体化疗方法参考肺结核章节。

案例 3-4 分析（2）

为明确诊断，留取晨尿培养找抗酸杆菌，24 小时尿沉渣找结核杆菌，如阳性有助于诊断。

（三）主要护理诊断/合作性问题

1. 排尿异常 与脓尿刺激膀胱黏膜有关。
2. 营养失调：低于机体需要量 与食欲差、病程长、结核病变消耗有关。
3. 焦虑 与疾病久治不愈、担心愈后等因素有关。

（四）护理措施

1. 饮食护理 高蛋白、高热量、富含维生素的饮食。多吃新鲜蔬菜、水果及各种富含水分的清淡食品，以保持大小便通畅。

2. 休息与运动 症状明显时，应卧床休息。恢复期可适当增加户外活动，加强体质锻炼，提高机体的抗病能力。轻症患者在治疗的同时，可进行正常工作，保证充足的睡眠，做到劳逸结合。

3. 尿频、尿急、尿痛的护理 增加水分的摄入，在无禁忌证的情况下，应尽量多饮水、勤排尿，以达到不断冲洗尿路、减少细菌在尿路停留时间的目的。每日饮水量不低于 2000ml，保证每日尿量在 1500ml 以上。

4. 皮肤护理 保持皮肤、黏膜的清洁。加强个人卫生，增加会阴清洗次数，减少肠道细菌侵入尿路而引起感染的机会。女性患者月经期尤需注意会阴部清洁。

5. 缓解疼痛 可膀胱区热敷或按摩，以缓解局部肌肉痉挛，减轻疼痛。

6. 用药护理 遵医嘱给予抗菌药物治疗，注意观察药物的疗效及不良反应。必要时口服碳酸氢钠碱化尿液，减轻尿路刺激症状。尿路刺激症状明显者可遵医嘱给予阿托品、普鲁苯辛等抗胆碱能药物。

案例 3-4 分析（3）

尿路刺激症状明显时，嘱患者多饮水、勤排尿，以达到不断冲洗尿路、减少细菌在尿路停留时间的目的。每日饮水量不低于 2000ml，保证每日尿量在 1500ml 以上。

7. 心理护理 由于肾结核病程较长，需要长期服药，患者情绪低沉，对治疗和生活的信心不足，应加强心理疏导。热情地向患者介绍结核病的常识，使其认识到这是一个可治疗的慢性病，从而消除疑虑，促使早日恢复健康。

8. 健康教育 指导患者合理安排休息，规律作息，避免劳累，适当进行户外锻炼，不感觉疲劳为宜，以增加抗病能力。室内保持良好的通风，衣服、被褥、书籍在阳光充足的情况下暴晒 2～

7 小时以上进行消毒处理。勿用对肾有损害的药物如氨基糖苷类、磺胺类抗菌药物等。教会患者根据病情合理安排每日的食物,保证营养补充。患者应戒烟、戒酒。

四、肠 结 核

肠结核是由结核菌引起的一种肠道慢性特异性炎症。临床以腹痛、腹胀、排便异常、腹部肿块和全身毒血症状为主要特点。患者多为青壮年,女性稍多于男性。

(一)病因和发病机制

肠结核主要是由人型结核菌经口感染所致,少数由牛型结核菌引起。吞入胃内的结核菌借其酯外膜逃避胃酸的杀灭,随之进入肠道,多在回盲部引起病变,可能与该部有丰富的淋巴组织、含结核菌的肠内容物在该处停留时间较长和肠内容物为匀质的食糜之故,利于结核分枝杆菌和肠黏膜充分接触而致病。其他肠段也可受累。肠结核好发于回盲部,其次为升结肠、空肠、横结肠、降结肠、阑尾、十二指肠及乙状结肠等处,偶有位于直肠者。病理变化大体上可分为 3 种类型。

1. 溃疡性肠结核　肠壁的淋巴组织呈充血、水肿及炎症渗出病变。当感染的结核菌量多、毒力强,人体免疫力较低、过敏反应较高时,则渗出性病变逐渐加重,发生干酪样坏死和溃疡形成,称为溃疡性肠结核。

2. 增生型肠结核　病变多局限在盲肠,有时可累及升结肠近段或回肠末段,这时可见病变肠段有大量结核性肉芽肿和纤维组织增生,使肠壁呈局限性增厚与变硬,称为增生型肠结核。上述病变可使肠腔变窄。

3. 混合型肠结核　兼有溃疡型和增生型两种病理改变。

(二)护理评估

1. 流行病学资料

(1)传染源:开放性肺结核或喉结核患者。

(2)传播途径:胃肠道感染为肠结核的主要传播方式,多数患者多有开放性肺结核或喉结核病史,经常吞咽含有结核分枝杆菌的痰液,或经常与开放性肺结核患者共餐,忽视餐具消毒隔离而引起本病。血行播散也是肠结核的感染途径之一。见于粟粒型结核经血行播散而侵犯肠道;或由输卵管结核、结核性腹膜炎、肠系膜淋巴结核等,此种感染系通过淋巴管播散。

(3)易感人群:普遍易感。本病可发生于任何年龄,但以青壮年多见,女性多于男性。

2. 身体状况　多数起病缓慢,病程较长,大多数肠结核患者缺乏特异性临床表现。

案例 3-5

患者,男,27 岁。2 年前有肺结核病史,曾用异烟肼、链霉素、利福平抗结核治疗 1 年多,2 个月前因低热、食欲减退、腹胀、便秘 6 日入院。查体:T 37.9℃,P 102 次/分,腹胀,右下腹轻压痛和反跳痛,ESR 85mm/h。X 线钡餐造影可见钡影跳跃征象。

问题:

1. 考虑最有可能的临床诊断是什么?

2. 简述本病例的治疗原则。

3. 怎样对患者进行健康教育?

---

(1)全身症状:结核中毒症状多见于溃疡型肠结核,表现为低热、盗汗、全身不适、乏力等。患者呈慢性病容、消瘦、苍白、体重下降、肌肉松弛、贫血等营养失调表现。增生型肠结核患者全

身症状不明显。

(2) 腹痛：多位于右下腹，因病变多在回盲部。性质多为隐痛或钝痛，进食时诱发或加重，排便后可缓解。并发肠梗阻时，可出现右下腹绞痛，常伴腹胀、烦躁不安、呼吸、脉搏增快、出汗等表现，体检可有肠鸣音亢进、肠型或蠕动波。

(3) 腹泻与便秘：腹泻是溃疡型肠结核的主要表现，粪便呈糊状或水样，不含黏液和脓血，一般每日排便 2～4 次，重者每日达十余次，不伴有里急后重。粪便呈糊状，并有水、电解质紊乱，也可为腹泻与便秘交替出现。增生型肠结核患者以腹胀、排便次数减少和粪便干硬等便秘表现为主。

(4) 腹部肿块：是增生型肠结核的主要体征，常位于右下腹，质地中等、伴有轻度或中度压痛。溃疡型肠结核合并局限性腹膜炎、周围组织粘连、肠系膜淋巴结结核时，也可出现腹部肿块。

(5) 并发症：多见于晚期患者，肠梗阻是本病最常见的并发症，主要发生在增生型肠结核；部分患者可发生亚急性或慢性肠穿孔，此时可形成瘘管。偶有急性肠穿孔，严重者可因肠穿孔并发腹膜炎或感染性休克而致死。

3. 辅助检查

(1) 血液检查：溃疡型肠结核患者可有轻度至中度贫血，无并发症时白细胞计数一般正常。病变活动时血沉明显增快。

(2) 粪便检查：溃疡型肠结核患者粪便多呈糊状，可见少量脓细胞和红细胞。粪便浓缩找结核菌，对痰菌阴性者有诊断意义。

(3) 结核菌素试验：结核菌素试验强阳性对本病有辅助诊断价值。

(4) X 线胃肠钡餐造影或钡灌肠检查：对肠结核诊断有重要价值。溃疡型肠结核时钡剂在病变肠段排空快、充盈不佳，呈激惹状态，而病变上下两端肠段钡剂充盈很好，称 X 线钡影跳跃征象。增生型肠结核表现为肠管狭窄、收缩畸形、肠管充盈缺损、黏膜皱襞紊乱、肠壁僵硬、结肠袋消失等 X 线征象。

(5) 结肠镜检查：结肠镜可以对全结肠和回肠末段进行直接观察，如能发现病变，对本病诊断有重要价值。病变主要在回盲部，内镜下可见病变肠段黏膜充血、水肿，大小和深浅不一的、形态不规则、边缘隆起的溃疡，大小及形态各异的炎症息肉，肠腔变窄等。病变部位活检如发现干酪样坏死性肉芽肿或结核分枝杆菌，可确诊本病。

案例 3-5 分析(1)

该患者有肺结核病史，低热、食欲减退、腹胀、便秘。查体：右下腹压痛、反跳痛，血沉明显升高，X 线钡餐造影可见钡影跳跃征象。综合上述情况，该患者可能的临床诊断是肠结核。

4. 治疗要点 早期抗结核化学药物治疗是治疗本病的关键，因为肠结核早期本病是可逆的。要坚持早期、联合、规则、足量、全程抗结核药物治疗，可选用异烟肼、链霉素、利福平、吡嗪酰胺、乙胺丁醇等药物，辅以休息、合理营养、对症治疗，以达到消除症状，改善全身状况，促进病灶愈合。

案例 3-5 分析(2)

该患者应早期应用抗结核化学药物治疗，辅以休息、合理营养，对症治疗，促进患者早日康复。

（三）主要护理诊断/合作性问题

1. 疼痛：腹痛 与病变肠段的炎症刺激，或肠梗阻引起的肠痉挛、肠蠕动加快有关。

2. 腹泻 与肠结核所致的肠功能紊乱有关。

3. 潜在并发症 肠梗阻、结核性腹膜炎、肠系膜淋巴结结核。

(四) 护理措施

1. 一般护理 保持病房安静、整洁、舒适,保证充足的睡眠和休息。

2. 饮食护理 应给予高热量、高蛋白、高维生素又易于消化的食物。腹泻明显的患者应少食乳制品、富含脂肪的食物和粗纤维食物,以免加快肠蠕动。肠梗阻患者应禁食,并进行胃肠减压,静脉补充营养物质及水、电解质。

3. 对症护理

(1) 腹痛:患者卧床休息并安置适宜的体位,按医嘱使用抗胆碱能药,并注意药物的副作用。对并发完全性肠梗阻、急性肠穿孔的剧烈腹痛患者,积极做好手术治疗的各项准备工作。

(2) 腹泻:控制腹泻对改善患者的营养状态甚为重要,应注意腹部保暖,观察排便次数和粪便的性状,保持肛周皮肤清洁,每次排便后局部用温水清洗,必要时局部涂无菌凡士林。

(3) 便秘:向患者解释便秘的原因,帮助患者消除不良情绪反应。指导患者养成定时排便的习惯,适当活动,进行腹部按摩,有便意时立即如厕,必要时遵医嘱给予缓泻剂和软化剂或保留灌肠,以保持正常通便,改善躯体不适,增加舒适感。

(4) 发热:对毒血症状严重者,应卧床休息以减少机体的消耗,多进水及加强营养补充,以弥补因发热出汗引起的消耗过多。测量并记录体温、脉搏、呼吸。出汗后要及时更换衣服,注意保暖。做好口腔护理。正确使用抗结核药物,必要时按医嘱使用退热措施。

4. 病情观察 密切观察腹痛、腹胀情况,注意有无肠型和肠蠕动波,以便及时发现肠梗阻、肠穿孔等并发症,一旦发现异常,应及时通知医生,并做好相应的护理和治疗配合。

5. 用药护理 向患者介绍常用抗结核药物的作用和不良反应,正确给药,注意观察疗效和不良反应。

6. 健康教育 向患者及家属解释有关病因,嘱其配合医生积极治疗,并定期复查。指导患者加强身体锻炼,合理饮食,生活规律,劳逸结合,保持良好心态,以增强抵抗力。注意个人卫生,提倡分餐制,牛奶应煮沸后再饮用。粪便要消毒处理,防止病原体传播。

案例 3-5 分析(3)

指导患者加强身体的锻炼,合理营养,生活规律,劳逸结合,保持良好心态,以增强抵抗力。对患者的粪便要消毒处理,防止病原体传播,发生腹泻时要做好肛周护理,以免频繁刺激引起肛周皮肤糜烂。

五、结核性脑膜炎

结核性脑膜炎简称结脑,是由结核杆菌引起的脑膜非化脓性炎症。可继发于粟粒性结核及其他器官的结核病灶。常在结核原发感染后 1 年以内,尤其 3~6 个月内最易发生。婴幼儿多见,以冬、春季为多。主要临床特征为低热、盗汗、纳差、消瘦以及头痛、呕吐、颈强直等颅内压增高征象和脑膜刺激征。

(一) 发病机制

小儿结核性脑膜炎常为全身血行播散型肺结核的一部分。结核菌经呼吸道进入肺部,先形成小区域的感染,由于该菌不分泌酶或毒素而不引起免疫或炎性反应,也无任何症状。数周后杆菌侵入淋巴系统进入局部淋巴结,因菌血症经血行播散进入脑膜和脑实质包括室管膜下等部位,并在此复制。

当机体引起免疫反应,使 T 淋巴细胞致敏,激活巨噬细胞并移至感染灶。巨噬细胞吞没杆菌并融合一起形成多核巨细胞,此时大多数杆菌经此免疫反应而被杀灭,少量仍可留在巨噬细胞内。这种肉芽肿性病灶被不完全的囊壁样组织包绕,其体积微小可在脑膜或脑实质内静止存在多年或终生。

当免疫功能降低,病灶内的结核菌激活而破入蛛网膜下隙,随脑脊液播散,历时数天至数周即可引起结核性脑膜炎。炎性反应可迅速增加,但其程度和菌壁的抗原物质引起的超敏反应有一定的关系。炎性过程产生的大量渗出物多沉积在脑底池,随时间的进展可引起蛛网膜炎,此时成纤维细胞进入渗出物,脑膜渐渐增殖变厚,当影响脑膜对脑脊液的吸收可引起交通性脑积水,若因粘连而阻塞第四脑室正中孔及侧孔可引起梗阻性脑积水。

(二) 护理评估

> **案例 3-6**
>
> 患儿,男,3 岁。半个月来发热、易怒,好哭,睡眠不安,食欲不振,2 日来头痛呕吐,抽搐 1 次并发现颈硬。查体:T 37.8℃,嗜睡,颈强直,心肺(一),脑膜刺激征(十);脑脊液检查:外观清晰,白细胞 150×10^6/L,中性粒细胞 0.20,淋巴细胞 0.70,蛋白质(十),糖和氯化物均降低。
>
> **问题:**
> 1. 考虑最有可能的临床诊断是什么?
> 2. 如何观察病情?
> 3. 患者腰穿术后要注意哪些问题?

1. 身体状况

(1) 一般症状:起病缓急不一,以缓慢者居多,大多低热,也可高热,常伴畏寒、全身酸痛、乏力、畏光、精神委靡、食欲减退等。小儿结核性脑膜炎的临床发现多较隐匿,缺少特征性。

(2) 神经系统症状、体征

1) 脑膜刺激征:多数病例早期即出现。婴幼儿和老年人脑膜刺激征多不典型。

2) 颅内压增高:有头痛、喷射性呕吐、视盘水肿、意识障碍,严重者出现脑疝、枕骨大孔疝可迅速导致呼吸停止。

3) 脑神经损害:面神经常被累及,次为展神经、动眼神经。视神经的损害可为单侧,也可为双侧,多数在疾病充分显现时才出现,但有时可以是结核性脑膜炎的首发征象。

4) 脑实质损害:表现多变,偏瘫常见,少数病例出现去大脑强直、手足震颤与徐动、舞蹈样运动等不同表现,均取决于病变损害部位。

5) 自主神经受损:表现为皮质-内脏联合损害,如呼吸、循环、胃肠和体温调节紊乱等,亦可出现肥胖、尿崩症或抗利尿激素增高综合征。

6) 脊髓受损:可出现脊神经受刺激或脊髓压迫、椎管阻塞等症状、体征。

2. 辅助检查

(1) 脑脊液检查:可出现以下变化:①压力增高,常在 $180 \sim 200 mmH_2O$。②外观清晰或呈毛玻璃样,放置数小时后可因纤维蛋白增多而出现纤维薄膜,蛛网膜下隙阻塞时可成黄色。③细胞数 $100 \times 10^6 \sim 500 \times 10^6$/L,以淋巴细胞占多数,但在疾病早期,部分患者以中性粒细胞为主。④蛋白质含量增高,多数含量在 $800 \sim 1000 mg$/L。⑤糖和氯化物大多低于正常。

(2) 影像学检查:CT 和 MRI 能显示结脑病变的部位、范围等。有助于判断结脑的病型、病期、病变程度及有无并发症,还可选择治疗方法,评价治疗效果并推测预后。

3. 心理、社会状况 结核性脑膜炎患者对疾病知识缺乏,病后怕影响生活和工作,加上疾病带来的痛苦,常出现自卑、多虑、悲观等情绪。

4. 治疗要点

(1) 抗结核药物的应用:抗结核药对结脑患者至关重要。原则仍是:早期、联合、足量、规律、全程。可选用异烟肼、利福平、链霉素、乙胺丁醇等药物,异烟肼易透入脑脊液,是治疗的主要药物。

(2) 肾上腺皮质激素的应用:激素可以减少脑膜的渗出和脑水肿,促使脑膜和脑实质炎症的消散和吸收,防止纤维组织增生。激素和化疗药物联合应用,对降低病死率,减少后遗症,消除中毒症状,恢复已受损的血-脑屏障等有明显疗效。一般每日 30mg 强的松口服或地塞米松 5mg 静脉点滴,待头痛症状消失,脑脊液检查趋于好转后可逐渐减量,疗程 6～12 周。

(3) 鞘内注射给药:对晚期严重病例,脑压高、脑积水严重、椎管有阻塞以及脑脊液糖持续降低或蛋白持续增高者,可考虑应用鞘内注射,注药前,宜放出与药液等量脑脊液。常用药物为地塞米松,2 岁以下 0.25～0.5mg/次,2 岁以上 0.5～5mg/次,以 0.9%氯化钠溶液稀释成 5ml 后注射。

案例 3-6 分析(1)

该患儿 3 岁,发热,头痛、呕吐,嗜睡,抽搐,颈硬,脑膜刺激征(＋)。脑脊液:外观清晰,白细胞 150×10^6/L,中性粒细胞 0.20,淋巴细胞 0.70,蛋白质(＋),糖和氯化物均降低。结合病史和相关检查,诊断上考虑是结核性脑膜炎。

(三) 主要护理诊断/合作性问题

1. 体温过高　与感染、结核中毒有关。

2. 营养失调:低于机体需要量　与长期低热、慢性消耗有关。

3. 潜在并发症　脑疝。

(四) 护理措施

1. 一般护理

(1) 早期应绝对卧床休息,注意通风,避免搬动颈部或突然变换体位。护理操作尽量集中进行。在护理患者过程中,应严格按照护理常规操作,如导尿管、吸氧管、吸痰管等均应进行严格的消毒处理,以免发生医源性感染和院内交叉感染。

(2) 注意增加营养,给予高热量、高蛋白、高维生素、易消化饮食。如进食牛奶、豆浆、豆腐、鸡蛋、鱼类、肉类等高蛋白、高热量饮食。进食蔬菜、水果等补充维生素。多饮水忌食辛辣、坚硬、油炸、酸类食物。丰富的营养有利于提高抵抗力,促进病灶愈合,以增强机体抗病能力。

2. 观察病情

(1) 注意观察神志、瞳孔大小及对光反射。如发现意识障碍进行性加重,两侧瞳孔大小不等,头痛呕吐加重,呼吸不规则,提示有颅内压增高和脑疝形成,应及时报告医生,及时处理,并记录 24 小时出入量。

(2) 注意观察抗结核药物的不良反应,如出现视物不清、中毒性肝损害症状等,均应立即报告医生,以便采取相应的措施。

案例 3-6 分析(2)

注意观察生命体征变化,密切观察意识、瞳孔大小、对光反射等。如发现意识障碍进行性加重,两侧瞳孔大小不等,头痛呕吐加重,呼吸不规则,提示有颅内压增高和脑疝形成,应及时报告医生处理。

3. 口腔和皮肤护理　做好口腔护理,防止发生口腔炎。做好皮肤护理,保持床铺平整、清洁干燥,定时翻身,防止压疮发生。昏迷患者眼睛不能闭合者,可涂眼膏并用纱布覆盖,保护好角膜。

4. 腰穿后护理 腰穿后脑脊液压力有所下降,抬高头部时可引起头痛、头晕等症状,因此应去枕平卧6小时,不可在床上翻身。如腰穿后有头痛、呕吐等应及时报告医生处理。

案例 3-6 分析(3)

腰穿后脑脊液压力有所下降,抬高头部时可引起头痛、头晕症状,因此应去枕平卧6小时。如腰穿后有头痛、呕吐等应及时报告医生处理。

5. 健康教育

(1)向患者介绍服药方法、药物的剂量和不良反应,详细说明坚持规律用药、全程用药的重要性,以取得患者及家属的主动配合。

(2)对留有后遗症的患儿,指导家长掌握对患儿进行康复锻炼的方法,如对瘫痪肢体进行被动活动与按摩,失语患儿进行语言训练等。

案例 3-1 分析

1. 需要补充的评估内容有:给予痰涂片检查找抗酸杆菌及结核菌培养并进行药敏试验,检查血常规、血沉,PPD试验,行胸部正侧位X线平片检查。根据检查结果做出合理的诊断。

2. 该患者目前拟诊为:肺结核病。

3. 护理措施:患者处于肺结核活动期,予AFB隔离,告知患者要卧床休息,注意室内通风,保持病宜的温、湿度,给予高热量、高蛋白、富含钙、维生素的饮食,补充足够的水分,每日不少于2000ml,注意个人卫生,严禁随地吐痰。

4. 开展结核病预防知识的宣传,指导患者及家属了解结核病防治知识和呼吸道隔离的技术。管理好患者的痰液,用2%煤酚皂溶液或1‰甲醛溶液(2小时)消毒,污染物阳光暴晒,嘱患者戒烟、戒酒,注意保证营养的补充,以促进身体的康复,增加抵抗疾病的能力。向患者介绍结核病的常用治疗方法及持续用药时间,用药的注意事项及可能出现的不良反应。强调坚持早期、适量、全程、规律、联合用药的重要性,指导患者定期复查X线胸片和肝肾功能。

要点总结

1. 结核病是由结核菌感染引起的慢性传染病。结核菌可侵入人体全身各种器官,但主要侵犯肺脏,其他部位(如颈淋巴、脑膜、腹膜、肠、皮肤、骨骼等)也可继发感染。主要临床特点为低热、盗汗、乏力、食欲减退、消瘦,女性患者可有月经失调等。

2. 肺结核的主要病理特点为结核结节、干酪样坏死和空洞形成。关节结核按发生部位分为骨结核、滑膜结核和全关节结核三种。肠结核好发于回盲部,临床常见类型有溃疡型肠结核和增生性肠结核。肾结核的原发病灶主要为肺部的初染病灶,临床上90%表现为单侧性肾结核。小儿结核性脑膜炎常为全身血行播散型肺结核的一部分,主要病理变化有脑膜脑炎、血管炎、脑积水等三种。临床表现除结核中毒症状外,还有相应脏器受损的表现。

3. 痰结核菌检查为确诊肺结核的主要依据,X线胸片检查对早期诊断肺结核、肺结核分型、判断疗效等有重要价值;PPD试验有助于判断有无结核杆菌的感染,对儿童、少年和青年的结核病诊断有参考意义,结核菌素试验阴性不能排除肺结核。脑脊液、尿沉渣、粪便检查等对诊断其他脏器结核病有重要价值。

4. 结核病的治疗主要包括抗结核化学药物治疗、对症治疗和手术治疗三种。其中抗结核化学药物治疗是治疗和控制结核病的主要手段,化疗的原则为早期、规律、联合、适量、全程。适当休息、加强营养也是必不可少的辅助治疗措施。

5. 加强指导患者及家属了解结核病防治知识和AFB隔离技术,向患者介绍结核病的常用治疗方法及疗程,督导患者坚持规律、全程、合理用药,说明用药过程中可能出现的不良反应和用药注意事项。指导患者定期复查X线胸片和肝、肾功能,以了解病情变化,及时调整治疗方案。

执业考试模拟题

1. 确诊肺结核的最主要方法是（　　）
   A. 胸部 X 线检查　　　　B. 结核菌素试验
   C. 痰结核菌检查　　　　D. 血沉检查
   E. 肺部闻及湿啰音

2. 肺结核最主要的传播途径是（　　）
   A. 毛巾或餐具　　　　　B. 虫媒传播
   C. 食物和水　　　　　　D. 飞沫和尘埃
   E. 直接接触

3. 一般来说，儿童初次感染结核菌后出现的肺结核类型是（　　）
   A. 结核性胸膜炎
   B. 浸润型肺结核
   C. 血行播散型肺结核
   D. 慢性纤维空洞型肺结核
   E. 原发型肺结核

4. 结核菌素试验注射后，观察结果的时间为（　　）
   A. 12 小时　　　　　　　B. 12～24 小时
   C. 24～48 小时　　　　　D. 48～72 小时
   E. 96 小时以上

5. 下列哪项抗结核药物属于全杀菌药（　　）
   A. 链霉素　　　　　　　B. 异烟肼
   C. 对氨基水杨酸　　　　D. 乙胺丁醇
   E. 吡嗪酰胺

6. 为降低结核病的传播，不提倡患者（　　）
   A. 尽量不要到公共场所
   B. 将痰吐在纸上直接烧掉
   C. 经常用 5%～10% 的来苏液刷洗痰盂
   D. 烈日暴晒被褥
   E. 将痰吐在水池中冲净

7. 最常见的骨关节结核是（　　）
   A. 膝关节结核　　　　　B. 肩关节结核
   C. 肘关节结核　　　　　D. 髋关节结核
   E. 脊柱结核

8. 关于骨结核描述正确的是（　　）
   A. 90% 继于肺外结核
   B. 以髋关节结核最多见
   C. 患者常出现高热和寒战
   D. 患儿因突发疼痛出现夜啼
   E. 必要时外固定患肢于功能位

9. 骨关节结核时，让患者双手抱紧健侧膝部，骨盆平置，则患髋与膝呈屈曲状态，此时为（　　）
   A. 杜加试验阳性　　　　B. 拾物试验阳性

   C. 托马斯征阳性　　　　D. 浮髌试验阳性
   E. 直腿抬高试验阳性

10. 骨与关节结核的表现，下列哪项不正确（　　）
    A. 常形成窦道
    B. 常形成流注脓肿
    C. 死骨可经窦道流出
    D. 寒性脓肿不会穿破肠管、膀胱等空腔脏器
    E. 关节结核可出现梭形肿胀

11. 泌尿系男生殖系统结核的原发病灶主要是（　　）
    A. 骨关节　　　　　　　B. 淋巴结
    C. 肠道　　　　　　　　D. 肺
    E. 腹膜炎

12. 肾结核最具有特征性的临床表现是（　　）
    A. 腰痛　　　　　　　　B. 慢性膀胱刺激征
    C. 肉眼血尿　　　　　　D. 发热伴盗汗
    E. 消瘦

13. 肾结核的血尿属（　　）
    A. 终末血尿　　　　　　B. 初血尿
    C. 全程血尿　　　　　　D. 混浊尿
    E. 脓血尿

14. 溃疡型肠结核最典型的大便特征是（　　）
    A. 糊状便　　　　　　　B. 黏液脓血便
    C. 鲜血便　　　　　　　D. 大便变细
    E. 便秘

15. 对肠结核患者的护理措施不妥的是（　　）
    A. 活动性肠结核患者需卧床休息，以减少机体消耗
    B. 摄入高热量、高蛋白、高维生素且易于消化的食物
    C. 腹泻患者要多吃些豆制品和牛奶
    D. 监测患者腹痛程度和性质的变化
    E. 患者用过的餐具和用品要进行消毒

16. 肠结核的好发部位是（　　）
    A. 直肠和乙状结肠　　　B. 降结肠
    C. 横结肠　　　　　　　D. 升结肠
    E. 回盲部

17. 小儿患结核性脑膜炎时，脑脊液典型改变为（　　）
    A. 蛋白质含量降低
    B. 蛋白质含量正常
    C. 糖和氯化物含量降低
    D. 糖和氯化物含量增高
    E. 糖和氯化物含量正常

18. 结核性脑膜炎中期的主要表现是( )
    A. 性情改变　　　　B. 精神呆滞
    C. 低热　　　　　　D. 脑膜刺激征
    E. 出现幻觉

19. 诊断结核性脑膜炎的可靠依据是( )
    A. 发热、盗汗、乏力、消瘦,脑膜刺激征
    B. 脑脊液中找到结核杆菌
    C. 脑脊液生化糖、氯化物均降低
    D. 发现肺部原发病灶
    E. 结核菌素试验强阳性

20. 治疗结核性脑膜炎首选药物( )
    A. 异烟肼　　　　　B. 利福平
    C. 左旋氧氟沙星　　D. 链霉素
    E. 乙胺丁醇

21. 患者,男,22 岁,咳嗽 3 个月,痰中带少量血丝,乏力,低热。查体:淋巴结未触及肿大,肺部无异常体征。应首先做哪项检查( )
    A. 痰脱落细胞检　　B. 胸 X 线摄片
    C. 痰细菌培养加药敏　D. 查胸部 CT
    E. 纤维支气管镜检查

22. 患者,男,26 岁。患肺结核 3 年,1 周前出现低热、盗汗、咳嗽,昨晚突然咯血数口,应首选的治疗药物是( )
    A. 呼吸兴奋剂　　　B. 垂体后叶素
    C. 镇静剂　　　　　D. 凝血药
    E. 止咳药

23. 患者,男,33 岁。午后低热、盗汗 1 个月,中量咯血 12 小时。此时最恰当的体位是( )
    A. 俯卧位　　　　　B. 坐位
    C. 立位　　　　　　D. 患侧卧位
    E. 健侧卧位

24. 患儿,男,6 岁。诊断为原发型肺结核,其典型 X 线表现是( )
    A. 双极哑铃形阴影　B. 云絮状影
    C. 肺球形病灶　　　D. 肺门淋巴结肿大
    E. 散在的斑点状阴影

25. 患者,男,43 岁。因肺结核抗结核治疗已 3 个月,近日来出现视网膜视野缩小。最可能引起上述不良反应的药物是( )
    A. 异烟肼　　　　　B. 乙胺丁醇
    C. 利福平　　　　　D. 链霉素
    E. 吡嗪酰胺

26. 某患者在应用异烟肼、链霉素治疗中出现耳鸣、重听,痰菌阳性,你认为治疗方案应改为( )
    A. 利福平、乙胺丁醇

    B. 异烟肼、利福平、卡那霉素
    C. 异烟肼、利福平
    D. 卷曲霉素、利福平
    E. 庆大霉素、异烟肼

27. 患者,男,右膝关节慢性肿痛 5 个月余,活动障碍,但皮肤色泽正常,X 线片示关节间隙变窄,诊断考虑为( )
    A. 单纯骨结核　　　B. 单纯滑膜结核
    C. 全关节结核　　　D. 化脓性关节炎
    E. 化脓性骨髓炎合并关节炎

28. 患者,女,26 岁,进行性膀胱刺激症状,经抗生素治疗不见好转,且伴有右侧腰部胀痛、午后潮热,尿液检查对诊断有决定性意义的是( )
    A. 尿普通细菌培养
    B. 脓尿
    C. 血尿
    D. 24 小时找尿沉渣找抗酸杆菌
    E. 尿细胞学检查

29. 患者,女,38 岁,右肾结核无功能,左肾轻度积水,功能尚可,膀胱容量正常,上肺浸润性肺结核。目前最恰当的治疗应是( )
    A. 右肾切除　　　　B. 右肾部分切除
    C. 抗结核治疗　　　D. 左肾造瘘
    E. 右肾造瘘

30. 患者,女,18 岁。慢性腹泻半年,无脓血,伴乏力、消瘦。查体:右下腹可触及一 3cm×4cm 肿块,轻压痛,质中,血沉 58mm/h,PPD 强阳性,Hb 8.7g/L,最可能的诊断是( )
    A. 溃疡型结肠炎　　B. 肠结核
    C. 阑尾周围脓肿　　D. 卵巢囊肿
    E. 结肠癌

31. 患者,女,25 岁。腹痛、腹泻 2 年,近 2 个月来低热、盗汗,体重下降。结肠镜检查:回肠末端及升结肠充血、水肿,溃疡形成,边缘呈鼠咬状,肠腔狭窄。最可能的诊断是( )
    A. 溃疡性结肠炎　　B. Crohn 病
    C. 肠癌　　　　　　D. 肠结核
    E. 血吸虫病

32～34 题共用题干
    患儿,男,8 岁。近 1 周来头痛、呕吐、精神委靡、低热,3 个月前曾患过肺结核。体格检查:颈项强直(＋),心肺(－),PPD(＋＋＋),痰培养(＋)。

32. 目前首优的护理诊断是( )
    A. 有受伤的危险
    B. 有窒息的危险

C. 营养失调

D. 有皮肤完整性有受损的可能

E. 潜在并发症：颅内压增高

33. 首先应做的检查是（　　）

A. 头颅 CT

B. 复查胸片

C. 红细胞沉降率

D. 血常规

E. 脑脊液检查

34. 其典型的脑脊液改变是（　　）

A. 细胞数和蛋白正常，糖和氯化物同时降低

B. 细胞数和蛋白增高，糖和氯化物同时降低

C. 细胞数和蛋白增高，糖和氯化物含量正常

D. 细胞数和蛋白增高，糖和氯化物同时升高

E. 糖含量正常，氯化物含量升高

35～37 题共用题干

患者，女，25 岁。2 周前出现低热、盗汗、乏力、食欲不振、体重下降。3 日前出现高热、咳嗽、咳痰，伴咯血。X 线胸片示右肺上叶有密度较高、浓密不一的片状模糊阴影，PPD 试验（＋＋）。

35. 该患者最可能的诊断是（　　）

A. 肺结核

B. 慢性支气管炎

C. 支气管扩张

D. 肺心病

E. 支气管哮喘

36. 下列哪项护理诊断不符合本患者（　　）

A. 体温过高

B. 心输出量不足

C. 活动无耐力

D. 有窒息的危险

E. 营养失调：低于机体需要量

37. 治疗过程中检查发现患者血尿酸明显升高，你认为与哪种药物有关（　　）

A. 吡嗪酰胺

B. 异烟肼

C. 利福平

D. 乙胺丁醇

E. 胺链霉素

38、39 题共用题干

患儿，男，2 岁 3 个月。半个月来发热、头痛、呕吐、精神不振，近 2 日来头痛呕吐加剧，抽搐 1 次并发现颈硬。1 年前曾患原发性肺结核，服异烟肼、利福平 3 个月，症状好转后，自行停药。查体：嗜睡，颈强直，心肺（－），脑膜刺激征（＋）。

38. 该患儿可能患（　　）

A. 支气管淋巴结核

B. 原发型肺结核

C. 结核隐性感染

D. 结核性脑膜炎

E. 粟粒性肺结核

39. 针对该患儿采取的护理措施，错误的是（　　）

A. 保持室内安静，护理操作尽量集中，减少对患儿的刺激

B. 每日清洁口腔 2～3 次

C. 为患儿提供高热量、高蛋白质、高维生素饮食

D. 颅内压高时腰椎穿刺应在脱水剂使用前进行

E. 及时清除口、鼻、咽喉部分泌物及呕吐物

（郭汉辉）

第二节　伤　寒

伤寒（typhoid fever）是由伤寒杆菌引起的急性肠道传染病，以回肠下段淋巴组织增生、坏死为主要病变。临床特征为持续发热、相对缓脉、全身中毒症状与消化道症状、玫瑰疹、肝脾大、白细胞减少等，主要并发症为肠出血和肠穿孔。病后可产生持久免疫力。

一、病　原　学

伤寒杆菌属沙门菌属中的 D 群，革兰染色阴性，呈短杆状，不形成芽孢，无荚膜，有鞭毛，能运动，菌体裂解时释放内毒素，不产生外毒素。伤寒杆菌具有菌体（"O"）抗原、鞭毛（"H"）抗原及表面（"Vi"）抗原，在机体感染后可诱生相应的抗体。检测血清中"O"、"H"抗体以辅助临床诊断，即肥达反应；"Vi"抗体主要用于调查伤寒带菌者。伤寒杆菌在自然环境中生命力强，水中能存活 2～3 周，粪便中可存活 1～2 个月，寒冷环境中可存活数月。但对热、干燥及消毒剂的抵抗力不强，60℃ 15 分钟或煮沸后即可杀死；对一般化学消毒剂敏感，在 5% 石炭酸溶液中 5 分钟内死亡，消毒饮水余氯达 0.2～0.4mg/L 时迅速死亡。

二、发病机制与病理

伤寒发病主要取决于伤寒杆菌的感染量、毒力以及人体的免疫能力。伤寒杆菌内毒素是重要的致病因素。伤寒杆菌进入消化道后，未被胃酸杀死的细菌则进入小肠，在肠腔内繁殖，然后侵入肠黏膜，进入肠壁淋巴组织及肠系膜淋巴结继续繁殖，再由胸导管进入血流，引起第一次菌血症，患者无症状（相当于潜伏期内）。伤寒杆菌随血流进入全身各脏器，如肝、脾、胆囊和骨髓中继续大量繁殖，再次进入血流引起第二次菌血症，释放内毒素，产生临床症状（相当于初期）。随着血液中内毒素的增多，症状也由轻渐重，病程第 2～3 周，伤寒杆菌在胆囊内大量繁殖，随胆汁再次进入肠道，一部分随粪便排出，另一部分经肠黏膜再度侵入肠壁已致敏的淋巴组织，产生严重的炎症反应，导致局部坏死、脱落而形成溃疡，病变如累及血管引起肠出血，侵入肌层及浆膜层则引起肠穿孔（相当于极期与缓解期）。随着病程进展，患者的防御能力逐渐增强，随之恢复健康。少数患者症状消失后，由于胆囊长期存在病菌而成为慢性带菌者。

伤寒的病理特点为全身单核-巨噬细胞系统增生性反应，以回肠下段的集合淋巴结及孤立淋巴滤泡病变最具特征性。第 1 周淋巴组织高度肿胀；第 2 周肿大的淋巴结发生坏死；第 3 周坏死组织脱落，形式溃疡，甚至导致肠出血和肠穿孔；第 4 周溃疡逐渐愈合，不留瘢痕。肠系膜淋巴结及肝脾均增大，镜下可见明显充血或灶性坏死。

三、护理评估

（一）流行病学资料

1. 传染源　患者及带菌者是主要传染源。患者在潜伏期内即由粪便排菌，发病后 2～4 周排菌最大，传染性最强，恢复期或病愈后排菌渐少，但少数患者可持续排菌 3 个月以上，成为慢性带菌者，个别可终身带菌。慢性带菌者是引起伤寒不断传播流行的重要传染源。

2. 传播途径　伤寒杆菌可通过水、食物、日常生活接触、苍蝇和蟑螂等媒介而传播，水源污染是传播本病的重要途径，常是引起暴发流行的主要原因。散发病例大多与日常生活接触传播有关。

3. 人群易感性　普遍易感，病后可产生持久免疫力，很少二次发病。但伤寒与副伤寒之间无交叉免疫。

4. 流行特征　本病主要发生于夏秋季，发病以儿童与青壮年为多，无明显性别差异。

（二）身体状况

案例 3-7

患者，男，27 岁，有伤寒接触史。因发热伴食欲差、腹胀 6 日入院，体格检查：T 40.2℃，P 85 次/分，胸前可见数颗淡红色斑丘疹，肝肋下 2cm，脾肋下 1cm，质地软，有触压痛，肠鸣音活跃。血常规：WBC $3.6×10^9$/L。

问题：

1. 考虑最有可能的临床诊断是什么？

2. 该患者饮食上应给予何指导？

3. 该患者应采用何种措施降温？

潜伏期 7～23 日,一般为 10～14 日。

1. 典型伤寒 临床经过可分 4 期。

(1) 初期:病程第 1 周。缓慢起病,发热出现的最早,随病程进展体温呈阶梯形上升,可在 5～7 日内高达 39～40℃。伴有乏力、不适、食欲减退、咽痛、咳嗽等症状。

(2) 极期:约在病程第 2 周进入极期。出现伤寒特有的典型表现,肠出血、肠穿孔等并发症多在本期出现。①发热:高热持续不退,多呈稽留热型,少数可呈弛张热或不规则热,一般持续 10～14 日。②消化道症状:食欲减退更显著,腹胀、腹部不适或有隐痛,多有便秘,个别有腹泻,有时腹泻与便秘交替出现,右下腹可有压痛。③神经系统症状:与病情轻重成正比,表情淡漠、反应迟钝、听力减退、耳鸣,重者可出现谵妄、抽搐、昏迷、脑膜刺激征。④相对缓脉:通常体温升高 1℃,脉搏增快 10～20 次/分,但伤寒患者体温已达 40℃,脉搏仅 90～100 次/分,并发心肌炎时相对缓脉可不明显。⑤玫瑰疹:多见于病程 6～13 日,为淡红色小斑丘疹,直径 2～4mm,压之退色,多在 10 个以内,分批出现,常分布于下胸部、上腹部及背部,四肢少见,多在 2～4 日内消退(图 3-2)。⑥肝脾肿大:病程第 1 周末,肝、脾开始肿大,质软,可有轻度触痛,若出现黄疸或肝功能明显异常时,提示有中毒性肝炎存在。

(3) 缓解期:病程第 3～4 周,病情开始好转,食欲增加,腹胀渐消失,体温逐渐下降,中毒症状减轻,肿大的肝脾开始回缩,但仍可出现各种并发症。

(4) 恢复期:病程第 5 周末进入恢复期,体温恢复正常,食欲明显好转,通常 1 个月左右完全康复。患者体弱、原有慢性疾患及有并发症者病程往往较长。

学龄前儿童及幼儿患伤寒时,起病较急,发热可不规则,胃肠道症状明显,易并发支气管肺炎,玫瑰疹与相对缓脉少见,白细胞数一般不减少。老年伤寒患者症状多不典型,发热不高,虚弱现象明显,易并发支气管肺炎与心功能不全,恢复慢。

2. 其他临床类型 有轻型(毒血症状轻、病程短),暴发型(起病急、毒血症状严重),迁延型(病初表现与普通型相同,病程长达 5 周以上或数月)。

3. 复发与再燃 少数患者体温正常后 1～3 周,临床症状再现,血培养再度阳性,称为复发,多由于潜伏在体内的伤寒杆菌再度繁殖并侵入血流所致。复发的症状一般较轻,病程较短,并发症较少。部分患者在缓解期体温逐渐下降但尚未降至正常时又重新上升,称再燃,可能与菌血症未被完全控制有关。

4. 并发症

(1) 肠出血:为最常见的并发症,多在病程 2～3 周出现。由肠壁淋巴组织溃疡病灶中血管破裂而引起。少量便血可无症状,仅粪便呈深褐色,隐血试验阳性。大量出血可引起体温骤降、面色苍白、血压下降等休克表现。过早下床活动、饮食不当、排便过度用力、腹泻及治疗性灌肠等为常见诱因。

(2) 肠穿孔:为最严重的并发症,多见于病程第 2～3 周,好发于回肠末段。穿孔前常有饮食不当、腹痛、腹泻、肠出血、粪便用力过度等诱因。穿孔时突然感腹痛,右下腹为甚,出冷汗、脉快、体温与血压下降,继而出现腹部压痛、反跳痛、腹肌强直、腹胀等腹膜炎征象。肝浊音界消失,血白细胞数增高,体温再度升高,X 线检查膈下有游离气体。

(3) 中毒性肝炎:常见于病程第 1～3 周。表现为肝大及触痛、ALT 升高,少数患者有轻度黄疸。肝损害往往是一过性的,随病情好转肝功能亦恢复正常。

(三) 辅助检查

1. 血常规 白细胞数一般 3×10^9～5×10^9/L,中性粒细胞减少,嗜酸粒细胞减少或消失。嗜酸粒细胞计数随病情好转而恢复正常。

2. 细菌培养 培养阳性是确诊依据。发病第 1～2 周血培养阳性率可达 90％。骨髓培养阳性率高于血培养，阳性持续时间长，适用于经抗生素治疗，血培养阴性的患者。粪便培养在发病第 3～4 周阳性率最高，对早期诊断价值不高，常用于判断带菌情况。

3. 肥达反应（伤寒血清凝集反应） 伤寒抗体通常在病后 1 周左右出现，第 3～4 周阳性率最高，并可持续数月至数年。"O"抗体凝集效价≥1：80 及"H"抗体≥1：160 时，可确定为阳性，有辅助诊断价值。5～7 日后复检 1 次，效价上升 4 倍以上方有诊断价值。若只有"O"抗体升高而"H"抗体不升高，可能为沙门菌属感染早期；若只有"H"抗体升高而"O"抗体不升高，可能是既往患过伤寒或接种过伤寒菌苗，或因其他发热性疾病所致的非特异性回忆反应。"Vi"抗体的检测用于慢性带菌者的调查，效价在 1：32 以上有意义。

> **案例 3-7 分析（1）**
>   该患者有伤寒接触史，高热，相对缓脉，玫瑰疹，肝、脾肿大，血常规 WBC 偏低。综合上述情况，该患者可能的临床诊断是伤寒。

（四）心理、社会状况

伤寒具有传染性，症状多且严重，隔离后与社会交往疏远，患者多有抑郁、孤独、多虑、悲观等心理反应。由于不理解病程中需限制活动、饮食的意义，患者常出现焦虑情绪。

（五）治疗要点

伤寒以病原治疗为首要治疗措施，病原治疗首选喹诺酮类药物，诺氟沙星最为常用，其他可选用氧氟沙星、环丙沙星等。氯霉素缓解毒血症状及退热较快，热退后减半量，疗程 2～3 周，但易产生耐药性，目前较少应用。复方磺胺甲基异噁唑首剂加倍，疗程 7 日，有严重肝、肾功能不良、磺胺过敏、妊娠早期不宜服用。其他还可选用第 2、3 代头孢菌素等。病原治疗同时配合对症及并发症治疗，肠出血多采用保守治疗，肠穿孔时需手术治疗。

四、主要护理诊断/合作性问题

1. 体温过高 与伤寒杆菌裂解时释放的内毒素有关。

2. 营养失调：低于机体需要量 与高热、纳差、消化吸收功能低下有关。

3. 潜在并发症 肠出血、肠穿孔。

五、护理措施

（一）一般护理

按肠道传染病隔离。发热期须绝对卧床休息，退热 1 周后可逐步增加活动量，以减少热量和营养物质的消耗。协助长期卧床患者定期翻身，以防压疮等并发症。

（二）饮食护理

伤寒患者既需补充营养，又应防止肠出血、肠穿孔的发生，因此饮食监护极为重要。饮食宜给易消化、低纤维素、高热量、富有营养的流质或半流质食物。

1. 发热期间 应给予营养丰富、清淡、流质饮食，如米汤、牛奶、豆浆、蛋汤、鲜果汁等。极期由于高热、肠道吸收差,量不宜过多。必要时禁食,静脉补充营养。腹胀者给予少糖、低脂饮食,并禁食牛奶等产气食物,注意补充钾盐。

2. 退热期间 可给高热量、无渣或少渣、少纤维素、不易产生肠胀气的半流质饮食,如软面条、米粥、馒头等,另加瘦肉末、豆腐等,并观察进食反应。

3. 恢复期 患者食欲好转,可逐渐过渡到正常饮食,但要严格监督饮食量;切忌暴饮暴食或进质硬多渣不易消化的食物,以防肠出血和肠穿孔。

案例 3-7 分析(2)
该患者处于发热期,应给予营养丰富、清淡、流质饮食。但患者有腹胀症状,不宜食用牛奶、糖等产气食物。

(三) 高热护理

1. 休息 发热期患者必须绝对卧床休息至退热后 1 周,以减少热量和营养物质的消耗,恢复期无并发症者可逐渐增加活动量。

2. 降温 监测体温变化,观察热型。体温≥39℃时,可采用头部冷敷、温水或乙醇拭浴等物理降温。但有皮疹患者禁用擦浴法,以避免对皮肤的刺激。避免药物降温,以防虚脱。

3. 保证液体摄入量 高热、腹泻,使水丢失增多,应鼓励并协助患者多饮水,成人液体入量不少于 3000ml/d,口服量不足可静脉补充。必要时记录出入量。

4. 口腔护理 加强口腔护理,防止口腔炎,重症患者口腔护理每日 2～3 次。

5. 皮肤护理 做好皮肤护理,保持皮肤清洁、干燥,出汗多时更换衣被,床铺保持干燥、平整。

案例 3-7 分析(3)
该患者高热,达 40.2℃,可进行物理降温,使用冰袋冷敷或 25%～30% 乙醇溶液四肢擦浴。慎用药物降温,以防虚脱。

(四) 用药护理

遵医嘱使用抗菌药物,并观察疗效和不良反应。氯霉素对治疗非多重耐药伤寒杆菌所致的伤寒散发病例有效,使用时应检测血常规的变化,注意其对骨髓的毒性作用。喹诺酮类药物能影响骨骼发育,故儿童、孕妇、哺乳期妇女应慎用,使用中要密切观察血常规变化,注意有无胃肠不适、失眠等。

(五) 并发症的护理

1. 肠出血 禁食,绝对卧床休息,保持病室安静,必要时肌内注射镇静剂。密切观察患者面色、脉搏和血压变化,记录粪便性状和量,留标本送验。对轻度肠出血患者应暂停饮食 24 小时,以后根据病情可给少量流质,以免饥饿引起肠蠕动增强促使出血加重。因出血部位多在小肠末端,故口服药物可继续应用。有休克征象时则应禁食并停服一切药物,行抗休克处理。肠出血患者严禁灌肠,也不宜腹部放置冰袋。

2. 肠穿孔 密切观察病情,如突发右下腹剧痛,伴恶心呕吐、面色苍白、体温骤降、腹肌紧张、压痛及反跳痛明显,肝浊音界消失,立即报告医师采取手术治疗。手术前禁服任何药液和饮食,行胃肠减压,给予抗生素。严密观察病情,按时测血压、脉搏、呼吸,给予静脉输液等,保证抢救药物能从胃肠道外进入患者机体。

（六）健康教育

1. 预防知识教育

（1）管理传染源：向患者及家属阐明实施肠道传染病隔离措施的重要性。及早发现患者，及早隔离。体温正常后 15 日，或每隔 5～7 日做粪便培养 1 次，连续 2 次阴性后方可解除隔离。密切接触者医学观察 2～3 周，如有发热等症状，立即隔离。重点检查饮食行业人员，及时发现带菌者，进行监督、管理和治疗。对患者的呕吐物、粪便及污染物品应进行严格消毒。

（2）切断传播途径：加强公共饮食卫生的管理，搞好粪便、水源和个人卫生管理，做到餐前、便后洗手，消灭苍蝇。

（3）保护易感者：口服减毒株 Ty21a 疫苗，保护效果可达 50% 以上。

2. 相关知识教育

帮助患者和家属掌握本病的有关知识和自我护理方法、家庭护理等。做好患者和家属工作，取得合作，伤寒恢复期不可因患者食欲大增而私带食品给患者吃，或采取"饥伤寒"的方法，阻止患者进食。患者出院后，仍应休息 1～2 周，恢复期仍应避免粗纤维、多渣饮食。若有带药出院者应按时规则用药。督促患者定期复查，若有发热等不适，应及时就诊，以防复发或成为慢性带菌者。

要点总结

1. 伤寒是由伤寒杆菌引起的急性肠道感染性疾病，以回肠下段淋巴组织增生、坏死为主要病变。临床上以持续发热、特殊中毒症状、相对缓脉、玫瑰疹、肝脾大、白细胞减少等为特征。主要并发症为肠出血和肠穿孔。

2. 白细胞数一般 $(3～5)\times10^9$/L，中性粒细胞减少，嗜酸粒细胞减少或消失；发病第 1～2 周血培养阳性率最高，骨髓培养阳性率高于血培养，粪便培养在发病第 3～4 周阳性率最高；肥达反应在病后 1 周左右出现，第 3～4 周阳性率最高，"O"抗体凝集效价≥1：80 及"H"抗体≥1：160 时对诊断伤寒有参考价值。

3. 发热期间应给予营养丰富、清淡、流质饮食，极期量不宜过多，必要时禁食，静脉补充营养。退热期间可给高热量、无渣或少渣、少纤维素、不易产生肠胀气的半流质饮食。恢复期切忌暴饮暴食或进质硬多渣不易消化的食物，以防肠出血和肠穿孔。

执业考试模拟题

1. 患者，女，20 岁。因伤寒而入院治疗。护士体检时发现腹部触痛最明显部位应该是（　）
   A. 右下腹部　　　　B. 右上腹部
   C. 左上腹部　　　　D. 左下腹部
   E. 脐周

2. 患者，男，18 岁，居住地流行伤寒，目前患者出现持续性高热，相对缓脉，表情淡漠。如出现玫瑰疹通常出现在病程的（　）
   A. 1～5 日　　　　B. 3～8 日
   C. 5～11 日　　　D. 7～14 日
   E. 9～15 日

3. 患者，男，23 岁，因"伤寒"住院 7 周，目前体温已正常 10 日，今晨体温又出现增高。可能出现了

（　）
   A. 再燃　　　　　B. 血栓性静脉炎
   C. 复发　　　　　D. 急性胆囊炎
   E. 骨髓炎

4～6 题共用题干

患者，男，35 岁，因发热，便秘，食欲不振 10 日入院。查体：T 39.8℃，P 98 次/分，肝肋下 1.0cm，质地软，脾肋下未触及，血常规 WBC 3.7×10^9/L，中性粒细胞 52%，淋巴细胞 44%，血清 ALT 121U/L，肥达反应"O"1：160；"H"1：320。

4. 该患者最有可能的诊断是（　）
   A. 急性肝炎　　　　B. 伤寒
   C. 急性白血病　　　D. 恶性组织细胞病

E. 败血症

5. 为进一步确定诊断,需做的检查是(　　　)

  A. 尿常规　　　　　　　　B. 便常规

  C. 血细菌培养　　　　　　D. 骨髓象检查

  E. 肝脏穿刺活检

6. 下列哪项处理是错误的(　　　)

A. 高热时可采用物理降温

B. 绝对卧床休息

C. 予易消化、少纤维无渣饮食

D. 选用喹诺酮类抗菌治疗

E. 腹胀用肛管排气＋新斯的明

（郭汉辉）

第三节　细菌性痢疾

细菌性痢疾(bacillary dysentery)简称菌痢,是由志贺菌属(又称痢疾杆菌)引起的肠道传染病,亦称志贺菌病。以发热、腹痛、腹泻、里急后重和黏液脓血便为主要临床表现,严重者可有感染性休克和/或中毒性脑病。

一、病　原　学

痢疾杆菌属肠杆菌科志贺菌属,革兰染色阴性,无荚膜、无芽孢、无鞭毛;根据生化反应与抗原性质的不同分为 A 群(痢疾志贺菌)、B 群(福氏志贺菌)、C 群(鲍氏志贺菌)、D 群(宋内志贺菌)4 群及 47 个血清型,国内以 B 群最为常见,约占 70%,其次为 D 群和 A 群。各型志贺菌均可产生内毒素,是引起全身毒血症的主要因素,痢疾志贺菌还可产生外毒素(志贺菌素),具有细胞毒活性、神经毒和肠毒素作用,可引起神经麻痹、细胞坏死和水样腹泻,因而由志贺菌群所致细菌性痢疾临床表现更严重。该菌在自然环境下生存力较强,在瓜果、蔬菜及污染物上可生存 1～2 周,在阴暗潮湿及寒冷条件下生存数周。阳光直射 30 分钟、加热 60℃10 分钟、煮沸 2 分钟即被杀死,对各种化学消毒剂均很敏感。

二、发　病　机　制

志贺菌经口进入人体后是否发病,取决于细菌数量、致病力以及人体的抵抗力。大部分志贺菌在胃酸、肠道正常菌群产生的短链脂肪酸、过氧化氢以及大肠埃希菌素及肠黏膜产生的分泌型 IgA 的作用下被杀灭,如人体因营养不良、暴饮暴食、胃酸缺乏等因素导致全身和胃肠道局部防御功能减低时,则志贺菌可侵入乙状结肠和直肠黏膜上皮细胞,经基底膜而进入固有层,并在其中繁殖,产生内、外毒素,引起肠黏膜的炎症反应和固有层毛细血管循环障碍,肠黏膜出现炎症、坏死及溃疡,临床上产生腹痛、腹泻和黏液脓血便,直肠括约肌受刺激而有里急后重感。志贺菌释放的内毒素入血后,不但可引起发热及毒血症,少数对毒素敏感者,可产生强烈的过敏反应,导致血中儿茶酚胺等多种血管活性物质增加,引起急性微循环障碍,引发 DIC、血栓形成及重要器官功能衰竭,临床上出现感染性休克、脑水肿及脑疝表现。

菌痢的肠道病变主要累及结肠,以乙状结肠和直肠最为显著。但重者可累及整个结肠,甚至回肠下段。

三、护　理　评　估

(一)流行病学资料

1. 传染源　急慢性菌痢患者和带菌者。轻型患者、慢性患者及带菌者,由于症状轻或无症状,不易被发现,在流行特征上意义更大。

2. 传播途径 通过消化道传播,志贺菌通过污染的手、水源、食物或生活接触,亦可经苍蝇、蟑螂等间接方式传播,经口使人感染。

3. 人群易感性 人群普遍易感。病后可获得一定的免疫力,但持续时间短暂,且不同菌群和血清型之间无交叉免疫,易反复感染。

4. 流行特征 全年均可发生,但有明显季节性,以夏秋季多见,儿童和青壮年发病率高。

(二) 身体状况

案例 3-8

患者,男,5 岁。有不洁饮食史,因发热伴腹痛、腹泻、排黏液脓血便 3 日入院。体格检查:T 39.0℃,P 113 次/分,左下腹有压痛,质地软,有触压痛。血常规:WBC 12.3×10^9/L,N 0.90。

问题:

1. 考虑最有可能的临床诊断是什么?
2. 应给予该患者饮食上何指导?
3. 该患者应使用何种措施降温?

潜伏期数小时至 7 日,一般为 1~2 日。

不同菌群感染的临床表现轻重各有不同,痢疾志贺菌感染临床表现较重,宋内志贺菌感染多较轻,非典型病例多,易被误诊或漏诊,福氏志贺菌介于上述两者之间,但排菌时间长,易转为慢性。根据临床病程分为急性菌痢和慢性菌痢。

1. 急性菌痢

(1) 普通型(典型):起病急,有畏寒、寒战、发热,体温可高达 39℃,伴头痛、乏力、食欲减退,继之出现腹痛、腹泻,每日排便十余次至数十次,每次量不多,开始为稀水便,以后呈黏液脓血便,里急后重明显。体检可有左下腹压痛,肠鸣音亢进。如早期治疗,一般于 1 周内痊愈,少数患者可转为慢性。如腹泻次数多,可引起脱水、酸中毒及电解质紊乱。

(2) 轻型(非典型):全身毒血症状和肠道症状均较轻。可无发热或仅有低热,腹痛轻微,无里急后重,腹泻次数每日不超过 10 次,大便呈糊状或水样,含少量黏液。病程 3~7 日。

(3) 中毒型:多见于 2~7 岁体质较好的儿童。起病急骤,病情凶险,病死率高。突然畏寒、高热达 40℃以上,严重毒血症状,如反复惊厥、嗜睡、昏迷,迅速发生循环衰竭和呼吸衰竭,而消化道症状多不明显,可于发病数小时后方出现痢疾样大便。根据临床表现分为 3 型。

1) 休克型(周围循环衰竭型):此型较为多见,主要表现为感染性休克。出现精神委靡、面色苍白、皮肤花斑、脉细速,血压下降,发绀,尿量减少,并可出现心、肾功能不全的症状。

2) 脑型(呼吸衰竭型):较严重,以严重脑症状为主,由于脑血管痉挛引起脑缺血缺氧、脑水肿甚至脑疝,出现中枢性呼吸衰竭。早期表现嗜睡、烦躁、呼吸增快;后期神志不清、频繁惊厥、瞳孔大小不等或忽大忽小、对光反射迟钝或消失、呼吸节律不整、深浅不匀或呈叹息样呼吸,最终因呼吸衰竭死亡。

3) 混合型:具有以上 2 型的临床表现,最为凶险,病死率极高。

2. 慢性菌痢 细菌性痢疾反复发作或迁延不愈,病程超过 2 个月即称为慢性菌痢。其发生可能与下列因素有关:①急性期治疗不当或为耐药菌株感染。②营养不良及免疫功能低下。③合并慢性疾病如胃酸低、胆囊炎、肠道寄生虫病等。根据临床表现可分为 3 型。

(1) 慢性迁延型:急性菌痢后病情长期迁延不愈。反复出现腹痛、腹泻,或腹泻与便秘交替,大便经常有黏液或脓血,伴乏力、营养不良、贫血等表现,可长期间歇排菌。体检可有左下腹压痛、部分患者可扪及增生呈条索状的乙状结肠。

（2）急性发作型：有慢性菌痢史，常因某种因素如进食不当、受凉、劳累等诱因而引起急性发作，出现腹痛、腹泻、脓血便，症状较急性菌痢轻，发热不明显。

（3）慢性隐匿型：1年内有菌痢病史，近期无明显腹痛、腹泻等临床症状。但大便培养可出现痢疾志贺菌阳性，乙状结肠镜检查有肠黏膜炎症甚至溃疡等病变。

（三）辅助检查

1. 血常规 急性菌痢者白细胞总数增高，可达 $10 \times 10^9 \sim 20 \times 10^9/L$，以中性粒细胞增高为主。慢性患者常有轻度贫血。

2. 粪便常规 外观为黏液脓血便，量少，无粪质；镜检可见大量脓细胞或白细胞，少量红细胞，有巨噬细胞则有助诊断。

3. 粪便细菌培养 大便培养出痢疾杆菌即可确诊，并应做药敏试验以指导治疗。粪便采集要求：在抗菌药物使用前采集新鲜标本，挑取粪便的脓血部分及时送检及早期多次送检均有助于提高细菌培养阳性率。

4. 免疫学检测 采用免疫学方法检测细菌或抗原，具有早期、快速的优点，对菌痢的早期诊断有一定帮助。

5. 乙状结肠镜或纤维结肠镜检查 适用于慢性菌痢患者，以助诊断。

案例 3-8 分析(1)
该患者有不洁饮食史，发热、腹痛、腹泻、黏液脓血便，体检左下腹明显压痛。血常规：WBC 明显升高。综合上述情况，该患者可能的临床诊断是细菌性痢疾。

（四）心理、社会状况

急性菌痢具有传染性，起病急，全身症状和肠道症状明显，尤其是中毒型菌痢出现休克、呼吸衰竭等凶险情况，常使患者及家属出现紧张和惊恐不安。慢性菌痢因病程迁延，患者易出现焦虑情绪。

（五）治疗要点

细菌性痢疾病原治疗首选喹诺酮类药物，对痢疾杆菌有强大的杀菌作用，口服吸收好，耐药菌株相对较少，毒副作用小，常用诺氟沙星，成人每次 0.2～0.4g，4 次/日，小儿每日 10mg/kg，口服，疗程 5～7 日。其他如环丙沙星、氧氟沙星、加替沙星、复方磺胺甲噁唑（SMZ-TMP）等亦可选用。

四、主要护理诊断/合作性问题

1. 体温过高 与痢疾志贺菌释放的内毒素作用有关。
2. 营养失调：低于机体需要量 与胃肠道炎症、浅表溃疡形成有关。
3. 腹泻 与志贺菌释放的内、外毒素引起肠黏膜炎症、坏死、溃疡有关。

五、护理措施

（一）一般护理

1. 消毒隔离 实施消化道隔离，粪便、便器及呕吐物必须严格消毒处理。

2. 休息 急性期患者应卧床休息,对频繁腹泻伴发热、虚弱无力者协助其床边排便以减少体力消耗,并用屏风遮挡。中毒型菌痢患者应绝对卧床休息,专人监护,安置患者平卧或休克体位,病儿去枕平卧,头偏向一侧。

(二) 饮食护理

严重腹泻、呕吐时暂禁食,可静脉补充所需营养。待病情缓解能进食后,予高蛋白、高维生素、易消化、清淡流质或半流质饮食,少量多餐,忌生冷、多渣、油腻或刺激性食物,当大便正常后逐渐恢复到正常饮食。

> **案例 3-8 分析(2)**
> 该患者处于发热期,患者应卧床休息,给予高蛋白、高维生素、易消化的流质饮食。

(三) 高热的护理

1. 生命体征监测 监测体温变化,注意热型、发热持续时间、有无伴随症状。心率、脉搏、血压、呼吸、瞳孔和角膜反射是否改变。

2. 休息 保持室内环境卫生,发热时应卧床休息。

3. 降温 应积极采取物理降温方法,可用冷敷头部或大动脉,25％～50％乙醇溶液或 32～36℃温水擦浴、冷盐水灌肠。如降温效果不明显,为防止小儿发生惊厥,可遵医嘱采用药物降温,高热惊厥者应用冬眠疗法或亚冬眠疗法。

> **案例 3-8 分析(3)**
> 该患者高热,予物理降温,酌情使用药物降温,密切观察体温变化。

(四) 腹泻、腹痛的护理

记录大便次数、性状、量,及时留便做细菌培养。频繁腹泻伴发热、全身无力、严重脱水者应协助患者床边解大便,以减少体力消耗。大便频繁者,便后在肛周涂凡士林,以防糜烂,每日用 1:5000 的高锰酸钾溶液坐浴,以保持肛周皮肤清洁及避免感染。伴明显里急后重者,嘱患者排便时不要过度用力,以防脱肛,如有脱肛,用手隔以消毒纱块轻揉局部,帮助肛管回纳。腹痛明显时,可在腹部放置热水袋,能有效地缓解肠痉挛,必要时遵医嘱应用阿托品、颠茄合剂或适量的镇静止痛剂。

(五) 组织灌注量改变的护理

1. 体位 采取头部与下肢均抬高 30°的休克体位。因抬高头部有利于隔肌活动,增加肺活量,使呼吸运动更接近于生理状态。

2. 给氧 一般采用鼻导管吸氧,氧流量 2～4L/min,必要时为 4～6L/min。

3. 保暖 循环衰竭患者的末梢循环不良,应注意保暖,尽量减少暴露部分,必要时可用热水袋,但要防止烫伤。

4. 建立静脉通路 迅速建立静脉通路,必要时开放 2 条通路,以便及时用药以增加组织灌注,改善微循环,纠正酸中毒。

5. 抗休克治疗护理 扩容时,应根据血压、尿量随时调整输液速度,输液过程中,注意有无呼吸困难、吐泡沫痰及肺底湿啰音,防止肺水肿及左心衰竭的发生。应用血管活性药物,注意滴速缓慢调整,观察血压变化。

6. 组织灌注量情况观察 组织灌注量改变有效的指征:面色转红、肢端回暖、血压渐回升,收缩压维持在 80mmHg、脉压＞30mmHg,尿量＞30ml/h。

（六）用药护理

遵医嘱使用有效抗菌药物,应注意药物剂量、使用方法、服药时间、疗效和不良反应。应用喹诺酮类药物时,观察有无恶心、呕吐、食欲不振等胃肠道反应及过敏反应,告知患者与食物同时服用可减轻胃肠道反应。

（七）健康教育

1. 预防知识教育

（1）管理传染源:加强肠道门诊,及早发现患者,及时隔离,彻底治疗。患者症状消失后粪便培养 2 次阴性方可解除隔离,从事餐饮业、托幼机构和自来水的工作人员,必须大便培养连续 3 次后,才能解除隔离,恢复工作。接触者医学观察 7 日。从事服务性行业如托幼、饮食行业等单位人员,应定期体检,发现慢性带菌者,应暂离原工作岗位,彻底治愈之后方可重新恢复原工作。

（2）切断传播途径:是预防菌痢的主要措施。搞好饮食、饮水和环境卫生,防止"病从口入"。注意个人卫生,养成良好的个人卫生习惯,饭前便后要洗手,餐具要消毒。

（3）保护易感人群:在痢疾流行期间,口服多价痢疾减毒活菌苗。流行季节亦可采用中草药（大蒜、黄连、马齿苋、地锦草等)预防。

2. 相关知识教育　讲解患病时对休息、饮食、饮水的要求,教给患者做肛门周围皮肤护理的方法、留取粪便标本的方法。告知患者及时、按时、按量、按疗程坚持服药,在急性期彻底治愈,以防转变成慢性,影响今后的生活及工作。出院后注意避免过度劳累、受凉、暴饮暴食,以防菌痢再次发作。向慢性痢疾患者介绍急性发作的诱因,如进食生冷食物、暴饮暴食、过度紧张、劳累、受凉和情绪波动等均有可能诱发慢性菌痢急性发作。

要点总结

1. 细菌性痢疾是由痢疾杆菌引起的消化道传染病。患者和带菌者为传染源,经粪-口途径传播。人群普遍易感,病后免疫力短暂不持久,容易复发和重复感染。

2. 根据临床表现分为急性菌痢、慢性菌痢和中毒型菌痢,急性菌痢主要表现为发热、腹痛、腹泻、里急后重和排黏液脓血便。中毒性菌痢按病情分为休克型、脑型(呼吸衰竭型)及混合型,临床上以严重毒血症状、休克和(或)中毒性脑病为主,而局部肠道症状很轻或缺如。血常规白细胞升高,中性粒细胞明显升高,粪便检查可见白细胞、红细胞和巨噬细胞;细菌培养找到痢疾杆菌可确诊。

3. 组织灌注量改变有效的指征:面色转红、肢端回暖、血压渐回升,收缩压维持在 80mmHg 以上、脉压＞30mmHg,尿量＞30ml/h。

4. 实施消化道隔离,患者症状消失后粪便培养 2 次阴性方可解除隔离,从事餐饮业、托幼机构和自来水的工作人员,必须大便培养连续 3 次后,才能解除隔离,恢复工作。

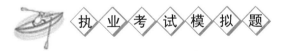

执 业 考 试 模 拟 题

1. 细菌性痢疾患者病变部位常见于（　　）
　　A. 回肠　　　　　　　B. 十二指肠
　　C. 乙状结肠、直肠　　D. 盲肠
　　E. 空肠
2. 对细菌性痢疾来说哪项是正确的（　　）
　　A. 通常结肠与小肠均有炎症

　　B. 近年来在临床上很少见
　　C. 粪便中有大量单核细胞
　　D. 潜伏期 1～2 日
　　E. 治疗菌痢,首选氯霉素
3. 菌痢流行间歇期的重要传染源是（　　）
　　A. 急性期患者　　　　B. 慢性患者和带菌者

C. 重症患者　　　　　D. 急性恢复期患者

E. 轻症患者

4. 患儿,男,2岁5个月,昨天突然高热、惊厥1次就诊。体温39.6℃,面色苍白,四肢厥冷,意识模糊,便常规有脓细胞。护士考虑该患儿是(　　)

A. 中毒型细菌性痢疾　　B. 腮腺炎脑炎

C. 水痘并发脑炎　　　　D. 麻疹脑炎

E. 高热惊厥

5~7题共用题干

患儿,男,6岁。昨晚突然高热惊厥一次。体温40.2℃,面色苍白,四肢厥冷,意识模糊

5. 为明确诊断,医生让护士为患儿留取大便,护士正确的做法是(　　)

A. 患儿无大便时,口服致泻剂留取大便

B. 标本多次采集,集中送检

C. 如标本已采集,可取其隔日大便送检

D. 可用开塞露灌肠取便

E. 选取大便黏液脓血部分送检

6. 如粪检结果为脓细胞8~10个/HP。护士考虑该患儿是(　　)

A. 中毒型细菌性痢疾　　B. 水痘并发脑炎

C. 腮腺炎脑炎　　　　　D. 麻疹脑炎

E. 高热惊厥

7. 目前患儿临床症状好转出院,解除隔离返回幼儿园的时间为(　　)

A. 临床症状消失

B. 目前即可

C. 1次便培养阴性

D. 连续2次便培养阴性

E. 连续3次便培养阴性

8、9题共用题干

患儿,男,11岁,2天来发热、腹痛、腹泻,每日10余次,初为稀便,后为黏液脓血便,伴里急后重,左下腹明显压痛,血常规检查WBC 13.2×10^9/L,中性粒细胞占90%,粪便常规检查WBC 15~20个/HP,RBC 5~10个/HP

8. 该患者诊断急性细菌性痢疾,其发病机制为(　　)

A. 痢疾杆菌毒素对结肠黏膜的直接损害

B. 有侵袭力的菌株进入黏膜固有层,繁殖引起炎症溃疡

C. 痢疾杆菌在肠腔内大量繁殖引起肠溃疡病变

D. 结肠急性弥漫性、纤维蛋白渗出性炎症及溃疡

E. 特异性体质对细菌毒素产生强烈过敏反应

9. 该病例用抗生素治疗3天,症状好转即停药,有可能产生什么后果(　　)

A. 病情加重,出现肠穿孔

B. 发生肠出血

C. 转为慢性菌痢

D. 发生癌变

E. 合并败血症

(郭汉辉)

第四节　细菌性食物中毒

细菌性食物中毒(bacterial food poisoning)系指由于进食被细菌或细菌毒素所污染的食物而引起的急性感染中毒性疾病。其中前者亦称感染性食物中毒,病原体有沙门氏菌、副溶血性弧菌(嗜盐菌)、大肠埃希菌、变形杆菌等;后者则称毒素性食物中毒,由进食含有葡萄球菌、产气荚膜杆菌及肉毒杆菌等细菌毒素的食物所致。根据临床表现可分为胃肠型食物中毒与神经型食物中毒两大类。

一、病　原　学

引起胃肠型食物中毒的细菌种类很多,常见的有以下几种。

1. 沙门菌属　沙门菌是胃肠型食物中毒中最常见的病原菌,革兰染色阴性,其中以鼠伤寒沙门菌、猪霍乱沙门菌、肠炎沙门菌较常见。沙门菌广泛存在于家畜、家禽及鼠类的肠道、内脏和肌肉中,肉、蛋、乳类及其制品易受本菌污染。该菌属在自然界的抵抗力较强,可在水、肉、蛋及乳类食品中存活数月,在22~30℃下可在食品中大量繁殖,但不耐热,60℃ 15~30分钟可杀

死,5%石炭酸溶液 5 分钟亦可杀死。

2. 副溶血性弧菌　革兰阴性杆菌,有荚膜,为多形性球杆菌,一端有鞭毛,运动活跃,本菌嗜盐生长,广泛存在于海水中。海产品带菌率极高,其他含盐较高的食物如咸菜、咸肉、咸蛋亦可带菌。本菌存活能力强,但对酸及热敏感,普通食醋中 3～5 分钟,或加热至 56℃ 5 分钟可将其灭活。

3. 大肠埃希菌　革兰阴性短杆菌,为肠道正常菌群,能引起食物中毒的菌种主要有产毒性大肠埃希菌、致病性大肠埃希菌、侵袭性大肠埃希菌及肠出血性大肠埃希菌。该菌在室温下可存活数月,在水和土壤中存活数周,加热 60℃ 15～20 分钟可被灭活。

4. 金黄色葡萄球菌　革兰阳性,不形成芽孢,无荚膜。只限于能产生肠毒素的菌株可引起食物中毒。本菌污染淀粉类、肉类、乳类等食品,在室温下搁置 5 小时以上并可大量繁殖,并产生耐热的肠毒素。此毒素对热的抵抗力很强,经加热煮沸 30 分钟仍能致病。

5. 蜡样芽孢杆菌　为革兰阳性杆菌,有芽孢、有动力、无荚膜,广泛存在于米、面粉、奶粉等食物内,以及土壤与尘埃中。在适宜温度(28～35℃)下可在食物中大量繁殖,形成芽孢,芽孢体外抵抗力极强,能在 110℃存活 1～4 日,能分泌强烈的外毒素,其性耐热,煮沸 30 分钟而不破坏。

6. 变形杆菌　为革兰阴性菌,可分为普通形杆菌、奇异变形杆菌和莫根变形杆菌等。变形杆菌在食品中可产生肠毒素,其中莫根变形杆菌还能使蛋白质中组氨酸脱羟而成为组胺,引起变态反应。该菌对外界适应力强,生长繁殖迅速。

7. 肉毒杆菌　又称腊肠杆菌,为严格厌氧的革兰阳性梭状芽孢杆菌,能运动。其芽孢对热及化学消毒剂抵抗力强,120℃ 30 分钟方可使其灭活。主要存在于土壤及家畜粪便中。火腿、腊肠及罐头或瓶装食品被该菌污染后,在厌氧条件下可大量繁殖,并产生嗜神经外毒素,该毒素毒力极强,但不耐热,80℃ 30 分钟或煮沸 10 分钟可灭活。

二、发 病 机 制

细菌随受污染的食物进入人体,发病与否、病情轻重与食物受细菌或其毒素污染的程度、进食量、人体的抵抗力等因素有关。细菌性食物中毒可分为感染型、毒素型和混合型三类。常见的致病因素有以下 4 种。

1. 侵袭性损害　沙门菌、副溶血弧菌、侵袭性大肠埃希菌等可直接侵入肠壁,引起黏膜充血、水肿,上皮细胞变性、坏死、脱落并形成溃疡。

2. 肠毒素　葡萄球菌、产毒大肠埃希菌、蜡样芽孢杆菌等产生的肠毒素,可激活肠上皮细胞上的腺苷酸环化酶而引起一系列的酶反应,抑制肠上皮细胞对水和钠的吸收,促使细胞质中的环磷酸腺苷浓度增高,促进肠液和氯离子的分泌,抑制肠壁上皮细胞对钠和水分的吸收,导致腹泻。

肉毒杆菌外毒素是一种嗜神经毒,由上部胃肠道吸收,胃酸及消化酶均不能将其破坏。经吸收入血流,选择性地作用于颅神经、外周神经肌肉接头处及自主神经末梢,通过抑制神经传导介质乙酸胆碱的释放,使肌肉因收缩运动受障碍而发生软瘫。

3. 内毒素　沙门氏菌的菌体裂解后释放的内毒素可引起发热、胃肠黏膜炎症,进而导致呕吐和腹泻。

4. 变态反应　变形杆菌能使蛋白质中的组氨酸脱羧而成组胺,引起变态反应。

三、护 理 评 估

(一) 流行病学资料

1. 传染源　被致病菌感染的动物如家禽、家畜、鱼类及野生动物和人为本病的主要传染源。

2. 传播途径　进食含细菌或其毒素污染的食物而得病。食品本身带菌,或在加工、储存过程中污染。苍蝇、蟑螂等亦可作为传播媒介。

3. 易感人群　普遍易感,病后无明显免疫力。

4. 流行特征　本病在5～10月份较多,7～9月份尤易发生。突然起病,时间集中,以集体发病多见;发病者限于共同食用同一种受污染的食物,未食者不发病;停止食用可疑食物后,疫情迅速终止。

(二) 身体状况

潜伏期短。沙门菌属感染4～24小时;副溶血性弧菌6～12小时;大肠埃希菌2～20小时;金黄色葡萄球菌者1～5小时;超过72小时病例可基本排除胃肠型食物中毒。肉毒杆菌潜伏期多为12～36小时,亦可短至2小时或长达10日。

1. 胃肠型食物中毒　身体状况大致相似,以急性胃肠炎为主,如恶心、呕吐,腹痛、腹泻等。一般起病急,腹部不适,上、中腹部持续或阵发性绞痛,恶心、呕吐,呕吐物为所进食物。病程短,多在1～3日内恢复。金黄色葡萄球菌所致者,病程约数小时至1～2日;沙门菌引起者病程一般3～5日,偶可达1～2周之久。

各种病原体所致食物中毒亦有一定特征。①沙门氏菌食物中毒:体温可达38～40℃,还有恶心、呕吐、腹痛、无力、全身酸痛、头晕等。粪便可呈水样,有时有脓血、黏液。②副溶血性弧菌食物中毒:起病急、发热不高、腹痛、腹泻、呕吐、脱水,大便为黄水样或黄糊状,1/4病例呈血水样或洗肉水样。③葡萄球菌性食物中毒:可见剧烈呕吐,呕吐物可呈胆汁性,腹泻轻重不一,每日数次至数十次,多为黄色稀水便。④出血性大肠埃希菌食物中毒:可见血性腹泻,吐泻严重者可出现脱水、酸中毒甚至休克表现。⑤细菌毒素引起的细菌性食物中毒:常无发热。

2. 神经型食物中毒　起病突然,病初可有乏力、头痛、头晕、眩晕等,继而出现视力模糊、复视、眼睑下垂、瞳孔散大。重症者出现吞咽、咀嚼、发音困难,甚至呼吸衰竭。体温一般正常,神志清楚,知觉存在。感染性食物中毒患者常有发热、畏寒等全身中毒症状。肉毒杆菌食物中毒通常4～10日后渐恢复,重症者可于3～10日内因呼吸中枢麻痹而危及生命。

（三）辅助检查

1. 细菌学及血清学检查　对可疑食物、患者呕吐物及粪便进行细菌学培养,分离鉴定菌型。留取早期及病后 2 周的双份血清与培养分离所得可疑细菌做血清凝集试验,双份血清凝集效价递增者有诊断价值。采用琼脂扩散沉淀试验检测污染食物中毒的肠毒素,效果良好。

2. 动物试验　取细菌培养液或毒素提取液喂猴或猫（或灌胃）,观察有无胃肠道症状,特别是呕吐反应,也可将毒素注入小白鼠腹腔观察其有无症状出现。

（四）心理和社会状况

细菌性食物中毒是一种急性中毒性疾病,起病急,发病突然、吐泻症状明显,患者常可出现焦虑、紧张等情绪。肉毒杆菌中毒病情重,病死率高,患者、家属、社会可产生紧张、恐惧心理。

（五）治疗要点

1. 对症治疗　病原菌或其毒素多于短期内迅速排出体外,故以对症治疗、支持治疗为主。①呕吐、腹痛严重者可应用解痉剂。②剧吐不能进食或腹泻频繁者,可静脉滴注葡萄糖氯化钠溶液。③脱水严重甚至休克者应积极补液、抗休克治疗,并注意维持电解质和酸碱平衡。

2. 病因治疗　一般不需抗生素治疗。症状较重考虑为感染性食物中毒或侵袭性腹泻者,应及时选用抗菌药物,如丙氟哌酸、呋喃唑酮等。金黄色葡萄球菌食物中毒可用苯唑青霉素等治疗。肉毒杆菌中毒者必须及早应用多价抗毒血清,在起病后 24 小时内或瘫痪发生前注射最为有效。病菌型别确定者,应注射同型抗毒素。病程＞2 日者,抗毒素效果较差,但仍应注射,以中和血中残存毒素。为消灭肠道内的肉毒杆菌,以防其继续产生毒素,给予大剂量青霉素。

四、主要护理诊断/合作性问题

1. 疼痛:腹痛　与肠道炎症致平滑肌痉挛有关。

2. 腹泻　与肠道炎症感染有关。

3. 有体液不足的危险　与细菌及其毒素作用于胃肠道黏膜引起大量体液丢失有关。

4. 潜在并发症　酸中毒、休克。

案例 3-9 分析(2)
　　主要护理诊断是腹泻:与肠道炎症感染有关。

五、护 理 措 施

（一）一般与对症护理

1. 一般护理　急性期应卧床休息,以减少体力消耗。病情好转后,逐渐增加活动量。

2. 洗胃和导泻　应在进食可疑食物后 4 小时内进行,以清除肠道内尚未吸收的毒素。

3. 饮食护理　急性期鼓励患者多饮盐糖水,以补充体液和促进毒素排出。胃肠道症状轻者可进易消化、清淡流质或半流质饮食。

4. 剧烈呕吐　暂时禁食,待呕吐停止给予饮食、饮水。有脱水者应及时补充液体,可用 ORS 液或遵医嘱静脉滴注 0.9% 氯化钠溶液和葡萄糖氯化钠溶液。

5. 腹痛　注意腹部保暖,禁用冷饮。剧烈泻吐、腹痛者遵医嘱口服颠茄合剂或皮下注射阿托品,以缓解疼痛。一般早期不用止泻剂。

（二）病情观察

定时测量生命体征及尿量,观察患者的神志、面色、皮肤黏膜弹性、血管充盈度的变化。记录出入液量和监测血液生化检查结果,及时发现脱水、酸中毒、周围循环衰竭等征象。

（三）神经型食物中毒的护理

1. 眼肌麻痹　患者可因眼肌麻痹而影响视觉功能,应注意环境安全,并协助患者进行日常活动,以防受伤。

2. 咽肌麻痹　①有咽肌麻痹易致口腔分泌物积聚于咽喉部而引起吸入性肺炎,应及时吸出。②呼吸困难者予以吸氧。③做好气管切开等抢救准备。

3. 康复训练　肉毒杆菌中毒者病情恢复较慢,如全身乏力、眼肌瘫痪可持续数月之久。应建议患者延长休息期,加强功能康复锻炼。

（四）用药护理

多价抗毒血清宜尽快早期应用,注射前应做过敏试验。阴性者可静脉注射,但速度不宜过快。阳性者采取脱敏疗法。为防止过敏性休克的发生,注射前应备好抢救物品,注射后应密切观察有无呼吸急促、脉搏加快等变态反应的表现,一旦出现,应立即给予肾上腺素、吸氧等急救处理。

（五）健康教育

1. 预防知识教育

（1）管理传染源:重点检查食品、食物、饮食行业人员,及时发现带菌者,进行监督、管理和治疗。

（2）切断传播途径:加强公共饮食卫生的管理,搞好粪便、水源和个人卫生管理,做到餐前、便后洗手,消灭苍蝇。严格管理与检查食品,特别是腊肉、罐头等腌制食品或发酵的豆、面制品,禁止出售与食用变质食物。

（3）保护易感者:重点是加强饮食卫生,严把"病从口入"关。发生肉毒素中毒时,同食者应给予多价抗毒血清预防,1000～2000U 皮下注射,每周 1 次,共 3 次。

2. 相关知识教育　向患者与家属宣讲食物中毒的有关知识,如临床表现、治疗及护理知识。

案例 3-9 分析(3)

该患者进行健康宣教的重点是:加强饮食卫生,餐前、便后要洗手,严把"病从口入"关。

要点总结

1. 细菌性食物中毒是由于进食被细菌或其细菌毒素所污染的食物而引起的急性中毒性疾病。临床上可分为胃肠型食物中毒与神经型食物中毒两大类。

2. 细菌性食物中毒的特征为:①常呈暴发起病。②潜伏期短,临床表现以急性胃肠炎为主,肉毒中毒则以眼肌、咽肌瘫痪为主。③病程较短。④多发生于夏秋季。各种病原体所致食物中毒的特征为:①沙门氏菌食物中毒:高热,恶心、呕吐、腹痛等。粪便呈水样,有时有脓血、黏液。②副溶血性弧菌食物中毒:起病急、发热不高、腹痛、腹泻、呕吐、大便为黄水样或黄糊状,1/4 病例呈血水样或洗肉水样。③葡萄球菌性食物中毒:可见剧烈呕吐,呕吐物可呈胆汁性,腹泻轻重不一,多为黄色稀水便。④出血性大肠杆菌食物中毒:可见血性腹泻,吐泻严重者可出现脱水、酸中毒甚至休克表现。⑤细菌毒素引起的细菌性食物中毒:常无发热。

3. 预防细菌性中毒重点在于加强公共饮食卫生的管理。严格管理与检查食品,禁止出售与食用变质食物。发生肉毒素中毒时,同食者应给予多价抗毒血清预防。

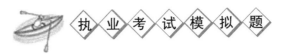
执业考试模拟题

1. 引起胃肠型食物中毒的最常见细菌为（　　）
　　A. 变形杆菌　　　　　B. 大肠埃希菌
　　C. 沙门氏菌　　　　　D. 金黄色葡萄球菌
　　E. 副溶血弧菌

2. 细菌性食物中毒的特点不包括（　　）
　　A. 有较强的传染性　　B. 多发生于夏秋季
　　C. 临床表现基本相似　D. 常集体发病
　　E. 潜伏期短，起病急

3. 对于剧吐不能进食或腹泻频繁的细菌性食物中毒患者应给予的饮食是（　　）
　　A. 流质饮食　　　　　B. 半流质饮食
　　C. 普通饮食　　　　　D. 暂禁食
　　E. 软食

4. 某年夏季，某工地三十余名工人晚餐吃炒米饭后约2小时，三十余名工人中有二十多名工人出现恶心、上腹痛、剧烈呕吐、腹泻等，不发热，首先应

考虑的食物中毒是（　　）
　　A. 沙门菌属食物中毒
　　B. 葡萄球菌肠毒素食物中毒
　　C. 副溶血性弧菌食物中毒
　　D. 亚硝酸盐食物中毒
　　E. 有机磷农药食物中毒

5. 患者，男，20岁，民工。夏季喜饮生冷水。昨天下午突起剧烈腹泻、呕吐，6小时共吐十余次，水样便十余次。无发热、腹痛。为尽快诊断应进行下列哪项检查（　　）
　　A. 粪便常规检查
　　B. 血常规检查
　　C. 粪便培养
　　D. 粪便悬滴法检查和粪便常规
　　E. 尿常规

（林　慧）

第五节　霍　乱

　　霍乱(cholera)是由霍乱弧菌引起的烈性肠道传染病，属甲类传染病，临床表现轻重不一，轻症多见。典型临床特点为起病急骤、剧烈无痛性腹泻、呕吐、排泄大量米泔水样肠内容物所致脱水、肌肉痉挛、循环衰竭、严重电解质紊乱与酸碱失衡、急性肾衰竭等。严重者可因休克、尿毒症或酸中毒而死亡。

一、病　原　学

　　霍乱弧菌呈弧形或豆点状，革兰染色阴性，无荚膜，不形成芽孢。菌体末端有一鞭毛，运动活泼，暗视野显微镜下呈穿梭状或流星状运动。世界卫生组织(WHO)根据霍乱弧菌的生化性状、O抗原的特异性和致病性等不同，分为O_1群霍乱弧菌（包括古典生物型霍乱弧菌和埃尔托生物型霍乱弧菌）、非O_1群霍乱弧菌和不典型O_1群霍乱弧菌。近年来新发现引起流行的非O_1群霍乱弧菌血清型，定名为O_{139}霍乱弧菌，类似埃尔托生物型。目前以埃尔托生物型霍乱弧菌引起的霍乱居多，此型霍乱弧菌对外界抵抗力强，在自然条件适宜的环境中可存活较长时间，一般在未经处理的水中可存活1～3周，在水果、蔬菜中存活1周。霍乱弧菌对热、干燥、阳光、酸及一般消毒剂均敏感，干燥2小时、55℃10分钟或煮沸即可杀死。在正常胃酸中仅存活4分钟。

二、发　病　机　制

　　霍乱弧菌经口进入胃后，在正常情况下，一般可被胃酸杀灭，但当胃酸分泌减少或入侵弧菌数量较多时，未被杀死的弧菌进入小肠，在碱性肠液内迅速大量繁殖，产生外毒素，即霍乱肠毒

素。肠毒素能与肠黏膜上皮细胞上的霍乱弧菌受体（神经节苷酯）迅速结合，从而激活黏膜细胞中的腺苷酸环化酶（AC），促使三磷酸腺苷（ATP）转变为环磷酸腺苷（cAMP），细胞内 cAMP 浓度升高，刺激隐窝细胞分泌水、氯化物、碳酸氢盐的功能加强，同时抑制绒毛细胞对钠和氯离子的吸收，使水和氯化钠在肠腔积聚，引起严重水样腹泻。肠毒素作用于肠道杯状细胞，使大量黏液微粒出现于肠液中，形成米泔水样粪便。由于肠液大量丢失，产生严重脱水、电解质紊乱、酸中毒及周围循环衰竭。

三、护 理 评 估

（一）流行病学资料

1. 传染源 霍乱的主要传染源是患者和带菌者。轻型患者、健康带菌者不易检出，是重要的传染源。

2. 传播途径 霍乱弧菌主要经水、食物、苍蝇以及日常生活接触而传播，亦可借助现代化的交通工具远程传播，水源传播是最主要的途径。

3. 易感人群 人群对霍乱弧菌普遍易感。病后可获得一定免疫力，但不巩固，有再次感染的可能。

4. 流行特征 印度恒河三角洲和印度尼西亚的苏拉威西岛是霍乱的疫源地，常从此地向东南亚播散并造成世界性大流行。在热带地区全年均可发病。我国以夏秋季流行为主，高峰期在 7～8 月份。1992 年印度发现 O_{139} 血清型，1993 年以后我国也发现 O_{139} 型霍乱的局部流行。

（二）身体状况

案例 3-10

患者，男。腹泻 1 日，初为稀水样便，量多，无腹痛，4～5 次后便中粪质减少，似淘米水样，且呕吐 3 次为胃内容物，测体温 36.8℃，1 日来已排便十余次，自感口渴，无力。急性病容，腹平软，肠鸣音活跃。实验室检查：WBC $12×10^9/L$，中性粒细胞及大单核细胞增多。涂片染色可见革兰阴性稍弯曲的弧菌。大便镜检每高倍镜下白细胞 2～3 个，悬滴动力、制动均阳性。

问题：

1. 为正确评估该患者，还需补充哪些评估内容？
2. 该患者的临床诊断是什么？
3. 简述主要护理措施。
4. 进行健康教育的重点是什么？

潜伏期绝大多数为 1～2 日，可短至数小时或长达 1 周。

少数患者有短暂（1～2 日）的头昏、疲倦、腹胀和轻度腹泻等前驱期表现。多数突然起病，病情轻重不一，轻型占有相当数量（埃托型约有 75% 的隐性感染者和 18% 的轻型病例），典型病例病程可分为 3 期。

1. 泻吐期 突起剧烈腹泻，继而呕吐，多无腹痛，亦无里急后重，少数有腹部隐痛，个别可有阵发性绞痛，无明显全身中毒症状。粪便每日数次到数十次，初为黄色稀水便，量多，后转为米泔水样，少数出现血水样。呕吐常呈喷射状，多无恶心，吐出物初为胃内容物，继为水样或米泔水样。此期持续数小时至 2 日。

2. 脱水虚脱期 频繁的泻吐使患者丢失大量水和电解质，迅速出现脱水和电解质紊乱，严重者出现循环衰竭。此期一般持续数小时至 2～3 日。

(1) 脱水:①轻度:皮肤黏膜稍干燥,皮肤弹性略差,失水 1000ml 左右。②中度:皮肤弹性差、眼窝深陷、声音轻度嘶哑、血压下降及尿量下降,失水 3000ml 左右。③重度:皮肤皱缩,声音嘶哑,眼窝深陷,指纹皱瘪,腹呈舟状,表情恐慌、淡漠或不清,失水往往在 4000ml 以上。

(2) 肌肉痉挛:由于呕吐、腹泻使钠盐大量丢失,低钠可引起腓肠肌和腹直肌痉挛,表现为痉挛部位的疼痛和肌肉呈强直状态。

(3) 低血钾、代谢性酸中毒:频繁的泻吐使钾盐大量丢失,低血钾可引起肌张力减低,腱反射消失,鼓肠,甚至心律失常。代谢性酸中毒表现为呼吸增快,严重者除出现库斯莫尔呼吸外,可有意识障碍。

(4) 循环衰竭:是严重失水所致的低血容量性休克,出现四肢厥冷,脉搏细速甚至不能触及,血压下降不能测出。继而由于脑部供血不足,脑缺氧而出现意识障碍,开始为烦躁不安,继而呆滞、嗜睡甚至昏迷。

3. 反应期及恢复期 脱水纠正后,大多数患者症状消失,逐渐恢复正常,病程平均 3～7 日,少数可长达 10 日以上(多为老年患者或有严重并发症者)。部分患者可出现反应性低热,以儿童居多,可能是由于循环改善后肠毒素吸收所致,一般持续 1～3 日后自行消退。

4. 临床类型 霍乱病情轻重不一,根据病情可分为轻、中、重三型。极少数患者病情急骤恶化,发展迅速,尚未出现泻吐症状即发生循环衰竭而死亡,称为"暴发型"或"干性霍乱"。

5. 并发症

(1) 急性肾衰竭:是最常见的严重并发症。由于剧烈频繁泻吐,严重失水,导致休克而又未及时纠正所引起,表现为尿量减少甚至无尿、氮质血症,可因尿毒症而死亡。

(2) 急性肺水肿:代谢性酸中毒可导致肺循环高压,后者又可因大量补充不含碱的盐水而加重,易并发肺水肿,表现为胸闷、呼吸困难或端坐呼吸、发绀、咳粉红色泡沫痰、颈静脉怒张及肺底湿啰音等。

案例 3-10 分析(1)

为正确评估该患者,还需补充霍乱接触史及近 1 周到过的地方是否有类似患者等流行病学资料。

(三) 辅助检查

1. 血常规及生化检查 失水可引起血液浓缩,红细胞、血红蛋白及红细胞压积增高,白细胞计数可高达 $10×10^9～30×10^9$/L,中性粒细胞及大单核细胞增多。血清钾、钠、氯化物和碳酸盐均降低,血 pH 下降,尿素氮、肌酐升高。治疗前由于细胞内钾离子外移,血清钾可在正常范围内,当酸中毒纠正后,钾离子移入细胞内而出现低钾血症。

2. 尿常规 可有少量蛋白,镜检可见少许红细胞、白细胞和管型。

3. 血清凝集试验 在发病第 1～3 日及第 10～15 日各取 1 份血清,抗凝集素抗体双份血清滴度 4 倍以上升高有诊断意义。血清免疫学检查主要用于流行病学的追溯诊断和粪便培养阴性的可疑患者的诊断。

4. 病原菌检查

(1) 涂片染色:取粪便或早期培养物涂片做革兰染色镜检,可见革兰阴性稍弯曲的弧菌,呈鱼群状排列。

(2) 悬滴检查:将新鲜粪便做悬滴或暗视野显微镜检,可见运动活泼呈穿梭状的弧菌。

(3) 制动试验:取急性期患者的水样粪便或碱性陈液增菌培养 6 小时左右的表层生长物,先做暗视野显微镜检,观察动力。如有穿梭样运动物时,则加入 O_1 群多价血清一滴,若是 O_1 群霍乱弧菌,由于抗原抗体作用,则凝集成块,弧菌运动即停止。如加 O_1 群血清后,不能制止运动,应再用 O$_{139}$ 血清重做试验。

（4）增菌培养：所有怀疑霍乱患者粪便，除作显微镜检外，均应作增菌培养。留取使用抗菌药物之前粪便，尽快送到实验室培养。培养基一般用 pH 8.4 的碱性蛋白胨液，36～37℃ 培养 6～8 小时后表面能形成菌膜。此时应进一步做分离培养，并进行动力观察和制动试验，这将有助于提高检出率和早期诊断。

（5）分离培养：用庆大霉素琼脂平皿或碱性琼脂平板。前者为强选择性培养基，在 36～37℃ 条件下，培养 8～10 小时霍乱弧菌即可长成小菌落。后者则需培养 10～20 小时。选择可疑或典型菌落，应用霍乱弧菌"O"抗原的抗血清作玻片凝集试验。

（6）核酸检测：通过 PCR 技术检测霍乱弧菌毒素基因亚单位 CtxA 和毒素协同菌毛基因（TcpA）来区别霍乱菌株和非霍乱弧菌。然后根据 TcpA 基因的不同 DNA 序列来区别古典生物型和埃尔托生物型霍乱弧菌。4 小时内可获结果，可检出每毫升碱性蛋白胨液中 10 条以下霍乱弧菌。

案例 3-10 分析（2）

患者呕吐、无痛性腹泻，呈淘米水样，日排便十余次。实验室检查白细胞计数升高，涂片可见革兰阴性弧菌，大便镜检悬滴动力、制动均阳性。根据以上特点，该患者可拟诊为霍乱。

（四）心理、社会状况

本病属三大国际检疫传染病之一，也是我国法定管理的甲类传染病。它严重危害人民健康，影响生活、生产、交通运输甚至社会安定，尤其在一些经济不发达、公共卫生条件差的国家和地区，往往出现流行和爆发，造成极大危害，成为世界公共卫生的严重问题。该病传染性极强，应严格隔离，再加上患者出现频繁的腹泻与呕吐，从而出现严重的脱水和循环衰竭，生命垂危，患者感到悲观、焦虑和恐惧。

（五）治疗要点

补液疗法是治疗本病的关键环节。重型患者立即静脉补液，轻、中型及静脉补液后休克情况改善的重型患者，可用口服补盐液（ORS）治疗，以迅速纠正体液平衡紊乱。抗生素亦是治疗霍乱的重要措施，能减少腹泻量和缩短排菌期，但不能替代补液疗法。常用药物有多西环素、四环素、诺氟沙星、环丙沙星、SMZ-TMP 等。有心力衰竭者应放慢输液或暂停输液，并给予快速洋地黄制剂，对急性肾衰竭者，应纠正酸中毒及电解质紊乱，严重氮质血症者可做血液透析。

四、主要护理诊断/合作性问题

1. 腹泻 与霍乱外毒素致肠腺细胞分泌功能增强有关。

2. 体液不足 与大量腹泻、呕吐有关。

3. 潜在并发症 循环衰竭、急性肾衰竭。

五、护　理　措　施

（一）严格消毒隔离

1. 严密隔离 应按甲类传染病进行严密隔离。待症状消失后 6 日，并隔日粪便培养 1 次，连续 3 次阴性才可解除隔离。确诊患者和疑似患者应分别隔离。凡疑似病例应填写疑似霍乱报告,同时做好消毒、隔离措施。每日做粪便培养,如 3 次阴性,血清学检查 2 次阴性,可否定诊断并做更正报告。

2. 消毒　患者泻吐物及用品必须严格消毒后方能带出室外。

(1)泻吐物:用 20% 漂白粉消毒,2 小时后置入专用池中消毒处理。

(2)物品:便具、餐具、衣被等用次氯酸钠溶液消毒。枕芯、床垫等日光暴晒 6 小时或用过氧乙酸溶液熏蒸。

(3)病室:每日用紫外线消毒 1～2 次,或用过氧乙酸溶液 $1g/mm^3$ 熏蒸 2 小时消毒,地面可用次氯酸钠溶液消毒。患者出院或死亡后应进行终末消毒。

(二) 病情观察

密切观察生命体征、神志、皮肤黏膜弹性及尿量的变化。观察有无水、电解质平衡紊乱症状,特别是否出现低血钾表现,如肌张力减低、鼓肠、心律失常等。密切注意血清钾、钠、氯、钙、HCO_3^- 和尿素氮等化验结果。

(三) 腹泻护理

①记录大便次数、性状、量,及时留便做细菌培养。频繁腹泻伴发热、全身无力、严重脱水者应协助患者床边解大便,以减少体力消耗。②大便频繁者,便后在肛周涂凡士林,以防糜烂,每日用 1:5000 的高锰酸钾溶液坐浴,以保持肛周皮肤清洁及避免感染。③伴明显里急后重者,嘱患者排便时不要过度用力,以防脱肛,脱肛者,用手拿消毒纱块轻揉局部,帮助肛管回纳。

(四) 液体治疗护理

迅速补充液体和电解质是治疗霍乱的关键。①做好输液计划,尽快建立静脉通道,并保证输液通畅,必要时采用两条静脉通路,以免延误治疗,但必须保留一上肢以备测血压用。输液种类、先后次序及速度应严格按医嘱进行。分秒必争,使患者迅速得到救治。②大量或快速输入的液体应适当加温至 37～38℃,以免发生不良反应。③加压输液或快速输液过程中,必须专人守护,严密观察脱水改善情况及有无急性肺水肿表现,如呼吸困难、发绀、咳粉红色泡沫样痰及肺底啰音等。一旦出现上述症状应酌情减慢输液速度或暂停输液,并做好急救准备。④对于口服补液者应注意补液量及观察脱水纠正情况。

案例 3-10 分析(3)

该患者的主要护理措施是:①严密隔离:待症状消失后 6 日,并隔日粪便培养 1 次,连续 3 次阴性才可解除隔离。②消毒:对泻吐物、物品及可能已被污染的地方、水进行消毒。③密切观察腹泻、生命体征、神志、皮肤黏膜弹性及尿量的变化。④肛周皮肤护理,如涂凡士林、高锰酸钾溶液坐浴等。

(五) 健康教育

1. 预防知识教育

(1)管理传染源:建立、健全腹泻病门诊,对腹泻患者进行登记和采便培养是发现霍乱患者的重要方法。对患者应严密隔离,及时治疗。对接触者应严密检疫 5 日,留粪培养并服药预防。

(2)切断传播途径:大力开展三管一灭(管理粪便、水源、饮食,消灭苍蝇)的卫生运动。对患者或带菌者的粪便与排泄物均要严格消毒。

(3)保护易感者:2006 年,世界卫生组织(WHO)发布了在复杂突发事件中使用口服霍乱疫苗的建议,目前证明安全有效,可供 2 岁以上者使用。

2. 相关知识教育

（1）个人养成良好的卫生习惯，如饭前便后洗手、不饮生水、不吃生食、淋水清洗并经常消毒餐具；管理好水源及垃圾；开展爱国卫生运动，经常灭蝇、灭蟑螂、灭鼠等；把好病从口入关。

（2）向患者及其亲属介绍霍乱的有关知识：①说明霍乱是烈性肠道传染病，发病急、传播快，病情危重，死亡率高。故对疫点、疫区需进行严密封锁，并进行严格的消毒、隔离，以防疫情扩散。②讲解有关霍乱的病因、传播途径、临床特征、疾病过程、治疗方法等，尤其要强调补液、休息对疾病治疗的重要性，使患者配合治疗，以尽快控制病情发展。③告知霍乱的消毒、隔离知识、预防措施。④说明霍乱及时诊断及治疗的重要性。

案例 3-10 分析(4)

对于此患者健康教育的重点应为：向患者及其亲属介绍霍乱的有关知识：①说明霍乱是烈性肠道传染病，发病急、传播快，病情危重，死亡率高。故对疫点、疫区需进行严密封锁，并进行严格的消毒、隔离，以防疫情扩散。②讲解有关霍乱的病因、传播途径、临床特征、疾病过程、治疗方法，尤其要强调补液、休息对疾病治疗的重要性，使患者配合治疗，以尽快控制病情发展。③告知霍乱的消毒、隔离知识、预防措施。④养成良好的个人卫生习惯。

要点总结

1. 霍乱是一种烈性肠道传染病，甲类传染病之一。传染源是患者和带菌者，由霍乱弧菌污染水和食物而引起传播，亦可借助现代化的交通工具远程传播，水源传播是最主要的途径。

2. 临床上以起病急骤、剧烈泻吐、排泄大量米泔水样肠内容物、脱水、肌痉挛少尿和无尿为特征。严重者可因休克、尿毒症或酸中毒而死亡。霍乱典型症状分为三期：①泻吐期。②脱水虚脱期。③反应期及恢复期。悬滴镜检可见弧菌呈"流星状"或"穿梭状"的运动，并可被特异性血清抑制。

3. 补液治疗是治疗抢救霍乱患者的关键。要尽快建立静脉通道，大量或快速输入的液体应适当加温至 37~38℃，以免发生不良反应，加压输液或快速输液过程中，严密观察脱水改善情况及输液中的病情变化。

4. 霍乱应按肠道隔离和严密隔离的措施隔离患者至症状消失后 6 日，隔日粪便培养细菌 1 次，连续 2 次阴性或症状消失后 2 月止；慢性带菌者粪便培养连续 7 日阴性或胆汁培养每周 1 次，连续 2 次阴性方可解除隔离，但尚需进行医学观察。

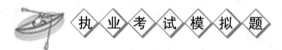
执 业 考 试 模 拟 题

1. 霍乱流行的重要传播途径为（ ）
 A. 食物 　　　　 B. 水
 C. 直接接触 　　 D. 苍蝇
 E. 血液传播

2. 霍乱的传染源一般是（ ）
 A. 患者和带菌者 　 B. 猪
 C. 羊 　　　　　　 D. 狗
 E. 蚊子

3. 霍乱弧菌最重要的致病物质是（ ）
 A. 菌毛 　　　　 B. 鞭毛
 C. 霍乱肠毒素 　 D. 内毒素
 E. 荚膜

4. 关于霍乱患者大便性状的描述，下列不正确的是

（ ）
 A. 米泔水样 　　 B. 脓血黏液便
 C. 黄色水样 　　 D. 水样
 E. 洗肉水样

5. 霍乱常见的并发症除外（ ）
 A. 代谢性酸中毒 　 B. 急性肾功能衰竭
 C. 急性肺水肿 　　 D. 肠出血、肠穿孔
 E. 低钾综合征

6. 有脱水休克的霍乱患者，其补液原则是（ ）
 A. 迅速补充糖盐水，纠正中毒，尿量增多后补钾
 B. 迅速补充糖盐水，加用激素及血管收缩药以提高血压
 C. 先补糖后补盐，先快后慢，纠酸补钾

D. 先补盐后补糖,先快后慢,纠酸见尿后补钾　　（　　）
E. 口服足量液体

7. 患者,24 岁,腹泻、呕吐 3 小时,腹泻共十多次,初起含粪质,后为黄色水样,无发热、腹痛、里急后重。查体:T 36.5℃,表情呆滞,呈中度脱水貌,心肺(一),腹软,无压痛反跳痛。首先考虑

A. 阿米巴痢疾
B. 急性细菌性痢疾
C. 病毒性肠炎
D. 霍乱
E. 细菌性食物中毒

（林　慧）

第六节　流行性脑脊髓膜炎

流行性脑脊髓膜炎(meningococcal meningitis)简称为流脑,是由脑膜炎奈瑟菌引起的急性化脓性脑膜炎。其主要临床表现为突发高热、剧烈头痛、频繁呕吐、皮肤黏膜瘀点、瘀斑及脑膜刺激征,严重者可有败血症休克和脑实质损害,常可危及生命。本病多见于冬春季节,但常有散发,儿童发病率高。

一、病　原　学

脑膜炎奈瑟菌为革兰阴性球菌,直径 $0.6\sim0.8\mu m$,呈肾形或卵圆形,常成双排列,裂解时能产生毒力较强的内毒素,为致病的重要因素。根据荚膜多糖可将该菌分为 A、B、C、D、E、X、Y、Z、W135、H、I、K、L 等 13 个血清群,其中 A、B、C 群占 90% 以上。我国的流行菌群以 A 群为主,B 群仅占少数。但近年来某些地区 B 群流行有上升趋势,小儿中以 B 群流行为主。近年来新发现 C 群脑膜炎双球菌流行。

人类是脑膜炎奈瑟菌唯一的易感宿主。我国引起脑膜炎的主要是 A 群菌,B 群常为带菌状态。本菌外界抵抗力很弱,对干燥、寒、热、紫外线和常用消毒剂都极敏感。

二、发病机制与病理

脑膜炎双球菌侵入鼻咽部后,若人体免疫力强,可迅速被消灭;若免疫力较弱,病菌就在鼻咽部繁殖,大多无症状成为带菌者;少数上呼吸道炎症自愈。仅当人体免疫力明显低下或细菌毒力较强时,病菌从鼻咽部侵入血循环,形成短暂菌血症,临床可无症状,或仅有皮肤、黏膜出现瘀点而自愈。极少数可发展为败血症,可见血管内皮受损,血管壁有炎变、坏死、出血、细胞浸润,血管周围出血而形成皮肤、黏膜的瘀点、瘀斑。败血症期病菌通过血-脑屏障,侵犯脑脊髓膜,形成化脓性脑脊髓膜炎,病变部位主要在软脑膜及蛛网膜。脑膜血管充血、出血和水肿,早期浆液性渗出,后期则有大量纤维蛋白、白细胞和血浆外渗,故脑脊液呈混浊。渗出液在颅底及脊髓背侧沉积最显著;颅底部炎症可累及视神经、动眼神经、面神经、听神经等而引起相应症状。

脑膜炎双球菌在血液中大量繁殖,菌体自溶后释出大量内毒素引起急性微循环障碍,表现为暴发型流脑。暴发型流脑休克型的发病机制,主要是急性微循环障碍和凝血系统被激活而促发的弥散性血管内凝血(DIC),临床表现为休克,皮肤出现明显瘀斑和出血。发生 DIC 时,纤溶系统激活,纤维蛋白溶解增加,继而发生纤溶亢进,进一步加重休克和出血,而脑膜炎症状可不明显。其病理变化:有广泛而严重的皮肤与内脏血管损害,血管内皮细胞坏死、脱落,管腔内血栓形成。暴发型流脑脑膜脑炎型主要是脑微循环障碍。临床表现为脑水肿所致的颅内压增高。

其病理变化:以脑实质为主,有明显充血、水肿、颅内压显著升高,水肿的脑组织可向枕骨大孔或幕裂孔移位,形成脑疝,临床上出现相应的症状和体征。

三、护 理 评 估

案例 3-11

患者,男,10 岁,学生。因 3 日来高热、头痛伴呕吐于 11 月 3 日就诊。患者 3 日前无明显诱因突然高热达 39℃ 以上,伴畏冷和寒战,同时出现剧烈头痛,多次喷射性呕吐,吐出食物和胆汁。既往体健,所在学校有类似患者发生。查体:T 39.5℃,P 112 次/分,急发热病容,神清,皮肤散在出血点,劲有抵抗,凯尔尼格征(+)、布鲁律斯基征(+)、巴宾斯基征(-)。实验室检查:WBC 15.4×10^9/L,N 0.90,L 0.10,PLT 160×10^9/L。

问题:

1. 该患者的临床诊断是什么?
2. 该患者的主要护理诊断/问题有哪些?
3. 健康教育重点是什么?

(一)流行病学资料

1. 传染源 以带菌者为主,直接由患者传播少。患者在潜伏期末及发病的 10 日内均有传染性。流行期间人群带菌率高达 50% 以上。

2. 传播途径 病原菌主要经咳嗽、打喷嚏借飞沫由呼吸道直接传播。

3. 易感人群 普遍易感。新生儿因从母体获得免疫,很少发病。成人则在多次流行过程中经隐性感染而获得免疫,故发病年龄以 15 岁以下儿童居多,尤以 6 个月至 2 岁儿童发病率最高。另在非流行年主要低年龄组发病,流行年则明显向高年龄组倾斜。人感染后对本群病原菌产生持久免疫力,各菌群间虽有交叉免疫,但不持久。本病隐性感染率高。易感人群感染后,60%~70% 为无症状带菌者,约 30% 为上呼吸道感染型和出血点型,仅约 1‰ 为典型患者。

4. 流行特征 本病一年四季可散发,以冬春季为多,3~4 月份为发病高峰。人感染后可产生特异性免疫,但随着人群免疫力下降及新易感者的增加,使本病呈周期性流行。一般每 3~5 年一次小流行,每 7~10 年一次大流行。同时与人口密度、居住条件、健康状况有关。近年来由于进行预防接种,可打破此周期性流行。近年 B 群和 C 群有增多趋势,尤其是 C 群在个别省引起了局部流行。

(二)身体状况

潜伏期最短 1 日,最长 7 日,一般为 2~3 日。按病情可分为以下各型。

1. 普通型 本病绝大多数为普通型,病程发展分为四个阶段。

(1)前驱期(上呼吸道感染期):主要表现为上呼吸道感染症状,如低热、鼻塞、咽痛等,持续 1~2 日,此期易被忽视。

(2)败血症期:多数起病后迅速出现高热、寒战、体温迅速高达 40℃ 以上,伴明显的全身中毒症状,头痛及全身痛,精神极度萎靡。幼儿常表现哭闹、拒食、烦躁不安、皮肤感觉过敏和惊厥。多数患者皮肤黏膜出现瘀点(彩图 3-3),初呈鲜红色,迅速增多,扩大,常见于四肢、软腭、眼结膜及臀等部位。本期持续 1~2 日后进入脑膜炎期。

(3)脑膜脑炎期:除败血症期高热及中毒症状外,同时伴有剧烈头痛、喷射性呕吐、烦躁不安,以及颈项强直、凯尔尼格征和布鲁津斯基征阳性等脑膜刺激征,重者谵妄、抽搐及意识障碍。

有些婴儿脑膜刺激征缺如,前囟未闭者可隆起。本期经治疗通常在 2～5 日内进入恢复期。

(4) 恢复期:体温逐渐下降至正常,意识及精神状态改善,皮肤瘀点、瘀斑吸收或结痂愈合。神经系统检查恢复正常。病程中约有 10% 的患者可出现口周疱疹。一般在 1～3 周内痊愈。

2. 暴发型 少数患者起病急剧,病情变化快,如不及时治疗可于 24 小时内危及生命,儿童多见,暴发型可分 3 型。

(1) 休克型:严重中毒症状,急起寒战、高热、严重者体温不升,伴头痛、呕吐,短时间内出现瘀点、瘀斑,可迅速增多融合成片。随后出现面色苍白、唇周及肢端发绀,皮肤发花、四肢厥冷、脉搏细速、呼吸急促、血压显著下降,尿量减少,昏迷。

(2) 脑膜脑炎型:主要表现为脑膜及脑实质损伤,常于 1～2 日内出现严重的神经系统症状,患者高热、头痛、呕吐,意识障碍加深,迅速出现昏迷。颅内压增高,脑膜刺激征阳性,可有惊厥,锥体束征阳性,严重者可发生脑疝。

(3) 混合型:可先后或同时出现休克型和脑膜脑炎型的症状。

3. 轻型 多见于流脑流行后期,病变轻微,临床表现为低热,轻微头痛及咽痛等上呼吸道症状,可见少数出血点。脑脊液多无明显变化,咽拭子培养可有脑膜炎奈瑟菌生长。

4. 慢性型 少见,一般为成人患者,病程可迁延数周甚至数月。常表现为间歇性发冷、发热,每次发热历时 12 小时后缓解,相隔 1～4 日再次发作。每次发作后常成批出现皮疹,亦可出现瘀点。常伴关节痛、脾大、血液白细胞增多,血培养可为阳性。

(三) 辅助检查

1. 血常规 外周血白细胞计数一般高于 $10 \times 10^9 \sim 20 \times 10^9/L$,中性粒细胞在 80% 甚至 90% 以上。

2. 脑脊液检查 是确诊流脑的重要方法。典型的表现是压力增高,外观呈浑浊米汤样甚或脓样;白细胞数明显增高,常超过 $1000 \times 10^6/L$,以多核细胞为主,糖及氯化物明显减少,蛋白含量升高。

3. 细菌学检查 可取皮肤瘀斑处的组织涂片染色或离心沉淀脑脊液沉渣涂片染色,血液或脑脊液细菌培养应在使用抗菌药物之前收集标本。

4. 血清免疫学检查 可用对流免疫电泳法、乳胶凝集试验、ELISA 等方法检测流脑特异性抗原,用间接血凝法 ELISA 等方法检测流脑特异性抗体。有一定参考价值。

案例 3-11 分析(1)

　　患者突然高热,伴畏冷和寒战,剧烈全头痛,喷射性呕吐,所在学校有类似患者。查体:皮肤有瘀点,劲有抵抗,凯尔尼格征(+)、布鲁律斯基征(+)。实验室检查:WBC $15.4 \times 10^9/L$ N 0.90。根据以上特点,该患者的临床诊断可能为流行性脑脊髓膜炎。

(四) 心理、社会状况

由于本病具有周期性暴发流行的特点,临床上表现骤起发病、病程进展迅速、病情凶险。如不及时抢救,可于短期内危及生命,故在流行期间在人群中将会引起严重的心理和社会问题。由于本病具有传染性,家庭人员和社会人员以及患者之间不能密切接触,加上疾病带来的痛苦,患者孤独感明显。部分患者由于后遗症而悲观失望,对生活失去信心等。小儿因不适应陌生环境而烦躁、情绪低落、哭闹、依赖性强。

(五) 治疗要点

1. 普通型 目前病原治疗首选青霉素,此药对脑膜炎球菌高度敏感,虽不易透过正常血-脑屏障,但在脑膜炎症时可有 10％～30％药物透过,故需大剂量时才能达到脑脊液的有效浓度,临床上可获良好疗效。氯霉素对脑膜炎球菌亦很敏感,且较易透过血-脑屏障到达脑脊液,但应注意其对骨髓抑制的不良反应,一般不做首选。其他还可选用头孢菌素、SMZ-TMP 等。疗程一般 5～7 日。

2. 暴发型　败血症休克型的治疗原则是积极控制感染,迅速纠正休克,防治 DIC。流脑脑膜脑炎型的治疗原则是积极控制感染、减轻脑水肿、防止脑疝及呼吸衰竭。

四、主要护理诊断/合作性问题

1. **体温过高**　与脑膜炎双球菌感染有关。
2. **组织灌注量改变**　与脑膜炎双球菌内毒素引起微循环障碍有关。
3. **意识障碍**　与脑膜炎症、脑水肿、颅内压增高有关。
4. **皮肤完整性受损**　与皮肤血管受损有关。

案例 3-11 分析(2)

　　该患者的主要护理诊断/问题有:

　　1. 体温过高　与脑膜炎双球菌感染有关。

　　2. 疼痛:头痛　与脑膜炎症、颅内压增高有关。

　　3. 皮肤完整性受损　与皮肤血管受损有关。

五、护 理 措 施

(一) 一般护理

1. **隔离**　按呼吸道隔离至体温正常后 3 日。
2. **休息**　卧床休息,病室应保持空气流通、舒适与安静。
3. **饮食**　应给予高热量、高蛋白、高维生素、易消化的流食或半流食。鼓励患者少量、多次饮水,保证入量每日 2000～3000ml。频繁呕吐不能进食及意识障碍者给予静脉输液,注意维持水、电解质平衡。

(二) 病情观察

　　流脑发病急骤,病情变化快,密切观察:①生命体征:以早期发现循环衰竭及呼吸衰竭。②瞳孔:大小是否一致,形状是否发生变化。③意识:是否出现嗜睡、昏睡、昏迷等症状。④休克:是否出现面色苍白、唇周及肢端发绀、尿量减少等症状。⑤抽搐:是否有先兆表现,持续时间等。

(三) 对症护理

1. **高热护理**　①观察体温变化,注意热型、发热持续时间、有无伴随症状等。②保持清洁安静,发热时应卧床休息。③应积极采取物理降温方法,可用冷敷头部或大动脉,25％～50％乙醇溶液或 32～36℃温水擦浴、冷盐水灌肠。④如降温效果不明显,为防止小儿发生惊厥,可遵医嘱采用药物降温,高热惊厥者应用冬眠疗法或亚冬眠疗法。
2. **呕吐**　呕吐时应取侧卧位,呕吐后及进食后应清洗口腔,并更换脏污的衣服、被褥,创造清洁环境。呕吐频繁者可给予镇静剂或脱水剂,并应观察有无水、电解质平衡紊乱表现。

3. 皮疹 流脑患者可出现大片瘀斑,甚至坏死,因此应注意皮肤护理。①对有大片瘀斑的皮肤应注意保护。翻身时避免拖、拉、拽等动作,防止皮肤擦伤。并应防止尿液、粪便浸渍。也可用海绵垫、气垫等保护,尽量不使其发生破溃。②皮疹发生破溃后应及时处理。小面积者涂以抗生素软膏,大面积者用消毒纱布外敷,防止继发感染。如有继发感染者应定时换药。③床褥应保持干燥、清洁、松软、平整,内衣应宽松、柔软、并勤换洗。④病室应保持整洁,定时通风,定时空气消毒。⑤昏迷患者应定时翻身、拍背,按摩受压部位,以防压疮发生。

(四)用药护理

1. 抗菌药物 青霉素为治疗本病的常用药物,应注意给药剂量、间隔时间、疗程及用药反应。磺胺类药物治疗,应注意其对肾脏的损害(尿中可出现磺胺结晶,严重者可出现血尿),需观察尿量、性状及每日查尿常规,并鼓励患者多饮水,以保证足够入量,或予口服(静脉滴注)碱性药物。应用氯霉素者应注意观察皮疹、胃肠道反应及定期查血常规,注意有无骨髓造血抑制等不良反应。

2. 脱水剂 脑膜脑炎型流脑患者常用脱水剂治疗。应注意按规定时间输入药物(如250ml的甘露醇液体在20~30分钟内注射完毕)。注意患者的呼吸、心率、血压、瞳孔和神志等改变。

3. 肝素 暴发型流脑并发DIC时常用肝素进行抗凝治疗。应注意用法、剂量、间隔时间,使用肝素时不能与其他药物混合使用,肝素应用后按医嘱输注新鲜全血、血浆或凝血酶原复合物,以补充消耗的凝血因子。

(五)健康教育

1. 预防知识教育

(1)管理传染源:早期发现患者,就地隔离治疗。加强疫情监测,接触者医学观察7日。患者应隔离至症状消失后3日,或自发病后7日。

(2)切断传播途径:流行期间加强卫生宣教。应避免大型集会或集体活动,不要携带婴儿到公共场所。外出时应戴口罩,注意公共场所及室内的通风,勤晒衣被。

(3)保护易感者:国内多年来应用脑膜炎球菌A群菌苗,保护率达90%以上,使我国流脑发病率大大降低。剂量为1次皮下注射0.5ml,无明显不良反应。注射后约2周大多数受种者的体内均可测到杀菌抗体,持续2年以上。对A群流脑密切接触者,可肌注头孢噻肟三嗪,有一定效果,也可口服磺胺药预防。近年来由C菌群引起局部地区流行,病死率较高,因此需使用A+C流脑疫苗预防接种。

2. 相关知识教育 帮助患者和家属掌握本病的有关知识、自我护理方法、家庭护理等。讲述流脑的发病过程、治疗用药注意事项、皮肤自我护理方法及预后等。少数患者可见神经系统后遗症,如耳聋、失明或肢体瘫痪等,应嘱患者和家属施行切实可行的功能锻炼、按摩、针灸等。

案例3-11 分析(3)

对患者及家属的健康教育重点是:①隔离:早期发现患者,就地隔离治疗。密切观察接触者,医学观察时间为7日。②应尽量避免大型集会或集体活动,外出时应戴口罩。③告诉患者流脑的疾病过程、治疗用药注意事项、皮肤自我护理方法及预后等。

要点点结

1. 流脑,是由脑膜炎奈瑟菌引起的急性化脓性脑膜炎,经呼吸道传播,其主要临床表现为突发高热、剧烈头痛、频繁呕吐、皮肤黏膜瘀点、瘀斑及脑膜刺激征,严重者可有败血症休克和脑实质损害,常可危及生命。

2. 普通型流脑通常分为 4 期,即上呼吸道感染期、败血症期、脑膜炎期、恢复期。暴发型分为休克型、脑膜脑炎型及混合型。

3. 典型患者脑脊液外观混浊,似米汤或脓样,压力增高,白细胞可高达 $1000 \times 10^6/L$ 以上,以中性粒细胞为主,蛋白质明显增高,糖及氯化物减少。

4. 使用磺胺药物应注意:①每日饮水至少 2000ml,尿量 1000ml 以上。②磺胺嘧啶钠做肌内注射前,宜将注射剂稀释成 5% 溶液,注射部位宜深。③应用期间予以适量碳酸氢钠溶液,但不能与磺胺注射剂混合。④密切观察磺胺药的过敏情况。

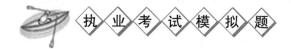

执业考试模拟题

1. 流脑流行期间最重要的传染源是( )
   A. 患者　　　　　　B. 慢性感染者
   C. 带菌者　　　　　D. 带菌动物
   E. 献血员

2. 流脑的传播途径是( )
   A. 生活密切接触　　B. 蚊虫叮咬
   C. 经呼吸道　　　　D. 经输血制品
   E. 经消化道

3. 普通型流脑败血症期最重要的体征是( )
   A. 高热　　　　　　B. 休克
   C. 皮肤黏膜瘀斑　　D. 颅高压征
   E. 脑膜刺激征

4. 流脑的流行呈周期性,其因素是( )
   A. 细菌毒力改变　　B. 菌群变迁
   C. 人群带菌率增高　D. 普遍进行预防接种
   E. 人群免疫力下降及新易感者聚集

5. 流脑暴发型败血症发病机制是( )
   A. 急性肾上腺皮质功能衰竭所致
   B. 内毒素所致的严重微循环障碍,DIC
   C. 血管内皮损伤血浆外渗所致低血容量休克
   D. 高热,失水性休克
   E. 外毒素引起的多脏器功能衰竭

6. 普通型流脑的临床表现是( )
   A. 高热、循环衰竭、大片瘀斑
   B. 高热、瘀斑、昏迷、呼吸衰竭
   C. 高热、头痛、瘀斑,脑膜刺激征
   D. 低热、头痛、瘀点
   E. 间歇性发热、血培养阳性

7. 流脑与其他细菌引起的化脓性脑膜炎最有意义

的区别点( )
   A. 发病季节　　　　B. 皮肤黏膜瘀斑瘀点
   C. 发病年龄　　　　D. 有无脑膜刺激征
   E. 脑脊液结果呈化脓性改变

8. 流脑脑膜炎型对症治疗的关键是( )
   A. 镇静、止惊　　　B. 及时脱水治疗
   C. 补充有效血容量　D. 降温、吸氧
   E. 使用肾上腺皮质激素

9. 至目前为止普通型流脑病原治疗首选( )
   A. 氯霉素　　　　　B. 青霉素
   C. 磺胺药　　　　　D. 氨苄青霉素
   E. 头孢霉素

10. 与流脑患者密切接触的重要预防措施是( )
    A. 菌苗预防注射　　B. 隔离治疗
    C. 注射青霉素　　　D. 口服磺胺药
    E. 口服氯霉素

11. 区别流行性脑脊髓膜炎和乙型脑炎,以下哪一项价值最大( )
    A. 发热程度
    B. 意识障碍的程度
    C. 有无病理反射
    D. 皮肤瘀点、瘀斑
    E. 颅内压增高程度

12. 使用磺胺嘧啶治疗流脑时,应密切观察( )
    A. 意识　　　　　　B. 生命体征
    C. 尿液　　　　　　D. 瞳孔
    E. 病理反射

13. 患儿,男,11 岁。突然寒战高热、头痛、呕吐 2 日,神志淡漠 1 日,于 12 月入院。体检:脑膜刺

激征阳性,疑诊为流脑。为进一步确诊,以下哪种检查最重要( )

A. 血常规　　　　　　B. 细菌学检查

C. 脑脊液检查　　　　D. 肛门拭子或灌肠液检查

E. 脑超声波检查

14. 患儿,男,12 岁,发热,头痛,呕吐 3 日,确诊为流脑(普通型)。该患者的治疗关键在于( )

A. 抗休克　　　　　　B. 抗菌治疗

C. 脱水治疗　　　　　D. 抗 DIC

E. 对症处理

15. 患儿,男,8 岁。因发热、头痛、呕吐 4 日,烦躁不安 1 日入院。体检:T 39.5℃,脉搏 123 次/分,烦躁,颈抵抗,腹部可见数个出血点,凯尔尼格征(＋),布鲁津斯基征(一)。血常规:WBC 18× 10^9/L,N0.89。脑脊液:压力 300mmH$_2$O,细胞数 2300 × 10^6/L,N 0.95,蛋白质 1.5g/L,糖 1.4mmol/L,氯化物 90mmol/L。本例最可能的诊断是( )

A. 结核性脑膜炎　　　B. 流行性乙型脑膜炎

C. 病毒性脑膜炎　　　D. 流行性脑脊髓膜炎

E. 隐球菌脑膜炎

（林　慧）

第七节　百　日　咳

百日咳(perssusis)是由百日咳杆菌引起的急性呼吸道传染病。其临床特征为阵发性痉挛性咳嗽,终止时伴有深长的"鸡鸣"样吸气性吼声。多发生于儿童。本病病程可迁延数个月左右,故称"百日咳"。

一、病　原　学

百日咳杆菌属鲍特菌属,是一种革兰染色阴性的短小杆菌。有荚膜、无鞭毛、无芽孢。初分离的菌落表面光滑,称为光滑型(Ⅰ相),毒力及抗原性均强。该菌对营养需求高,若营养条件不好则变异为过渡型(Ⅱ相、Ⅲ相)或粗糙型(Ⅳ相),细菌形态不一,毒性较弱和抗原性丢失。只有Ⅰ相百日咳杆菌能致病产生症状,也只有Ⅰ相百日咳杆菌用于制作疫苗才能产生免疫力,该菌产生的内毒素及生物活性物质为主要致病因子。本菌对外界抵抗力弱,56℃ 30 分钟、一般消毒剂、日光暴晒 1 小时或干燥数小时均可将百日咳杆菌杀死。

二、发　病　机　制

百日咳杆菌侵入易感者呼吸道后,先附着在喉、气管、支气管、细支气管黏膜上皮细胞纤毛上,在纤毛丛中繁殖并释放内毒素,导致柱状纤毛上皮细胞变性。增殖的细菌及产生的毒素使上皮细胞纤毛麻痹,蛋白合成降低,亚细胞器破坏,使呼吸道炎症所产生的黏稠分泌物排除障碍,滞留的分泌物不断刺激呼吸道末梢神经通过咳嗽中枢引起痉挛性咳嗽,直至分泌物排除为止。

由于长期咳嗽刺激咳嗽中枢形成持久的兴奋灶,其他刺激(如检查咽部、饮水及进食)可反射性引起咳嗽痉挛性发作,当分泌物排出不净,可导致不同程度的呼吸道阻塞,引起肺不张、肺气肿、支气管扩张及感染;长期剧烈咳嗽还可使肺泡破裂形成纵隔气肿和皮下气肿;痉咳不止,使脑部缺氧、充血、水肿并发百日咳脑病;还可引起面部水肿,眼结膜及颅内出血。

三、护 理 评 估

案例 3-12

患儿，女，2 岁 2 个月。咳嗽 10 日就诊。咳嗽呈成串的、接连不断的痉挛性咳，咳时面红唇绀，常在进食、哭闹时出现。查体：T 37℃，P 110 次/分。腹平软，肝脾未触及，肠鸣音正常。实验室检查：WBC 30×10^9/L，L 0.70，荧光抗体染色检测百日咳抗原阳性。

问题：

1. 为全面评估该患儿，还需补充哪些内容？
2. 临床诊断可能有哪些？
3. 主要护理措施是什么？

（一）流行病学资料

1. 传染源 患者、隐性感染者和带菌者是本病的传染源，非典型或轻型患者在本病的流行中起着更重要的作用。从潜伏期末至发病后 6 周内都有传染性，以病初 1~3 周为最强。少见带菌者。

2. 传播途径 主要通过飞沫经呼吸道传播。由于该菌在体外生存力弱，间接传播的可能性小。

3. 易感人群 婴幼儿多见，新生儿也可感染。病后可获得一定的免疫力。

4. 流行特征 本病分布遍及全世界，多见于寒带及温带，全年均可发病。但以冬、春两季高发。平常为散发，在幼儿园等集体机构、居住条件差的地区可发生局部流行。

案例 3-12 分析（1）

为正确评估该患者，还需补充百日咳接触史及预防接种史。

（二）身体状况

潜伏期 2~21 日，一般为 7~10 日。典型症状可分为三期。

1. 卡他期 自发病至出现阵发性痉挛性咳嗽，一般为 7~10 日。最初有咳嗽、打喷嚏，伴低热约 3 日，以后咳嗽日渐加重，常日轻夜重。

2. 痉咳期 出现明显的阵发、痉挛性咳嗽，一般持续 2~6 周，亦可长达 2 个月以上。阵咳发作时连续十余声至 20~30 声短促的咳嗽，继而深长吸气，吸气时因较大量空气急促通过痉挛着的声从而发出一种特殊的高音调鸡啼样吸气声。紧接着又发生一次痉咳，反复多次，直至咳出大量黏稠痰液，同时常伴呕吐。痉咳时常面红唇绀，舌向外伸、表情焦急、颈静脉怒张、躯体弯曲。痉咳频繁者可致面部、眼睑水肿，眼结膜出血、鼻出血，重者颅内出血。进食、哭闹、受凉、烟尘刺激、情绪激动等均可诱发。痉咳间歇期患儿玩耍活动如常。本期若无并发症，体温多正常。

3. 恢复期 此期痉咳缓解、鸡啼样吸气声消失，为 2~3 周。如并发肺炎、肺不张等其他病症，可迁延不愈，持续数月。

整个病程中体检很少阳性发现，痉咳严重时已有切齿的小儿，可见舌系带溃疡、新生儿和 3 个月以下婴儿常不出现典型痉咳，多见咳数声后即发生屏气、发绀，以至窒息、惊厥或心脏停搏。成人百日咳一般较轻，仅有持续咳嗽。

4. 并发症 最常见并发症是支气管肺炎，严重者可并发肺不张、肺气肿、百日咳脑病等。近年来这些并发症少见。

（三）辅助检查

1. 血常规　发病早期白细胞计数升高,痉咳期最为明显,常为 $20\times10^9\sim50\times10^9/L$,其中以淋巴细胞为主,一般 60% 以上,亦可高达 90%,多为成熟的小淋巴细胞。有继发感染时中性粒细胞增高。

2. 细菌学检查

（1）细菌培养:发病早期采用鼻咽拭子或咳碟法培养阳性率较高,发病第 1 周可达 90% 左右,以后逐渐降低,至第 3～4 周阳性率仅 50%。

（2）荧光抗染色法:发病初期鼻咽拭分泌物涂片,或鼻腔黏膜压片,以荧光抗体染色检测特异抗原,有助早期诊断。

案例 3-12 分析(2)

　　幼儿,咳嗽呈痉挛性咳,实验室检查白细胞计数升高,尤为淋巴细胞升高,荧光抗体染色检测百日咳抗原阳性。该患儿者临床诊断可能是百日咳。

（四）心理、社会状况

患儿、家属缺乏对此病知识的了解,易产生对疾病的治疗不耐心,失去信心。

（五）治疗要点

1. 对症治疗　痉咳剧烈时可给予镇静剂,如苯比妥钠、地西泮等。若痰液黏稠可用雾化吸入。

2. 抗菌治疗　卡他期应用抗生素可以减轻甚至不发生痉咳,进入痉咳期后应用则不能缩短百日咳的临床过程,但可以缩短排菌期及预防继发感染。首选红霉素,每日 30～50mg/kg,口服或静脉滴注。7～14 日为 1 个疗程。亦可用罗红霉素儿童每日 2.5～5mg/kg,分 2 次口服,7～10 日为 1 个疗程。

3. 并发症治疗　合并支气管炎或肺炎时给予抗生素治疗,单纯肺不张可采取体位引流、吸痰、肺部理疗等,必要时用支气管镜排除局部堵塞的分泌物。

四、主要护理诊断/合作性问题

1. **清理呼吸道无效**　与痰液黏稠不易咳出有关。
2. **营养失调:低于机体需要量**　与痉咳引起呕吐或拒食有关。

五、护　理　措　施

（一）一般护理

1. 隔离　呼吸道隔离。

2. 休息　痉咳次数不多,无并发症时,可不必严格限制活动。保持室内的空气清新,室温控制 18～22℃,湿度 60%,避免烟尘刺激而诱发咳嗽。

3. 饮食　选择浓稠、不需长时间咀嚼、不久留胃内的营养丰富、高维生素、易消化饮食,少量多餐。如摄入量不足、呕吐次数多者可给予静脉输液,并注意水、电解质平衡。忌油腻辛辣等刺激食物。

（二）病情观察

应观察：①痉咳次数，发作表现及严重程度。②发作诱因。③呕吐次数、量。④注意是否有并发症症状出现。

（三）对症护理

1. 痉咳 ①减少诱发因素：如寒冷、劳累、情绪激动和吸入烟尘等可诱发痉咳因素。②稀释痰液：应用祛痰剂、雾化吸入等稀释痰液，便于咳出。③镇静剂：如苯巴比妥钠、地西泮等。

2. 口腔护理 做好口腔护理，避免口腔并发症。有舌系带溃疡时常引起疼痛，注意饮食及饮水不宜过热。

案例 3-12 分析(3)

患儿应呼吸道隔离，保持室内安静、空气新鲜、温度适当，注意避免诱发痉咳的因素，进食营养丰富，易于消化的食物，注意补充各种维生素和钙剂。为保证睡眠，可适当使用镇静剂。痰液黏稠不易咳出可应用祛痰剂、雾化吸入。督促患儿早期、按时、按量服用红霉素。

（四）健康教育

1. 预防知识教育

（1）管理传染源：本病传染性很强，常易引起流行。及早发现患者，及早隔离。

（2）切断传播途径：加强公共卫生的管理，室内空气经常通风，搞好个人卫生管理。流行期间加强卫生宣教，避免大型集会或集体活动，不要携带婴幼儿到公共场所。外出时应戴口罩。

（3）保护易感者：按程序接种疫苗。对接触者可用红霉素等药物预防。

2. 相关知识教育 讲解痉咳发作的表现、治疗方法及诱发因素。指导患者合理饮食。

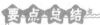 要点总结

1. 百日咳是由百日咳杆菌引起的急性呼吸道传染病。其临床特征为阵发性痉挛性咳嗽伴有高音调鸡啼样吸气声，病程可迁延数个月左右。本病传染性很强，年龄越小，病情越重，可因并发肺炎、脑病而死亡。

2. 本病治疗首选红霉素，且早期使用效果较好。

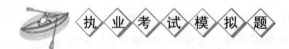 执业考试模拟题

1. 百日咳的传染源是（　　　）
   A. 患者　　　　　　　　B. 猪
   C. 老鼠　　　　　　　　D. 虫卵
   E. 狗

2. 对于百日咳痉咳患者的护理下列错误的一项是（　　　）
   A. 减少痉咳诱发因素，如进食、寒冷等
   B. 痰液黏稠者按医嘱应用祛痰剂、雾化吸入等
   C. 必要时按医嘱给予镇静剂
   D. 使患儿保持精神愉快
   E. 口服用药应在痉咳后 20～30 分钟进行

3. 百日咳最严重的并发症是（　　　）
   A. 脑病　　　　　　　　B. 肺炎
   C. 结膜下出血　　　　　D. 脐疝
   E. 感染

4. 患者确诊百日咳后，隔离类型为（　　　）
   A. 消化道隔离　　　　　B. 呼吸道隔离
   C. 严密隔离　　　　　　D. 血液隔离
   E. 接触隔离

5. 口服用药应在痉咳后 10～20 分钟进行的原因是（　　　）
   A. 以避免污染床单

B. 以避免尿液过多
C. 以避免诱发痉咳及呕吐
D. 以避免呼吸困难
E. 以避免用药后不良反应

（林　慧）

第八节　白　喉

白喉（diphtheria）是由白喉棒状杆菌引起的急性呼吸道传染病。临床特征为咽、喉、鼻等处假膜形成和全身中毒症状，如发热、乏力、恶心、呕吐、头痛等，严重者并发心肌炎周围神经瘫痪。

一、病　原　学

白喉棒状杆菌呈杆状或稍弯曲，一端或两端稍肥大，两端常见异染颗粒，革兰染色阳性。该菌侵袭力较弱，但能生产强烈外毒素，是致病的主要因素。对热、化学药品抵抗力弱，对干燥、寒冷的抵抗力较强。在各种物品、食品、衣服上可存活数日，在干燥的假膜中可生存 3 个月，加热 58℃ 10 分钟，直射阳光下数小时可灭菌。

二、发　病　机　制

由呼吸道或皮肤表层侵入的白喉杆菌，在上皮细胞繁殖，引起局部组织轻度的炎症反应，常不侵入深部组织和血流。白喉杆菌外毒素具有强烈毒性，可引起细胞破坏、纤维蛋白渗出、白细胞浸润。渗出的纤维蛋白与白喉性坏死组织、白细胞和细菌凝结在一起，覆盖在破坏的黏膜表面，形成本病的特征性假膜。假膜一般为灰白色，有混合感染时呈黄色或污秽色，伴出血时呈黑色。假膜质地致密，开始薄，继之变厚，边缘较整齐，不易脱落，用力剥脱时可出血。假膜形成处及周围组织呈轻度充血肿胀。假膜可由扁桃体向咽峡、鼻、喉、气管、支气管等处扩展，鼻咽、气管处的假膜易于脱落引起梗阻，造成窒息。假膜范围愈广泛，毒素吸收量愈大，中毒症状亦愈重。如毒素始吸附于细胞表面，可为抗毒素所中和，若已进入细胞内，则不能被抗毒素中和。

三、护　理　评　估

（一）流行病学资料

1. 传染源　白喉患者或带菌者是本病的传染源。在潜伏期末即从呼吸道分泌物中向外排菌，具有传染性。轻型、不典型患者和健康带菌者因症状不明显，在流行病学上更有意义。

2. 传播途径　主要为飞沫传染，亦可通过污染的手、玩具、食具等物品或尘埃传播。白喉杆菌可在牛奶内繁殖从而引起暴发流行。

3. 易感人群　普遍易感。易感性与免疫状态密切相关，可通过锡克皮肤试验检查机体对白喉的免疫力，阳性反应者提示对白喉无免疫力。病后有较持久免疫力。

4. 流行特征　本病见于世界各地，以散发为主，冬春季节多发。2～10 岁发病率最高。但因儿童计划免疫的实施，发病年龄推迟，成人发病增多。我国白喉已属少见。

（二）身体状况

潜伏期为1~7日,多为2~4日。根据假膜部位不同,白喉可分为咽白喉、喉白喉、鼻白喉和其他部位的白喉四种类型。成人和年长儿童以咽白喉居多,其他类型较多见于幼儿。

1. 咽白喉 病灶局限于扁桃体及咽部周围组织,为最常见的类型,约占白喉患者的80%,按假膜大小及病情轻重分为轻型、普通型、重型和极重型。

（1）轻型:发热和全身症状轻微,扁桃体稍红肿,其上有点状或小片状假膜,数日后可自然消失,易误诊为急性扁桃体炎,在白喉流行时应加以注意。

（2）普通型:起病缓慢,有乏力、食欲不振,恶心呕吐,头痛咽痛,轻至中度发热,扁桃体中度红肿。其上可见乳白色或灰白色大片假膜,但范围不超出扁桃体。可伴颌下淋巴结肿大及压痛。

（3）重型:全身症状重,体温常超过39℃,面色苍白、恶心、呕吐。假膜广泛而厚,可扩大至腭弓、腭垂及咽后壁。假膜呈色灰白或黄白,边界清楚,周围组织红肿较重,伴口臭。可有淋巴结周围软组织水肿、心肌炎或周围神经麻痹。

（4）极重型:假膜较重型更广泛,污黑色,伴有腐败口臭味,扁桃体及咽部高度肿胀,可影响呼吸和吞咽。颈淋巴结肿大,周围软组织水肿而似"牛颈"。体温可高达40℃,伴有呼吸急促、烦躁不安、面色苍白、口唇发绀。可有心脏扩大、心律失常或中毒性休克等,抢救不及时常易死亡。

2. 喉白喉 少数为原发性,多数由咽白喉向下蔓延而成。特征性表现为"犬吠样"咳嗽,声音嘶哑或失声,甚至吸气时有喉梗阻,表现为鼻翼扇动、三凹征、发绀等。假膜可延至气管、支气管,假膜脱落可因窒息而死亡。

3. 鼻白喉 多见于婴幼儿,继发性鼻白喉多来自咽白喉,原发性鼻白喉较少见。表现为鼻塞、浆液血性鼻涕,鼻孔外周皮肤受累发红、糜烂、结痂,鼻前庭可有假膜。全身症状轻。

4. 其他部位白喉 皮肤白喉多见于热带地区,伤口、眼结膜、耳、口腔、食管、外阴、新生儿脐带等部位均可发生白喉。常表现为局部假膜,而全身症状轻。

5. 并发症

（1）中毒性心肌炎:最常见并发症,也是死亡的主要原因。多发生在病程的第2~3周。临床上表现为极度乏力、面色苍白、呼吸困难,听诊心率加快或减慢,心律不齐。ECG显示T波或ST改变,或传导阻滞、心律失常,严重者出现心力衰竭。

（2）神经麻痹:多发生于病程第3~4周,主要侵犯颅神经,以舌咽神经受损引起的腭咽肌瘫痪最为常见,患儿说话含糊不清、有鼻音、饮水时发呛,悬雍垂反射消失。此外,可见眼肌、面肌、四肢远端肌、肋间肌、膈神经肌、膈肌等瘫痪。白喉引起的神经麻痹,一般可在2~3个月内恢复,不留后遗症。

（3）继发感染：主要为 A 组 G 溶血性链球菌、葡萄球菌和肺炎球菌引起肺炎、扁桃体周围炎、鼻窦炎等，自抗生素广泛应用后已很少发生。

（三）辅助检查

1. 血常规 白细胞总数多为 $10 \times 10^9 \sim 20 \times 10^9 / L$，中性粒细胞增高。

2. 细菌学检查 于假膜边缘擦拭取材，涂片镜检及细菌培养，检出白喉杆菌可确诊。

案例 3-13 分析（1）

患儿犬吠样咳嗽、声嘶 3 日，呼吸困难 2 小时，既往无百白破疫苗接种史。查体吸气性呼吸困难，唇绀，双侧扁桃体Ⅲ度肿大，扁桃体上覆有一层灰白色膜状物，不易拭去。四肢末端轻度发绀，厥冷。根据以上临床特征，可诊断为白喉。根据咳嗽性质及吸气性呼吸困难，可能已蔓延至喉部引起喉白喉。

（四）心理、社会状况

重症患者可引起窒息、心力衰竭而危及生命，可能在人群中导致心理和社会问题。患者需呼吸道隔离，易引起孤独感，部分可并发神经麻痹而出现悲观情绪。

（五）治疗要点

1. 病原治疗

（1）白喉抗毒素：可中和局部和血液中游离的外毒素，但不能中和已与组织结合的外毒素，故宜早期、足量一次给予。剂量与年龄、体重无关，而是根据假膜范围的部位大小、中毒症状的轻重及使用的早晚而定。轻、中型为 3 万～5 万 U，重型 6 万～10 万 U，治疗晚者加大剂量，喉白喉适当减量。

（2）抗生素：可抑制白喉杆菌生长，缩短病程和带菌时间。首选青霉素 G，它对各型白喉均有效。

2. 对症治疗 烦躁不安可给予适量镇静剂。中毒症状严重者可短期应用肾上腺皮质激素。喉白喉梗阻严重时，应气管切开或喉镜取膜。咽肌瘫痪者必要时呼吸机辅助治疗。

四、主要护理诊断/合作性问题

1. 疼痛：咽痛 与白喉棒状杆菌所致咽部炎症有关。

2. 有窒息的危险 与喉白喉假膜脱落有关。

3. 潜在并发症 中毒性休克、中毒性心肌炎。

案例 3-13 分析（2）

通过对患儿的评估，推断其主要的护理诊断有：

1. 有窒息的危险 与咽、喉部炎症肿胀及白喉假膜脱落阻塞气道有关。

2. 疼痛：咽痛 与局部炎症有关。

3. 潜在并发症 中毒性休克。

五、护 理 措 施

（一）一般护理

1. 隔离 患者应按呼吸道传染病隔离至临床痊愈，然后 2 次（隔日 1 次）咽拭培养阴性者可解除隔离。

2. 休息 轻者卧床休息2～3周,重者及合并心肌炎者应严格卧床休息4～6周以上。病情好转后应逐渐恢复日常活动,避免劳累。

3. 饮食 急性期给予高热量和易消化的流食、半流食。供给丰富的维生素B和维生素C。不能进食者给予鼻饲或静脉输液。恢复期应增加蛋白质和热量的供给。饮食宜清淡、少油腻流质半流质食物。

(二) 病情观察

密切观察病情:①监测生命体征。②观察中毒症状的变化。③观察假膜的增减情况。④对喉白喉患者应严密观察有无喉梗阻的表现。⑤通过脉搏、心律、心电图的监测及时发现心肌炎。

(三) 对症护理

1. 口腔护理 每日用过氧化氢溶液(双氧水)或0.9%氯化钠溶液清洗口腔,但动作要轻,忌擦抹假膜,防止出血。

2. 咽痛 可用蒸气吸入或用中药喷咽。

3. 喉梗阻 轻度梗阻者应保持安静,必要时给镇静剂、吸氧,严密观察病情进展,做好气管切开准备。严重喉梗阻应立即实行气管切开,切开后按气管切开常规护理。

(四) 用药护理

使用抗生素治疗时,应注意以下事项:①因注射抗生素后假膜可能脱落,有阻塞气道造成窒息的危险,应密切观察。②注射抗毒素前应询问过敏史,并且必须做皮肤过敏试验,如过敏试验阳性应按脱敏法注射。③备好抢救药品,如肾上腺素等。④注射抗毒素2～3周后注意观察有无血清病症状。

案例3-13分析(3)

主要护理措施有:

1. 口腔护理 每日用过氧化氢溶液或0.9%氯化钠溶液清洗口腔,忌擦抹假膜,防止出血。

2. 咽痛护理 用蒸气吸入或用中药喷咽。

3. 喉梗阻护理 吸氧,严密观察病情进展,做好气管切开准备。

(五) 健康教育

1. 预防知识教育

(1) 管理传染源:早期发现并及时隔离治疗患者,直至连续2次咽拭子白喉杆菌培养阴性,可解除隔离。如无培养条件,起病后隔离2周。对密切接触者观察7日。

(2) 切断传播途径:流行期间应避免大型集会或集体活动,易感者外出时应戴口罩。室内空气经常通风。患者接触过的物品及分泌物,必须煮沸或加倍量的10%含氯石灰乳剂或5%石炭酸溶液浸泡1小时消毒。

(3) 保护易感者:按免疫程序接种百白破疫苗。

2. 相关知识教育 患者出院后应讲解白喉的疾病知识,强调并发症与预后的关系,指导患者实施治疗与预防并发症的措施。患者出院后,应对其营养及活动安排给予具体指导,并说明理由。对心肌炎患者应特别强调休养的重要性,严重心肌炎患者在1年内禁止剧烈活动,以防发生意外,并应定期复查。

要点总结

　　1. 白喉是由白喉棒状杆菌引起的急性呼吸道传染病,临床特征为咽、喉、鼻等处假膜形成和全身中毒症状,严重者可并发心肌炎和神经瘫痪。

　　2. 根据假膜部位不同,白喉可分为咽白喉、喉白喉、鼻白喉和其他部位的白喉四种类型。成人和年长儿童患病以咽白喉居多,其他类型的白喉较多见于幼儿。其中咽白喉病灶局限于扁桃体及咽部周围组织,为最常见的类型。

　　3. 白喉抗毒素可中和局部和血液中游离的外毒素,但不能中和已与组织结合的外毒素,故宜早期、足量一次给予。剂量与年龄、体重无关,而是根据假膜范围的部位大小、中毒症状的轻重及使用的早晚而定。在护理上应注意:①密切观察用抗毒素后假膜情况。②注射抗毒素前应评估过敏史,用前必须做皮肤过敏试验,如过敏试验阳性应按脱敏法注射。③备好抢救药品。④注射抗毒素2～3周后注意观察有无血清病症状。

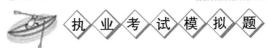

执 业 考 试 模 拟 题

1. 根据白喉假膜部位的不同,可分为不同的临床类型,其中临床类型居多的是(　　)

　　A. 咽白喉　　　　　B. 喉白喉

　　C. 鼻白喉　　　　　D. 皮肤白喉

　　E. 外阴白喉

2. 在白喉传播中有重要意义的是(　　)

　　A. 白喉患者　　　　B. 带菌者

　　C. 鼻白喉患者　　　D. 慢性扁桃体炎的患者

　　E. 合并链球菌感染的患者

3. 遇有白喉患者,在一般性治疗的同时,应选择下列何种特异性治疗(　　)

　　A. 早期适量输血治疗

　　B. 早期大量输液治疗

　　C. 早期足量抗生素治疗

　　D. 早期适量类毒素治疗

　　E. 早期足量抗毒素治疗

4. 使用白喉抗毒素,下列哪些是不正确的?(　　)

　　A. 使用前一定要做皮肤过敏试验

　　B. 发现过敏者,应进行减敏疗法

　　C. 可用于紧急预防

　　D. 可用于治疗

　　E. 用于治疗必须早期足量

5. 农村女孩,4岁,发烧5日,咽痛。免疫接种史不详。查在咽后壁、腭弓和悬雍垂等处发现灰白色膜状物。初步诊断为(　　)

　　A. 白喉　　　　　　B. 急性喉炎

　　C. 病毒性咽炎　　　D. 扁桃腺炎

　　E. 支气管炎

(林　慧)

第九节　猩　红　热

　　猩红热(scarlet fever)为β型溶血性链球菌(亦称化脓链球菌)A组感染引起的急性呼吸道传染病。其临床特征为发热、咽峡炎、全身弥漫性鲜红色皮疹和疹退后明显脱屑。少数患者病后可出现变态反应性心、肾、关节的损害。

一、病　原　学

　　β型溶血性链球菌A组革兰染色阳性,呈球形或卵圆形链状排列。按其菌体细胞壁上所含多糖类抗原(C抗原)的不同,可分为A～U(无I,J)19个组,A组又可依其表面蛋白抗原M分为80个血清型。A组链球菌还产生红疹毒素、溶血素、透明质酸酶和链激酶(溶纤维蛋白酶)。β型溶血性链球菌A组对热及干燥的抵抗力较弱,加热56℃ 30分钟或用一般消毒剂均可将起其杀灭,但在痰及脓液中可生存数周。

二、发病机制与病理

　　A组链球菌由咽峡部、伤口等部位侵入,在局部黏膜及淋巴组织不断增殖产生毒素和细胞外酶,使机体发生感染性、中毒性和变态反应性病变。

1. 化脓性病变 病原体通过 M 蛋白黏附于咽部黏膜使局部产生炎性变化,咽部和扁桃体红肿,表面被覆炎性渗出物,可有溃疡形成。细菌从局部经淋巴间隙进入附近组织,引起扁桃体周围脓肿、鼻旁窦炎、中耳炎、乳突炎、颈部淋巴结炎、蜂窝织炎等,少数重症患者细菌侵入血流,出现败血症及迁徙性化脓病灶。

2. 中毒性病变 红疹毒素自局部进入血循环后,引起发热、头痛、皮疹等全身中毒症状。皮肤充血、水肿、白细胞浸润,形成典型的猩红热样皮疹。最后表皮死亡脱落。黏膜充血,有时呈点状出血,形成黏膜疹。肝、脾、淋巴结等有不同程度的单核细胞浸润、充血及脂肪变性。心肌混浊肿胀和变性,严重者有坏死。肾脏呈间质性炎症。

3. 变态反应性病变 部分患者在病期第 2~3 周时出现心、肾、滑膜组织等处的非化脓性炎症。心脏受累可出现心肌炎、心包炎和心内膜炎,其发生机制可能是链球菌的酶使心脏释放自身抗原,导致自身免疫。多发性关节炎可能是链球菌的抗原与特异性抗体结合形成复合物引起。肾小球肾炎的发生可能为抗原抗体复合物沉积于肾小球引起。

三、护理评估

(一)流行病学资料

1. 传染源 猩红热患者和带菌者是主要传染源。

2. 传播途径 主要通过呼吸道传播,也可以通过皮肤伤口或产道等处传播。

3. 易感人群 人群普遍容易感染,感染后人体可以产生抗菌免疫和抗毒免疫。

4. 流行特征 本病一年四季都有发生,尤以冬春之季发病为多。多见于小儿,尤以 5~15 岁居多。

(二)身体状况

> **案例 3-14**
>
> 患者,男,9 岁。以"高热、咽痛 3 日伴全身皮疹"于 2011 年 12 月 21 日入院,起病急,突然体温高达 39℃左右,伴有头痛、全身不适、食欲不振等症状。咽痛、吞咽痛,发热后第 2 日开始发疹,始于耳后、颈及上胸部,24 小时内迅速蔓及全身。口鼻周围充血不明显,与面部充血相比显得发白。曾在当地按"化脓性扁桃体炎"抗感染治疗。查体:T 39℃,咽部充血并可覆有脓性渗出物,腭部可见有充血或出血性黏膜疹。双肺呼吸音清。实验室检查:WBC 20×10^9/L,N 0.90,咽拭子链球菌培养(十)。
>
> **问题:**
> 1. 该患者的临床诊断是什么?
> 2. 该患儿的皮疹应如何护理?

潜伏期通常为 1~7 日。典型病例起病急骤,发热、咽峡炎,次日出现典型皮疹,构成猩红热三大特征性表现。

1. 典型症状

(1)发热:多为持续性,可达 39℃左右,伴有头痛、全身不适、食欲不振等一般中毒症状。发热的高低及热程均与皮疹的多寡及其消长相一致。自然病程约 1 周。

(2)咽峡炎:表现有咽痛、吞咽痛,局部充血并可覆有脓性渗出物。腭部可见有充血或出血性黏膜疹,可先于皮疹出现。

(3)皮疹:发热后第 2 日开始发疹,始于耳后、颈及上胸部,24 小时内迅速蔓及全身。典型皮疹是在弥漫性充血的皮肤上出现分布均匀的针尖大小的丘疹,称为"粟粒疹"。严重者可表现为出血性皮疹。在皮肤皱褶处,皮疹密集或因摩擦出血而呈紫红色线状,称为"线状疹"或"帕氏线"(彩图3-4)。在颜面部位却仅有充血而无皮疹,口鼻周围充血不明显,与面部充血相比显得发白,称为"口周苍白圈"。发疹同时,舌充血红肿、乳头肿大,突发于灰白色舌苔上,称为"草莓舌"(彩图3-5),第3日起,舌苔开始剥落,约1周舌苔尽消,舌面呈深红色,表面浸润发亮或干燥,有裂纹,乳头粗大突称"杨梅舌"(彩图3-6)。皮疹多于48小时达高峰,继之依出疹顺序开始消退,2~3日内退尽,重者可持续1周。疹退后开始皮肤脱屑,皮疹越多越密脱屑越明显。以粟粒疹为重,多呈片状脱皮,面部及躯干常为糠屑状,手、足、掌、指(趾)处由于角化层较厚,片状脱皮常完整,呈手、足指或趾套状。

2. 其他类型

(1)轻型:近年多见。表现为轻至中等度发热,咽峡炎轻微,皮疹亦轻且仅见于躯干部,疹退后脱屑不明显。病程短,但仍有发生变态反应并发症的可能。

(2)中毒型:中毒症状明显,可出现中毒性心肌炎、中毒性肝炎及中毒性休克等。近年少见。

(3)脓毒型:罕见。主要表现为咽部严重的化脓性炎症、坏死及溃疡,常可波及邻近组织引起颈淋巴结炎、中耳炎和鼻旁窦炎等。亦可侵入血循环引起败血症及迁徙性化脓性病灶。

(4)外科型/产科型:病原菌经伤口或产道侵入而致病。咽峡炎缺如,皮疹始于伤口或产道周围,然后蔓延至全身,中毒症状较轻。

3. 并发症

(1)化脓性并发症:可由本病病原菌或其他细菌直接侵袭附近组织器官所引起。常见的如中耳炎、乳突炎、鼻旁窦炎、颈部软组织炎、蜂窝织炎、肺炎等。由于早期应用抗菌疗法,此类并发症已少见。

(2)中毒性并发症:由细菌各种生物因子引起,多见于第1周。如中毒性心肌炎、心包炎等。病变多为一过性,且预后良好。

(3)变态反应性并发症:一般见于恢复期,可出现风湿性关节炎、心肌炎、心内膜炎、心包炎及急性肾小球肾炎。并发急性肾炎时一般病性轻,多能自愈,很少转为慢性。

(三) 辅助检查

1. 常规检查　白细胞计数增加,达 10×10^9~20×10^9/L,中性粒细胞增加 80% 以上,严重患者胞浆中可见中毒颗粒。出疹后嗜酸粒细胞增多占 5%~10%。尿液常规检查一般无明显异常,如果发生肾脏变态反应并发症,则可出现蛋白尿、红细胞、白细胞及管型。

2. 病原学检查　咽拭子或其他病灶分泌物培养可有溶血性链球菌生长。

案例3-14 分析(1)

患者高热、咽痛,次日全身皮疹。发疹始于耳后、颈及上胸部,24小时内迅速蔓及全身。查体:口周苍白圈,咽部充血并可覆有脓性渗出物,腭部可见有充血或出血性黏膜疹。实验室检查:WBC 20×10^9/L,N 0.90,咽拭子链球菌培养(+)。根据以上临床特点可确诊为猩红热。

(四) 心理、社会状况

此病具有传染性,隔离后与社会交往疏远,易产生孤独、多虑、悲观等情绪,家庭成员由于缺乏应有的预防知识,对患者关心协作不够,易产生焦虑心理。

(五) 治疗要点

1. 一般与对症治疗　卧床休息、物理降温、补充维生素、维持水及电解质平衡。咽部症状较重时可以雾化、以减轻症状。

2. 病原治疗　首选青霉素,每次80万U,2～3次/日,肌内注射,连用5～7日。脓毒型患者应加大剂量到800万～2000万U/d,分2～3次静脉输入。儿童20万U/(kg·d),分2～3次静脉输入,连用10日或热退后3日。对青霉素G过敏者可用红霉素,必要时可选用头孢菌素。对带菌者可用常规治疗剂量青霉素连续用药7日,一般均可转阴。

四、主要护理诊断/合作性问题

1. 体温过高　与β型溶血性链球菌感染有关。
2. 皮肤完整性受损　与细菌产生红疹毒素引起皮肤损害有关。
3. 疼痛:咽痛　与咽及扁桃体炎症有关。

五、护 理 措 施

（一）一般护理

1. 隔离　呼吸道隔离。
2. 消毒　房间应注意通风换气,充分利用日光照射,衣被经常洗晒,鼻咽分泌物、痰液要吐在纸内烧毁,用过或接触过的东西,应用0.5%石炭酸溶液处理。
3. 饮食　①饮食应清淡,宜食高热量、高蛋白质的流食。伴有咽峡炎的患者,在进食时可能伴有疼痛,予以软食或流质饮食。如牛奶、豆浆、蛋花汤、鸡蛋羹等。②恢复期应逐渐过渡到高蛋白、高热量的半流质饮食,如鸡泥、肉泥、虾泥、肝泥、菜粥等。③病情好转可改为软食。但仍应注意少油腻及无辛辣刺激的食物。④高热注意补充水分,饮料、果蔬。⑤合并急性肾炎,应给少盐、低蛋白质、半流质饮食。

（二）病情观察

应密切观察:①体温变化。②咽痛症状及咽部分泌物情况。③皮疹变化。④注意观察并发症,如有无其他部位化脓性病灶发生,有无出现肾脏损害的症状。

1. 皮疹护理
(1) 口腔护理:保持口腔清洁,可用温盐水或多贝尔液勤漱口,年龄较小的幼儿,需用0.9%氯化钠溶液清洗或勤喂水,以达到清洁口腔的目的。
(2) 皮肤护理:注意皮肤清洁,勤换衣裤,忌穿绒布类衣裤,以免加重痒感。忌用肥皂,以免刺激皮肤。皮肤瘙痒,可用炉甘石洗剂或75%乙醇溶液涂擦皮肤。脱皮时可涂液状石蜡或凡士林油保护皮肤。有大皮脱离时要及时用剪刀剪掉,不能强行撕去,以免出血或发生继发感染。

> **案例3-14分析(2)**
> 1. 该患儿咽、腭部可见充血、出血性黏膜疹并有脓性渗出物,应加强口腔护理,每日用温盐水或多贝尔液勤漱口。
> 2. 患儿发热后第2日开始发疹,24小时内迅速蔓及全身。应注意皮肤清洁,勤换衣裤。忌用肥皂清洁皮肤。如皮肤瘙痒,可用炉甘石洗剂涂擦皮肤。脱皮时涂凡士林油保护皮肤。有大皮脱皮时要用剪刀剪掉,不能强行撕去。

（三）健康教育

1. 预防知识教育
(1) 管理传染源:猩红热以轻型多见,患者可在家中治疗及护理。应对患者进行6日隔离治疗。

（2）切断传播途径：流行期间应避免到人群密集的公共场所，接触患者应戴口罩。居室要注意经常通风换气，保持空气新鲜。

（3）保护易感者：对集体生活密切接触的儿童，应进行医学观察 7 日，并酌情采用药物预防。如口服复方新诺明、注射苄星青霉素等。儿童机构内有本病流行时，对有咽峡炎或扁桃体炎的患儿，亦应按猩红热隔离治疗。

2. 相关知识教育　患者出院后应讲述猩红热的临床表现、治疗药物及疗程，对发热及皮疹的护理方法给予具体指导。并向患者交代在病程第 2～3 周易出现并发症，其中以急性肾小球肾炎多见，应注意每周查 1 次尿常规，以便及时发现、早期治疗。

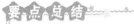 要点总结

1. 猩红热为 β 型溶血性链球菌 A 组感染引起的急性呼吸道传染病。发热、咽峡炎，皮疹是猩红热三大特征性表现，疹退后明显脱屑。少数患者患病后可出现变态反应性心、肾、关节的损害。

2. 发疹往往始于次日，在弥漫性充血的皮肤上出现分布均匀的针尖大小的丘疹，称为"粟粒疹"，重者可表现为线状疹。口鼻周围充血不明显与面部充血相比显得发白，称为"口周苍白圈"。发疹同时，舌充血红肿、乳头肿大，突发于灰白色舌苔上，称为"草莓舌"，第 3 日起，舌苔开始剥落，约 1 周舌苔尽消，舌面呈深红色，表面浸润发亮或干燥，乳头粗大突起称"杨梅舌"。皮疹多于 48 小时达高峰，继之依出疹顺序开始消退，2～3 日内退尽。

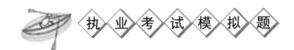 执业考试模拟题

1. 猩红热的病原体是（　　）
   A. 金黄色葡萄球菌　　　　B. 病毒
   C. A 组 β 型溶血性链球菌　D. 病毒
   E. 大肠埃希菌

2. 猩红热的主要传播途径是（　　）
   A. 消化道传播　　　　B. 呼吸道传播
   C. 产道　　　　　　　D. 皮肤伤口
   E. 血液

3. 猩红热的特征性表现是指（　　）
   A. 发热，中毒症状，第 2 日出现皮疹
   B. 发热，咽峡炎，第 2 日出现猩红皮疹
   C. 发热，第 2 日出现猩红皮疹、杨梅舌
   D. 发热，咽峡炎，口周苍白圈
   E. 发热，第 2 日出现猩红皮疹，口周苍白圈

4. 猩红热病原治疗首选（　　）
   A. 红霉素　　　　　B. 四环素
   C. 青霉素　　　　　D. 头孢菌素
   E. 氯霉素

5. 关于猩红热的皮疹错误的是（　　）
   A. 发热后第 2 日出疹
   B. 皮肤弥漫性充血基础上针尖大小丘疹
   C. 于耳后、颈及上胸开始出疹
   D. 皮疹于 48 小时达高峰

   E. 脱屑少见

6. 有关猩红热临床表现的描述不恰当的是（　　）
   A. 发热多为持续性
   B. 发热程度及热程与皮疹多少及消长无关
   C. 咽峡炎明显
   D. 腭部黏膜疹或出血疹可先于皮疹出现
   E. 可见"草莓舌"或"杨梅舌"

7. 患儿，女，8 岁。4 周前因猩红热用青霉素治疗好转，2 周后又高热不退，四肢关节酸痛，查体：T 39℃，精神好，皮疹（一），心率 160 次/分，奔马律，血培养（一），该患儿最可能的诊断是（　　）
   A. 扁桃体炎　　　　B. 败血症
   C. 伤寒　　　　　　D. 风湿热
   E. 肺炎

8. 患儿，女，6 岁。因发热 2 天，体温 39℃，咽痛，咽部有脓性分泌物，周身可见针尖大小的皮疹，全身皮肤鲜红，被诊断为猩红热，护士健康指导正确的是（　　）
   A. 高热时可乙醇擦浴
   B. 病原菌为带状疱疹病毒
   C. 脱皮时可涂凡士林或液状石蜡
   D. 大片脱皮时可让患儿用手撕掉
   E. 隔离至咽拭子培养阴性

（林　　慧）

第四章

其他病原体传染病

案例 4-1

　　患者,男,20 岁,农民。7 月 15 日在小河游泳后高热 3 日,伴畏寒、头痛、身痛、乏力。体检:T 39.5℃,巩膜黄染,结膜充血,腋下可见出血点。肝右肋下 1.5cm,质中。脾未触及。腹股沟有蚕豆大小淋巴结 3 个。实验室检查:WBC 16.5×10^9/L,N 0.80。尿胆红素(+),尿胆素(+),尿常规白细胞 3～5 个/HP,血清总胆红素为 102μmol/L,丙氨酸转氨酶 250U/L。

　　问题:

　　1. 本病最可能的诊断是什么?

　　2. 主要护理诊断/问题有哪些?

　　3. 应采取的护理措施是什么?

第一节　钩端螺旋体病

　　钩端螺旋体病(leptospirosis)简称钩体病,是由致病性钩端螺旋体经皮肤、黏膜侵入人体引起的一种急性自然疫源性传染病。临床特征为早期钩体败血症,中期为各器官损害和功能障碍,后期为各种变态反应后发症。重症患者有明显的中枢神经系统损害,肝、肾、中枢神经损害和肺弥漫性出血,危及生命。

一、病　原　学

　　钩端螺旋体菌体细长,有 12～18 个螺旋,一端或两端弯曲成钩状。在暗视野显微镜下可见其沿长轴做扭转运动。革兰染色阴性,镀银染色呈黑色或褐色。钩体为微需氧菌。钩体的抗原结构十分复杂,分类主要根据血清学反应。目前全世界已知对人致病的有 24 个血清群,200 多个血清型,我国有 19 个血清群 75 个血清型,常见的有波摩那群、黄疸出血群,是世界上钩体血清群、型最多的国家。钩体抵抗力弱,在干燥环境下数分钟死亡,对常用的各种消毒剂均敏感,极易被稀盐酸、漂白粉、石炭酸和肥皂水所灭活。但在 pH 7.0～7.5 的土壤和水中,可存活数月。

二、发病机制与病理

　　钩体从皮肤、黏膜侵入人体后,经淋巴管或直接进入血液繁殖,形成钩体败血症,产生毒素

（如内毒素样物质、细胞毒性因子、溶血素等），引起全身毒血症状（全身感染中毒症候群）。部分患者内脏器官发生病变，出现相应表现，如肺出血、肝肾损害、脑膜脑炎等。发病1周左右，血中开始出现特异性抗体，并随病程逐渐增多，与此同时，血液及组织中的钩体逐渐减少并消失，机体进入恢复期。该期可因迟发性变态反应导致发热、眼及中枢神经损伤等后发症。

　　基本病变是全身毛细血管中毒性损害，重者引起内脏病变。如肺呈弥漫性点片状出血，大量出血可窒息死亡；肝细胞退行性变、坏死、炎症而出现凝血功能障碍及黄疸；肾间质炎症、水肿，肾小管上皮细胞变性坏死；脑及脑膜充血、出血和炎性浸润；骨骼肌特别是腓肠肌肿胀，横纹消失、出血。心肌可有灶性坏死、出血及炎性浸润。

三、护理评估

（一）流行病学资料

　　1. 传染源　钩体的动物宿主相当广泛，在我国证实有80多种动物。鼠类和猪是主要的储存宿主和传染源。黑线姬鼠是我国南方稻田型钩体病的主要传染源；猪是洪水型钩体病的主要传染源。

　　2. 传染途径　直接接触病原体是主要途径。带钩体动物排尿污染周围环境，人与环境中污染的水或土壤接触是主要感染方式。皮肤，尤其是破损的皮肤和黏膜是主要入侵部位。

　　3. 易感人群　普遍易感，感染后可获较强免疫力。钩体菌型众多，感染后免疫力大多只有型的特异性，因而可第二次感染。但部分型间或群间有一定的交叉免疫。

　　4. 流行特征

　　（1）地区分布：本病分布甚广，几乎遍及世界各地，热带、亚热带地区流行较为严重。我国除新疆、甘肃、宁夏、青海外，其他地区均有散发或流行，尤以南方各省多见。

　　（2）季节分布：全年均有发生，但主要流行于夏秋季，6～10月份发病最多，8～9月份为高峰。

　　（3）年龄、性别及职业分布：青壮年为主，疫区儿童亦易感染。男性高于女性。多发生于农民、渔民、屠宰工人、野外工作者和矿工等。

　　（4）流行形式：主要为三个类型：稻田型、洪水型和雨水型。

（二）护理评估

案例 4-2

　　患者，男，18岁，务农。发冷发热2日于8月15日入院，伴有头痛、肌肉酸痛，乏力，皮肤有出血点，入院1日后突然出现心慌气短，心率快，咯血痰，X线胸片示双肺广泛片状阴影。

　　问题：

　　1. 最可能的诊断是什么？

　　2. 针对病原治疗的首选药物是什么？

　　潜伏期通常为7～14日。典型病程可分为三期。

　　1. 早期（钩体败血症期）　起病3日内。本期特征是出现早期感染中毒症候群，为各型钩体病共有的表现。①发热：起病急骤，畏寒发热，体温可达39～40℃，多呈稽留热，持续1周左右。②头痛和全身肌肉酸痛：肌肉酸痛，肌痛明显，尤以腓肠肌和腰背肌为甚，重者如刀割样痛，不能行走，甚至拒按；头痛剧烈，多为持续性胀痛或跳痛。③身软：全身乏力、四肢软弱无力。患者行走困难，重症者卧床不起，与发热高低不呈平衡关系。④眼红：发病第1日眼结膜充血，不痛、不痒、不怕光、不流泪,局部无分泌物,无结膜水肿。眼红持续时间长,体温正常后仍可存在。⑤全身浅表淋巴结肿大:以腹股沟淋巴结肿大最为常见,其次为腋窝淋巴结。其特点为单侧或双侧,一个或多个,自黄豆大至鸽蛋大,圆形隆起伴压痛,表面不热不红,不化脓,治疗后消退缓慢。以上症状可概括为"三症状三体征",既寒热、酸痛、全身乏力,眼红、腿痛、淋巴结肿大。

2. 中期(器官损害期) 起病后 3~10 日,为钩体病的极期,临床表现多样,通常分为以下五型。

(1)流感伤寒型(感染中毒型):此型多见,仅有早期感染中毒症候群的表现,无明显脏器损害,可有咽痛、咳嗽等上呼吸道感染表现,病程一般为 5~10 日,热退而愈。但较重的病例可有出血倾向或发生休克。

(2)肺出血型:起病 3~4 日后,毒血症状加重,出现肺出血的表现。轻度出血仅痰中带血,肺部听诊有少许湿啰音,X 射线检查可见散在点状、小片状阴影。肺弥漫性出血则病情危重,进展极快,神志模糊甚至昏迷,显著发绀,呼吸不规则,双肺满布湿啰音,咯血量迅速增多,终因口鼻涌血,血液堵塞呼吸道,导致窒息死亡。为钩体病主要死亡原因。临床经过短则仅数小时,长者 24 小时。

(3)黄疸出血型:发病数日后早期感染中毒症候群加重,出现黄疸、出血、肝肾损害等表现。多于病程 3~7 日出现黄疸,伴厌油、食欲减退、肝大、ALT 增高等,重者可出现肝性脑病。有全身出血倾向,如皮肤黏膜出现瘀点、瘀斑、鼻出血、咯血、便血、血尿等,部分患者可死于消化道或肺大出血。肾损害轻者仅有少许蛋白尿,重者少尿,尿中有大量蛋白、管型,重者肾衰竭,此为本型主要死因。

(4)脑膜脑炎型:此型较少见,一般在发热 3~5 日,患者出现头痛加剧,呕吐、颈强直、凯尔尼格征阳性等脑膜炎表现和/或嗜睡、昏迷、抽搐、瘫痪等脑炎征象,重者可发生脑水肿、脑疝与呼吸衰竭危及生命。脑脊液压力增高,细胞数不超过 500×10^6/L,以淋巴细胞为主,蛋白增多,糖和氯化物多正常,脑脊液中可分离出钩体。

(5)肾衰竭型:钩体患者可有不同程度肾损害,主要表现为尿中有蛋白、细胞和管型。发生少尿、无尿、氮质血症及尿毒症等肾衰竭表现则常与黄疸出血型合并存在,单独肾衰竭型较少见。

3. 后期(恢复期) 多数患者在起病 10 日后,症状逐渐消失而痊愈,不留后遗症。少数患者在症状消失后可出现后发症。①后发热:体温正常 3~4 日后再度出现 38℃左右的发热,经 1~3 日自退,无须处理,此型与迟发变态反应有关。②反应性脑膜炎:少数患者在后发热同时或稍后出现脑膜炎表现,脑脊液钩体检查阴性,预后良好。③眼后发症:热退 1 周~1 个月,患者出现脉络膜炎、葡萄膜炎、虹膜睫状体炎等,大多数预后好,但反复发作可致失明。④闭塞性脑动脉炎:多发生于病后 2~5 个月,出现偏瘫、失语、反复短暂肢体瘫痪等,多数患者治疗 1~2 个月后可康复。

案例 4-2 分析(1)

患者务农,发冷发热伴有头痛、肌肉酸痛、乏力,皮肤有出血点。入院后突然出现心慌气短,咯血痰,X 线胸片示双肺广泛片状阴影。从上临床特征来看,最可能的诊断是钩端螺旋体病。

(三)辅助检查

1. 血常规 白细胞计数大多增高,半数左右在 10×10^9~20×10^9/L,有的可达 60×10^9/L 或以上。血小板可见减少。血沉增快是本病一个特征,一般可持续 2~3 周。

2. 病原学检查 发病 1 周内取患者血液、尿液、脑脊液可检得钩体,亦可接种于柯氏培养基或幼龄豚鼠腹腔进行培养分离。

3. 血清学检查 用已知抗原检测抗体,如显微凝集试验抗体效价>1:400,或间隔 2 周双份血清,其抗体效价增加 4 倍有诊断价值。已知抗体找抗原,如用乳胶凝集试验或间接荧光抗体染色法检查血中钩体抗原。DNA 探针及 PCR 技术亦用于钩体病的检查。

案例 4-1 分析(1)

患者,男,20 岁,农民。在小河游泳后出现高热,伴畏寒、头痛、身痛、乏力 3 日。查体:T 39.5℃,巩膜黄染,结膜充血,腋下可见出血点。肝右肋下 1.5cm,质中。腹股沟有蚕豆大小淋巴结 3 个。白细胞升高,中性粒细胞 0.80。尿胆红素(+)、尿胆素(+),血清总胆红素为 102μmol/L,丙氨酸转氨酶 250U/L。从上临床特征可诊断为钩端螺旋体病,黄疸出血型。

(四) 心理、社会状况

钩端螺旋体患者常会表现孤独、多虑、悲观等,对战胜疾病缺少安全感与信任感,多数患者会出现紧张、焦虑情绪。家庭成员由于对疾病恐惧和对疾病缺乏应有的卫生知识,故对患者关心协作不够。

(五) 治疗要点

本病治疗原则是"三早一防一就",即早发现、早诊断、早治疗、防止大出血和就地治疗。

1. 一般及对症治疗　早期卧床休息,给高热量易消化食物,补充维生素 B 和 C,维持水、电解质平衡。高热者行物理降温,烦躁给镇静剂如安定。中毒症状严重者可静脉滴注氢化可的松 100~500mg,肺出血加用镇静剂、止血药。黄疸及肝功能损伤采用保肝治疗。对颅内压增高及少尿给予脱水剂及保护肾功能的治疗。

2. 病原治疗　早期使用敏感抗生素治疗可缩短病程,减轻内脏损害。青霉素 G 杀灭钩体效果显著,国内为首选药物。常用 40 万 U 肌内注射,每 6~8 小时 1 次,疗程 7 日。为避免发生赫氏反应,首剂青霉素 G 用量可减至 3 万~5 万 U。亦可首剂用青霉素 5 万 U 肌内注射,4 小时后再肌内注射 5 万 U,再过 4 小时才改为 40 万 U 肌内注射,每 6~8 小时一次。赫氏反应是治疗钩体病时,部分患者注射首剂青霉素后因大量钩体被杀死、分解、放出毒素而引起的症状加重反应。多在首剂青霉素注射后 0.5~4 小时,突起寒战、高热、头痛、全身肌肉酸痛、脉搏及呼吸加快,重者可出现低血压、休克等表现,反应一般持续 0.5~2 小时。但部分患者可因病情加重,迅速发生弥漫性肺出血。对青霉素过敏可选用庆大霉素、多西环素、阿莫西林、甲唑醇、咪唑酸醋等。

案例 4-2 分析(2)

针对病原治疗的首选药物是青霉素,但要注意发生赫氏反应。

四、主要护理诊断/合作性问题

1. 体温过高　与钩体感染有关。

2. 疼痛　与钩体感染所引起肌肉损伤有关。

3. 气体交换受损　与肺毛细血管损伤有关。

4. 潜在并发症　出血、窒息、肾衰竭、呼吸衰竭、循环衰竭。

案例 4-1 分析(2)

对患者进行评估,推断该患者的主要护理诊断/问题有:

1. 体温过高　与钩体感染有关。

2. 疼痛　与钩体感染所引起肌肉损伤有关。

3. 活动无耐力　与钩体感染所引起肌肉损伤有关。

4. 潜在并发症　出血。

五、护 理 措 施

（一）一般护理

1. 休息　卧床休息,减少消耗。病情重者恢复期亦不宜过早活动,直至临床症状与体征完全消失后再下床活动。症状减轻后,可逐渐起床活动,增加活动量。

2. 饮食护理　给予高热量、低脂、适量蛋白、少渣易消化的流食或半流食,鼓励多饮水,以补充足够的液体,有明显消化道出血者,应禁食。

（二）病情观察

注意观察:①皮肤、黏膜出血的部位、范围、分布情况。②有无鼻出血、咯血、呕血、便血及血尿等腔道出血表现,观察发生频率及出血量。③有无肺大出血先兆,如突发面色苍白、胸闷、心悸等;④监测生命体征,注意有无呼吸、心率加快,血压下降等出血性休克的表现。⑤及时进行血常规、出凝血时间等检查。⑥青霉素注射后注意赫氏反应,突起寒战、高热、头痛、全身肌肉酸痛、脉搏及呼吸加快应立即告知医生。

（三）口腔护理

应加强口腔护理,及时清理口腔中残留的血液及呕吐物,保持口腔黏膜清洁、湿润。避免剔牙或用硬毛刷刷牙,以免引起或加重牙龈出血。

（四）潜在并发症护理

1. 肺出血　①确保患者身心得到良好休息,保持病房环境安静,尽量集中操作。做好心理护理,减轻紧张、焦虑情绪,以利于患者安静休息。②遵医嘱给予镇静剂、氢化可的松及止血药物。③给予氧气吸入,并做好相应的护理。④保持呼吸道通畅,防止窒息。当有大量血液或血块阻塞呼吸道时,应立即使患者取头低脚高 45°的俯卧位,轻拍背部以迅速排除气道内及口咽部的血块。⑤患者可因肺大出血而出现出血性休克、呼吸或循环衰竭,或因大量咯血阻塞呼吸道而窒息,必须事先做好急救准备,包括抢救药物、吸引器、气管切开包、人工呼吸器等器械的准备。

2. 呼吸衰竭　①观察患者有无呼吸困难、发绀、精神错乱、狂躁、昏迷、抽搐等情况。②及时送检动脉血气分析、电解质等。③发生呼吸衰竭时,立即予以吸痰、给氧,保持呼吸道的通畅;遵医嘱应用呼吸兴奋剂。④呼吸停止,应配合医生进行气管切开、气管插管,施行机械通气。

（五）心理护理

及时发现病情变化并及时处理,增强患者的安全感与信任感。帮助患者建立康复信心,减轻或消除紧张、焦虑情绪。在患者面前应注意保持良好的心理状态,并给患者以支持和鼓励。

（六）健康教育

1. 预防知识教育

（1）管理传染源:疫区灭鼠防鼠,圈猪积肥,加强对犬、牛、羊、猫等家畜的管理及动物检疫,对牲畜粪、尿进行无害化处理。隔离治疗患者。

（2）切断传播途径:兴修水利,防洪排涝。收割前放干田里的水,结合施肥及使用农药,杀灭稻田中的钩体。加强水源和食物管理,防止被鼠及病畜粪、尿污染。禁止在疫水中捕鱼、涉水、游泳。对患者的血液、尿液及污染物品及时消毒。

（3）保护易感者:注意个人防护,接触疫水时,涂防护药、穿长筒胶靴、戴橡胶手套。可在流行前 1 个月采用与当地流行菌群一致的多价钩体菌苗皮下注射。亦可用多西环素进行药物预防。对可疑感染者,可每日用青霉素 G 肌内注射。

2. 相关知识教育 告知钩体病患者应卧床休息,注意饮食。患者出院时应告知其本病恢复期特点,说明需避免过度劳累,并根据病情,交代休息时间(数周至数月不等)。告诉患者如出现视力下降,肢体瘫痪,语言障碍等后发症表现时应即就诊。

案例 4-1 分析(3)

　　该患者的护理措施主要有:①卧床休息。②给予高热量、低脂、适量蛋白、少渣易消化的流食。③密切观察黄疸、出血情况。④加强皮肤黏膜护理。⑤加强心理沟通,疏导和安慰,帮助其摒弃焦虑、恐惧等不良情绪,保持良好心态,积极配合治疗。⑥进行预防和健康指导。

要点总结

　　1. 钩端螺旋体病是由致病性钩端螺旋体经皮肤、黏膜侵入人体引起的一种急性自然疫源性传染病。临床特征为早期钩体败血症,中期为各器官损害和功能障碍,后期为各种变态反应后发症。重症患者有明显的肝、肾、中枢神经系统损害和肺弥漫性出血,危及生命。

　　2. 钩体病传染源主要是鼠类和猪。直接接触病原体是主要传播途径,皮肤,尤其是破损的皮肤和黏膜是主要入侵部位。早期主要表现为"三症状三体征",即寒热、酸痛、全身乏力,眼红、腿痛、淋巴结肿大。中期通常分为流感伤寒型、肺出血型、黄疸出血型、脑膜脑炎型、肾衰竭型五型。后期可出现后发热、反应性脑膜炎、眼后发症、闭塞性脑动脉炎等后发症。

　　3. 病原治疗首选青霉素,为避免发生赫氏反应,首剂青霉素应减量使用。赫氏反应多在首剂青霉素注射后 0.5~4 小时,突起寒战、高热、头痛、全身肌肉酸痛、脉搏及呼吸加快,重者可出现低血压、休克等表现,反应一般持续 0.5~2 小时。

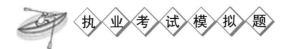

执 业 考 试 模 拟 题

1. 钩端螺旋体病的临床表现是(　　)

　　A. 发热、咳嗽

　　B. 长期持续高热

　　C. 发热、咳嗽、吐白色黏痰

　　D. 发热、恶心、呕吐、腹痛

　　E. 发热、头痛、结合膜充血、腓肠肌痛

2. 钩端螺旋体病的主要流行季节是(　　)

　　A. 1~2 月份　　　B. 3~4 月份

　　C. 5~6 月份　　　D. 7~10 月份

　　E. 11~12 月份

3. 钩端螺旋体侵入人体最常见的部位是(　　)

　　A. 皮肤及黏膜　　　B. 胃肠道

　　C. 血液　　　　　　D. 胎盘

　　E. 生殖道

4. 对于钩体病,下列哪项说法是错误的(　　)

　　A. 本病是动物源性传染病

　　B. 主要传染源是黑线姬鼠和猪等

　　C. 脑动脉炎是后发症之一

　　D. 肾衰竭是本病主要死亡原因之一

　　E. 其发病是由于螺旋体对血管的直接损伤

5. 钩体病的临床表现及严重程度与下列哪种因素无关?(　　)

　　A. 钩体的类别　　　B. 钩体的毒力

　　C. 钩体的数量　　　D. 机体的个体反应差异

　　E. 年龄及性别

6. 男性,26 岁,下水道工人,因发热,全身酸痛,乏力 3 日于 5 月 9 日入院,查体:结膜充血,皮肤有出血疹,腹股沟淋巴结蚕豆大,伴有压痛,腓肠肌压痛(＋),血常规:WBC 13.2×10^9/L,N 0.80,L 0.20,钩端螺旋体凝集溶解试验阳性(1：400),应首选下列何种药物?(　　)

　　A. 青霉素每次 40 万 U 肌内注射,每日 120 万~

160 万 U

B. 青霉素每次 80 万 U 肌内注射,每日 240 万～320 万 U

C. 青霉素每次 80 万 U 加链霉素 0.5g 肌内注射,每日 2 次

D. 复方新诺明 1g,每日分 2 次口服

E. 螺旋霉素 0.2g,每日 4 次口服

7. 确诊为钩体病患者,肌内注射青霉素 80 万单位及链霉素 0.5 克约两小时后,出现高热、寒战、脉快、呼吸急促、两肺少许湿性啰音。BP 70/40mmHg。此情况应首先考虑(　　)

A. 重症钩体病 　　B. 青霉素过敏反应

C. 链霉素过敏反应 　　D. 钩体病并发肺炎

E. 青霉素治后加重反应(赫氏反应)

(林　慧)

第二节　恙　虫　病

恙虫病(tsutsugamushi disease)又称丛林斑疹伤寒,是由恙虫病立克次体(又称东方立克次体)所致的急性自然疫源性传染病。临床上以叮咬部位焦痂或溃疡形成、发热、淋巴结肿大及皮疹等为特征。

一、病　原　学

恙虫病立克次体,呈球或球杆状,在细胞质内靠近细胞核旁成堆排列,吉姆萨染色呈紫蓝色。根据抗原性不同可将恙虫病立克次体分为 10 个血清型,各株间抗原性有较大差异,对人的致病力也不同。病原体抵抗力弱,加热 56℃ 10 分钟或 0.5％苯酚溶液均可将其杀灭,对氯霉素、四环素类和红霉素类敏感,但能耐受青霉素类、头孢菌素类及氨基糖苷类抗生素。

二、发病机制与病理

病原体从恙螨叮咬处侵入人体,先在局部繁殖,引起局部的皮肤损害,继而直接或经淋巴系统进入血液,形成立克次体血症,血液中的病原体侵入血管内皮细胞和单核-吞噬细胞内生长繁殖,产生毒素,引起全身毒血症和心、肝、肺、肾等重要器官的病变。基本病变为全身小血管炎、血管周围炎和单核-吞噬细胞增生。

三、护　理　评　估

(一) 流行病学资料

1. 传染源　鼠类是主要传染源。国内以褐家鼠、黄毛鼠等为主。鼠类感染后多无症状,成为本病的贮存宿主。此外,家畜如猪、兔、鸟类等也可成为本病的贮存宿主。人被恙螨叮咬仅属偶然现象,作为传染源的意义不大。

2. 传播途径　恙螨为本病的传播媒介,在我国主要为红纤恙螨和地里纤恙螨。恙螨喜生活于温度较高、湿度较大的丛林绿野、溪畔湖岸及农田的土壤中,人被恙螨叮咬而感染。

3. 易感人群　人对本病普通易感。病后对同一血清型病原体有较持久的免疫力。

4. 流行特征　多于夏秋季节发病,常为散发,以 6～7 月份为高峰。降雨量集中季节也易发生流行。青壮年、从事野外工作者等因暴露机会多而发病率较高。

（二）身体状况

> **案例 4-3**
>
> 　　患者,26 岁,农民,以寒战、高热伴剧烈头痛 1 周入院。T 39.6℃,烦躁,头面及颈胸部皮肤潮红,左侧会阴处可见 1 个焦痂,左腹股沟淋巴结肿大,有触痛,眼结膜充血,肝右肋下 1.5cm 可及,质软有触痛,ALT 120U/L,尿蛋白(＋),外-斐反应 1∶160。
>
> 　　**问题:**
> 　　1. 该患者可能的临床诊断是什么?
> 　　2. 该患者应如何护理?

潜伏期 4～21 日,一般为 10～14 日。

1. 症状　急起发热,体温可在 1～2 日内迅速上升到 39～40℃以上,弛张热型,伴有畏寒、头痛、全身酸痛、疲乏、食欲减退等症状。重者可有表情淡漠、谵妄,甚至抽搐、昏迷、脑膜刺激征等中枢神经系统症状;心音弱、心率快、心律失常等心肌炎表现;咳嗽、胸痛、气促等肺炎表现。如不治疗,发热可持续 2 天以上,并可出现多器官功能损害。

2. 体征

（1）焦痂与溃疡:焦痂对诊断最具意义,其外观呈圆形或椭圆形,直径多在 4～10mm,焦黑色,边缘稍隆起呈堤围状,周围有红晕,如无继发感染,则不痛不痒,也无渗液(彩图 4-1)。痂皮脱落后,中央凹陷形成溃疡,基底部呈现淡红色肉芽创面。多数患者只有一个焦痂或溃疡,多见于腹股沟、肛周、会阴、外生殖器、腋窝等处。

（2）淋巴结肿大:焦痂附近的局部淋巴结明显肿大,如核桃般大,有压痛,可移动,不化脓,消退较慢。全身浅表淋巴结可轻度肿大。

（3）皮疹:常出现于病程的第 4～6 日,常为暗红色斑丘疹,直径约 2～5mm。多为充血性,少数为出血性,不伴瘙痒,散在分布于躯干和四肢,面部很少,手掌和足底缺如。皮疹持续约 3～7 日后消退,可遗留少许色素沉着。

（4）其他:肝脾轻度肿大,质软。部分患者有颜面潮红、结膜充血等表现。

（三）辅助检查

1. 血象　白细胞计数减少或正常,有并发症时则增多。常有中性粒细胞核左移现象。

2. 血清学检查　①变形杆菌 OX_k 凝集反应(外-斐反应):患者最早于病程第 4 日出现阳性。凝集效价在 1∶160 或以上才有诊断意义,如在病程中隔周做 2 次检查,效价升高 4 倍以上,则诊断意义更大。②免疫学检查:斑点免疫测定、ELISA 法等检查特异性 IgM 抗体,早期有 70%以上的阳性率,特异性强,可区分各种血清型。

3. 病原学检查　①病原体分离:取高热者全血 0.5ml 做小白鼠腹腔内接种,小白鼠一般于第 7～9 日发病。取濒死小鼠的脾、肝或腹膜做涂片或印片,吉姆萨染色后可在单核细胞质内找到病原体。②分子生物学检查:用 PCR 技术检测血液中恙虫病立克次体 DNA,有助于早期诊断。

> **案例 4-3 分析(1)**
>
> 　　最可能的临床诊断是恙虫病。依据是:①高热、头痛、烦躁等症状;皮肤潮红、眼结膜充血,尤其是发现焦痂及淋巴结肿大等体征。②外-斐试验阳性。

（四）治疗要点

氯霉素对本病有特效,服药后体温多在 1～3 日内降至正常。四环素族也可获满意治疗效果,其中多西环素效果较好。其他如罗红霉素、阿奇霉素、红霉素亦有一定疗效。

四、主要护理诊断/合作性问题

1. 体温过高 与恙虫病立克次体血症有关。
2. 皮肤完整性受损 与恙螨叮咬后导致焦痂形成有关。

五、护 理 措 施

(一) 一般护理

患者高热时,应卧床休息,减少消耗,防止并发症发生。病情逐渐好转,全身症状缓解后可适当下床活动。宜进食易消化、高维生素、高热量及高蛋白质的流质或软食,少量多餐,补充机体营养需求。嘱患者多饮水,昏迷患者给予鼻饲。

(二)发热的护理

观察热型,定时记录体温的变化,体温超过 39℃应给予物理降温或药物降温。出汗后,给予温水擦浴,及时更换汗湿的内衣裤及床单,避免着凉。

(三)病情观察

注意观察生命体征变化,如出现心率增快、心率失常、咳嗽频繁伴胸痛、气促、神志改变以及谵妄、抽搐等表现,说明可能并发心肌炎、肺炎、脑膜炎,应及时通知医生并配合处理。

(四)用药护理

注意观察药物的不良反应,如使用氯霉素时需注意血象的变化,观察有无全血细胞减少或出血倾向。服用四环素族抗生素时应观察有无消化道症状。四环素族药物不宜与牛奶、钙、铁、镁、铋等同服。此外四环素药物能影响婴幼儿骨骼生长、牙釉质发育且有致畸作用,故孕妇及7岁以下儿童禁用。

(五)皮肤护理

1. 观察皮肤受损情况 ①对疑诊恙虫病的患者应仔细观察皮肤有无皮疹或溃疡,注意焦痂和溃疡的部位、大小及形状,是否继发感染。②观察皮疹性质、形态、分布及消长情况。
2. 局部处理 无自觉不适时,皮疹无须特殊处理。保持局部皮肤清洁,防止继发感染是焦痂、溃疡的护理关键,可用75%乙醇溶液涂擦溃疡周围皮肤,过氧化氢溶液、0.9%氯化钠溶液涂擦溃疡面,庆大霉素注射液湿敷创面,每日3次,直至痊愈。

(六)健康教育

1. 预防知识教育
(1) 管理传染源:灭鼠是主要措施,患者不必隔离。
(2) 切断传播途径:注意改善环境卫生,清除杂草,消灭恙螨孳生地。对于野外作业地区,可喷洒杀虫剂以消灭恙螨。
(3) 保护易感人群:在流行季节和流行地区工作者,需加强个人防护,避免在草地上坐、卧、晾晒衣被。在流行区野外活动时,为了防止恙螨叮咬,需束紧袖、领及裤脚口,并在外露皮肤上涂抹驱避剂如 5％邻苯二甲酸二甲酯溶液。

2. 相关知识教育 向患者和家属介绍恙虫病的表现、特点及保持皮肤清洁的重要性。

案例 4-3 分析(2)

患者有高热,应物理降温和药物降温同时进行。如使用氯霉素和四环素应密切观察药物的不良反应;加强皮肤的护理,保持局部皮肤清洁,防止继发感染,可用 75％乙醇溶液涂擦溃病周围皮肤,用过氧化氢溶液、生理盐水涂擦溃疡面,继之庆大霉素注射液湿敷创面,每日 3 次,直至痊愈。

要点总结

恙虫病是由恙虫病立克次体所致的急性疫源性传染病。临床上以发热、焦痂或溃疡、淋巴结肿大及皮疹等为特征。变形杆菌 OX_k 凝集反应(外-斐反应)效价在 1：160 以上有辅助诊断价值。使用氯霉素或四环素族药物时应注意观察药物的不良反应。如无自觉不适时,皮疹无须特殊处理。保持局部皮肤清洁,防止继发感染是焦痂、溃疡的护理关键。

 执 业 考 试 模 拟 题

1. 恙虫病的病原体属于(　　)

　　A. 衣原体　　　　　　　　B. 病毒

　　C. 立克次体　　　　　　　D. 支原体

　　E. 细菌

2. 恙虫病的最主要传染源为(　　)

　　A. 家畜　　　　　　　　　B. 鼠

　　C. 家禽　　　　　　　　　D. 恙虫病患者

　　E. 水生生物

3. 恙虫病的传播媒介为(　　)

　　A. 恙螨　　　　　　　　　B. 蠓

　　C. 跳蚤　　　　　　　　　D. 蚊子

　　E. 虱子

4. 恙虫病最具特征的临床表现是(　　)

　　A. 红色斑疹　　　　　　　B. 局部淋巴结肿大

　　C. 焦痂　　　　　　　　　D. 肝脾肿大

　　E. 高热

5. 恙虫病的特效治疗药物是(　　)

　　A. 头孢菌素　　　　　　　B. 链霉素

　　C. 青霉素　　　　　　　　D. 喹诺酮类抗菌药物

　　E. 氯霉素或四环素类

6. 恙虫病简便且特异性尚可的实验室检查是(　　)

　　A. 血培养　　　　　　　　B. 尿常规检查

　　C. 外-斐试验　　　　　　　D. 肥达试验

　　E. 血常规检查

7. 下列哪项对恙虫病诊断最有价值?(　　)

　　A. 焦痂与溃疡　　　　　　B. 淋巴结肿大

　　C. 白细胞减少　　　　　　D. 充血性斑丘疹

　　E. 肝脾肿大

(千丽君)

第三节 阿 米 巴 病

阿米巴病(amebiasis)是溶组织内阿米巴感染人所引起的一种寄生虫病。该类原虫以滋养体形式侵袭机体,多寄生于人和动物的肠道及肝脏,其对结肠黏膜的侵害导致阿米巴痢疾,肠阿米巴可扩散至肝脏引起肝脓肿。较少寄生于肺、脑和脾等部位。

一、肠阿米巴病

肠阿米巴病是溶组织内阿米巴寄生于结肠内引起的疾病。病变多见于近端结肠和盲肠。

临床表现轻重悬殊,典型表现为腹痛、腹泻、黏液血便等痢疾样症状,称为阿米巴痢疾。非典型表现为阿米巴瘤、阿米巴性阑尾炎、暴发性结肠炎等。本病易反复发作转为慢性。

(一) 病原学

溶组织内阿米巴生活史有滋养体和包囊二期。生活史中仅需一种哺乳类宿主,人是主要的合适宿主。

1. 滋养体 滋养体按其形态分为大滋养体和小滋养体两型,寄生于结肠腔或肠壁内,以二分裂法繁殖。大滋养体内外质分明,运动时外质向外突出形成伪足,内质含胞核及核仁,可见各种食泡、吞噬的红细胞及组织碎片。大滋养体具有侵袭与破坏组织的能力,多见于急性患者的粪便和病灶组织中,故又称组织型滋养体。当宿主免疫功能良好或环境不利时可变为小滋养体,内外质分界不明显,运动迟钝,无明显侵袭力,以细菌和肠腔内容物为食,不吞噬红细胞,寄生于结肠肠腔,故又称肠腔型滋养体。小滋养体为大滋养体及包囊的中间型,当宿主免疫功能及肠道环境恢复正常时,其伪足消失,活动停止,形成包囊。滋养体抵抗力甚弱,在体外极易死亡,且易被胃酸杀灭,故无传播作用。

2. 包囊 圆球形,外周为透明囊壁,内含1～4个核,中央有核仁。成熟的4核包囊有感染性。包囊对外界抵抗力较强,在粪便中能存活2周以上,在水中能存活5周,普通饮水的余氯浓度对其无杀灭作用,但加热至50℃数分钟即可杀灭,在10%石炭酸液中30分钟可被杀死,50%酒精中即刻死亡(图4-1)。

(二)发病机制与病理

成熟包囊被吞食后,囊壁被肠液消化,滋养体脱囊而出,边分裂繁殖,边随粪便下降至盲肠、结肠等部位,以细菌和残渣为营养。若机体情况良好,滋养体变为包囊,成为无症状排包囊者。若原虫侵袭力强,或机体营养不良、感染、肠道功能紊乱、肠壁受损时,小滋养体可侵入肠壁发育成大滋养体。大滋养体在黏膜下层繁殖、扩散,并释放出多种酶,引起组织溶解性坏死,并不断向纵深发展,形成局限性脓肿。肠组织内的滋养体可随血流进入肝、肺、脑等部位,引起栓塞和梗死,以及迁徙性感染,造成这些脏器的液化和脓肿形成;亦可随坏死组织落入肠腔,随粪便排出体外。

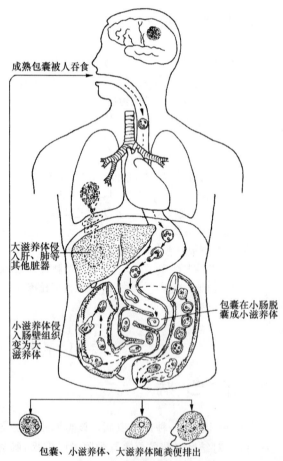

成熟包囊被人吞食

大滋养体侵入肝、肺等其他脏器

小滋养体侵入肠壁组织变为大滋养体

包囊在小肠脱囊成小滋养体

包囊、小滋养体、大滋养体随粪便排出

图4-1 溶组织内阿米巴生活史

病变主要在结肠,依次多见于盲肠、升结肠、直肠、乙状结肠、阑尾和回肠末端。典型的初期病变特点为细小散在的浅表溃疡,继而形成较多孤立且色泽较浅的小脓肿,破溃后形成口小底大、边缘不整的烧瓶样溃疡,基底为结肠肌层,腔内充满棕黄色坏死物质,内含溶解的细胞碎片、滋养体和黏液。当继发细菌感染时黏膜广泛充血水肿。若溃疡不断深入,可广泛破坏黏膜下层,使大片黏膜坏死脱落,如溃疡累及肌层及浆膜层时可并发肠出血与肠穿孔。慢性期病变,组织破坏与修复并存,肠壁肥厚或偶可呈瘢痕性狭窄、肉芽肿、肠息肉等。

(三) 护理评估

1. 流行病学资料

(1) 传染源:主要为慢性患者及无症状包囊携带者。急性期患者粪便中只排出滋养体,滋养体在外界环境中迅速死亡,故其作为传染源的意义不大。

(2) 传播途径:包囊污染食物、蔬菜、饮水等,经粪-口传播。污染的手、苍蝇、蟑螂可携带包囊而传播疾病。如水源污染可发生暴发流行。

(3) 人群易感性:普遍易感,感染后不产生保护性抗体,可重复感染。

(4) 流行特征:分布遍及全球,以热带亚热带多见,农村高于城市,好发于夏秋季节,呈散发性。

2. 身体状况　潜伏期一般为1～2周,短至4日,长达1年以上。

(1) 无症状型(包囊携带者):临床症状不明显,多于粪检时查到包囊。在适当的条件下可出现临床症状。

(2) 普通型:起病缓慢,以腹痛、腹泻开始,每日大便10次左右,量中等,为暗红色果酱样黏液血便,有腥臭味,无里急后重,腹痛常局限于右下腹,大便镜检可发现滋养体。全身中毒症状较轻,多无发热或仅出现低热。上述症状持续数日至数周可自行缓解,未经治疗者易复发或转为慢性。

(3) 暴发型:此型少见。多见于营养不良或体弱者。呈急骤起病,全身中毒症状明显,可出现高热和极度衰竭。大便次数可达每日10余次,呈水样或血水样,奇臭,同时伴有腹痛、里急后重、腹部压痛、呕吐。患者可出现不同程度的脱水、电解质紊乱、甚至发生休克。可出现肠穿孔及肠出血等并发症。如不及时抢救,可在1～2周内因毒血症或并发症死亡。

(4) 慢性型:多为普通型未经治疗所致。病程可持续数月甚至数年。腹痛、腹泻或便秘交替出现。大便呈黄糊状,有少量黏液及血,腐臭味。症状可持续存在或有间歇,间歇期间无任何症状,常因饮食不当、疲劳、受凉等因素诱发。久病者可有贫血、乏力、消瘦及神经衰弱等症状。大便镜检可找到滋养体或包囊。

(5) 并发症

1) 肠内并发症:肠出血、肠穿孔、阑尾炎、结肠病变和肛周瘘管。

2) 肠外并发症:以阿米巴肝脓肿最为多见。其次在肺、脑等处也可发生阿米巴病。

3. 辅助检查

(1) 粪便检查:粪便呈暗红色果酱状,腥臭,含血液及黏液。镜检在脓血便中多可检查到溶组织内阿米巴滋养体,成团的红细胞和少量的白细胞及夏科-雷登晶体。慢性患者或成形粪便中,一般只能找到阿米巴包囊。查见阿米巴滋养体或包囊是确诊的可靠依据。

(2) 免疫学检查:用阿米巴纯抗原做多种免疫血清学检查,检测血清中的特异性 IgG 和 IgM 抗体。当体内有侵袭性病变时抗体才会形成,包囊携带者抗体检测为阴性。也可用酶联免疫吸附试验(ELISA)检测粪便中滋养体抗原,阳性可作为诊断依据。

(3) 纤维肠镜检查:可见大小不等散在溃疡,表面附有黄色浓液,溃疡间黏膜正常。取溃疡边缘部分涂片及活检可发现滋养体。

(4) X线钡剂灌肠检查:病变部位可见狭窄或充盈缺损。

4. 心理、社会状况　患者常因腹泻反复发作、病程迁延不愈而焦虑、易怒,久病因营养障碍而体力下降者常有情绪低落和自卑。

5. 治疗要点

（1）一般治疗：急性期患者应卧床休息，给流质或半流质饮食，肠道隔离至症状消失或连续3次大便找不到滋养体或包囊。

（2）病原治疗：抗阿米巴药可分为三类：①硝基咪唑类：如甲硝唑、替硝唑等，对肠内和组织内阿米巴滋养体均有杀灭作用。②组织内抗阿米巴药：如依米丁、氯喹，对侵入组织的阿米巴滋养体有杀灭作用。③肠内抗阿米巴药：如双碘喹啉、安痢平等，对包囊有杀灭作用。联合用药可提高疗效。

（3）并发症治疗：暴发型常因混合细菌感染，应加抗生素同时治疗。大量肠出血者可输血。腹膜炎、肠穿孔等应在甲硝唑和广谱抗生素的控制下进行手术治疗。

（四）主要护理诊断

1. 腹泻　与肠道病变有关。

2. 营养失调：低于机体需要量　与进食减少、腹泻、肠道吸收功能下降有关。

（五）护理措施

1. 一般护理　保证休息，减少消耗。有全身中毒症状、消化道症状或出现并发症者应卧床休息。轻型患者可适当活动，劳逸结合。急性期给予易消化饮食，如米汤、牛奶、温热果汁、稀粥、蛋类、米粉等。避免粗纤维、高糖、刺激性食物，以减轻肠道负担，避免加重腹胀。嘱患者多饮水，必要时静脉补液以维持体液平衡。急性发作控制后，逐渐增加热量以防止营养不良、贫血等并发症，可给予高热量、高蛋白饮食。

2. 腹泻护理　保持皮肤清洁，尤其是肛周皮肤黏膜的清洁。便后用温水清洁肛周皮肤，局部涂以植物油，可防止皮肤溃烂。频繁腹泻伴明显腹痛者，应遵医嘱给予颠茄合剂或阿托品等解痉剂，也可使用腹部热敷等方法缓解不适。

3. 病情观察　观察每次大便的性质和量，注意是否伴有出血；观察有无突然发生的腹痛、腹肌紧张等肠穿孔表现，重症患者由于频繁腹泻，导致水和电解质大量丢失，应密切观察有无休克。

4. 粪便标本采集　为提高粪便检查阳性率，标本采集时应注意：①留取标本的便盆应清洁，气温低时，便盆应先用温水冲洗，送标本的容器应保持一定温度并立即送检。②若服用油类、钡剂及铋剂者，应停用以上药物3日后留取粪便标本送检。③标本须新鲜，勿与尿液混合。④标本应采集粪便的脓血部分。

5. 健康教育

（1）预防知识教育

1）管理传染源：对发现的患者和包囊携带者，进行彻底的抗阿米巴治疗。

2）切断传播途径：注意饮食和饮水卫生，防止"病从口入"是预防本病的主要措施。保护水源，加强粪便的无害化处理；消灭苍蝇和蟑螂等传播媒介。不吃未洗净或未煮熟的蔬菜。饭前便后洗手。

3）保护易感人群：合理营养，锻炼身体，增强体质，提高人群免疫力。目前暂无疫苗。

（2）相关知识教育：介绍其感染过程、临床经过、治疗药物等。患者应坚持用药，在症状消失后连续3次粪检，滋养体或包囊呈阴性，方能解除隔离。治疗期间禁饮酒、防止暴饮暴食、加强营养，避免受凉、劳累，以防止复发。出院后3个月内应每月复查大便1次，以随访有无复发。

二、肝阿米巴病

肝阿米巴病(hepatic amebiasis)又称阿米巴肝脓肿,是肠阿米巴病最常见的肠外并发症,以长期发热、肝区痛、肝肿大有压痛为主要表现。

(一) 发病机制与病理

寄生在肠壁的阿米巴大滋养体经门静脉、淋巴管或直接蔓延侵入肝,在肝组织门静脉内引起栓塞、溶组织及分裂,造成局部液化性坏死从而形成脓肿。早期以多发性小脓肿常见,后互相融合成单个大脓肿。因肝右叶接纳来自盲肠和升结肠的血液回流,故脓肿以肝右叶顶部较多。脓液呈巧克力酱样,肝腥味,含有溶解和坏死的肝细胞、白细胞、红细胞等。滋养体常聚集在脓腔壁,仅少数病例可在脓液中找到滋养体。当脓肿有继发细菌感染时,脓液转为黄色或黄绿色,有大量脓细胞,并出现明显全身中毒症状。

(二) 护理评估

案例 4-4

患者,女,36 岁,因持续发热 8 日,右季肋部疼痛 7 日入院。患者入院前 8 日无明显诱因出现畏寒、发热,体温达 39℃,伴有乏力、纳差。次日感右季肋部隐痛,不放射,在当地医院检查,WBC $10.3×10^9$/L,N 0.82。B 超示:肝右叶 71mm×91mm 液性暗区,疑"肝脓肿",经青霉素、链霉素治疗 3 日无效。查体:T 39.2℃,肝肋下 4cm,质韧,触痛明显。脾侧卧位刚触及。患者入院后第 2 日肝穿刺抽出巧克力色脓液 300ml。

问题:
1. 可能的临床诊断是什么?
2. 如何护理该患者?

1. 身体状况　起病缓慢,体温逐渐升高,以弛张热型居多。大多午后上升,傍晚达到高峰,夜间热退时伴有盗汗。肝区疼痛为本病的重要症状,多呈持续性钝痛,深呼吸及体位变更时加剧,肝区叩击痛阳性。右叶顶部脓肿可刺激右侧膈肌,疼痛向右肩部放射,或压迫右下肺引起肺炎或胸膜炎,出现气急、咳嗽、肺部啰音等。如病变靠近胸廓,则可见肋间饱满,并有明显压痛。左叶肝脓肿时,可出现中上腹或左上腹痛,并向左肩放射。慢性病例发热不明显,可有贫血、消瘦、水肿等。肝脓肿可向邻近器官或周围组织穿破或继发细菌感染。

2. 辅助检查

(1) 血象:急性期白细胞及中性粒细胞增多。病程较长时白细胞多正常,贫血明显,血沉加快。

(2) 粪便检查:粪便镜检找溶组织内阿米巴滋养体与包囊。

(3) 血清学检查:血清中抗阿米巴滋养体 IgM 阳性,提示近期感染或现症感染,阴性者不能排除本病。IgG 呈阴性,可基本上排除本病。

(4) 肝脓肿穿刺液检查:典型脓液为巧克力色或棕褐色有腥臭味,找到阿米巴滋养体或可溶性抗原有诊断意义。

(5) 超声检查:可以明确脓肿大小、部位及数目,对肝阿米巴病有较大的诊断价值,也可指导穿刺抽脓或手术的路径。

案例 4-4 分析(1)

　　最可能的临床诊断是阿米巴肝脓肿。依据是:①高热、右季肋部隐痛等症状;肝肋下 4cm,质韧,触痛明显等体征。②B超示:肝右叶 71mm×91mm 液性暗区,疑"肝脓肿"。③肝穿刺抽出巧克力色脓液 300ml。

3. 治疗要点

　　(1) 病原治疗:首选甲硝唑药物,其衍生物替硝唑疗效也较好。少数对硝基咪唑类无效者应换用氯喹,该药除消化道反应外,个别尚有心肌损害、心室颤动或阿-斯综合征,故必须加强监测。

　　(2) 肝穿刺引流:B超显示肝脓肿直径 3cm 以上且靠近体表者,可行肝穿刺引流,应于抗阿米巴治疗 2～4 日后进行。穿刺应在 B 超定位下进行,对脓液量超过 200ml 者,需 3～5 日后重复引流。较大脓肿在抽脓后注入甲硝唑 0.5g,有助于脓腔愈合。

　　(3) 外科治疗:内科治疗疗效欠佳或肝脓肿穿破引起化脓性腹膜炎者,应手术治疗。

(三) 主要护理诊断

1. 体温过高 与肝脓肿形成,致热原释放入血作用于体温中枢有关。

2. 营养失调:低于机体需要量 与长期发热、肝脓肿有关。

3. 疼痛:肝区痛 与肝组织液化、坏死、脓肿形成有关。

(四) 护理措施

1. 营养失调的护理

　　(1) 给予高糖、高蛋白质、低脂的流质或半流质饮食。少量多餐,补充维生素及铁质。重症患者应静脉补充各种营养或输血,纠正贫血,增强机体免疫力,防止继发感染。

　　(2) 定期查血象,每周测体重一次,评估患者营养改善情况。

2. 高热护理 见第一章第六节传染病患者的护理。

3. 肝区疼痛的护理

　　(1) 急性期需卧床休息,减少机体消耗。左侧卧位能减低肝包膜张力避免肝区受压,也可取其他舒适体位,以缓解肝区疼痛。应避免剧烈活动,以免导致脓肿溃破。

　　(2) 疼痛影响休息和睡眠时,遵医嘱给予镇静剂或止痛剂。

4. 肝穿刺引流护理 术前向患者说明肝穿刺抽脓的目的、方法及术中注意事项,取得患者的合作,减轻其紧张和焦虑。术中注意观察患者的反应和脓液的性质、颜色、气味,抽取后立即送检。术后嘱患者卧床休息,密切观察血压、脉搏及面色,发现异常及时报告医生。

案例 4-4 分析(2)

　　主要护理措施:患者应注意休息,给予高碳水化合物、高蛋白、高维生素和易消化饮食;采用物理降温,必要时遵医嘱给予退热剂;肝区疼痛时嘱患者采取左侧卧位以减轻疼痛,如疼痛非常剧烈可遵医嘱给予止痛剂以减轻疼痛。

要点总结

　　1. 肠阿米巴病是由溶组织内阿米巴感染人所引起的经消化道传染病。传染源主要为慢性患者及包囊携带者,人是溶组织阿米巴的主要宿主,本病经口感染,感染后产生的抗体对机体无保护作用。以热带及亚热带地区高发。病变位于结肠,以形成口小底大的烧瓶样溃疡为特点。临床表现轻重悬殊,典型表现有黏液血便等痢疾样症状,全身中毒症状较轻,易于复发或转为慢性。肠内可并发肠出血、肠穿孔,肠外主要并发肝脓肿。肝阿米巴病是以长期发热、肝区痛、肝大有压痛为主要临床表现,B超可见液性病灶。

　　2. 送检标本须新鲜,勿与尿液混合,注意保温保湿,及时送检。病原治疗以甲硝唑为首选药物。

执业考试模拟题

1. 肠外阿米巴病中最常见的是（　　）
   A. 阿米巴脑脓肿　　　B. 阿米巴肝脓肿
   C. 阿米巴肺脓肿　　　D. 阿米巴腹膜炎
   E. 阿米巴胸膜炎

2. 典型急性肠阿米巴病的粪便呈（　　）
   A. 果酱样黏液血便　　B. 白色陶土样便
   C. 鲜红脓血便　　　　D. 黄色水样便
   E. 蛋花样便

3. 对肠内和组织内阿米巴滋养体均有杀灭作用的
   药物是（　　）
   A. 双碘喹啉　　　　　B. 氯喹
   C. 甲硝唑　　　　　　D. 依米丁
   E. 喹碘方

4. 典型的阿米巴肝脓肿的穿刺液呈（　　）

A. 黄色脓样　　　　　B. 红色血性液体
C. 毛玻璃样浑浊　　　D. 棕褐色如巧克力糊状
E. 清亮的水样

5. 肠阿米巴病最常见的病变部位是（　　）
   A. 盲肠、升结肠　　　B. 直肠、乙状结肠
   C. 空肠、回肠　　　　D. 盲肠、回肠
   E. 乙状结肠、空肠

6. 阿米巴肝脓肿的主要临床表现是（　　）
   A. 发热,黄疸,肝大
   B. 发热,贫血,肝大
   C. 贫血,黄疸,肝大
   D. 发热,肝大,肝区疼痛
   E. 发热,黄疸,肝痛

（千丽君）

第四节　疟　　疾

疟疾(malaria)是由疟原虫感染人体而引起的寄生虫病,主要由雌性按蚊叮咬传播。临床特征为间歇性、定时性、发作性的寒战、高热和大汗,可有脾肿大及贫血。间日疟及卵形疟可出现复发,恶性疟发热常不规则,病情较重,并可引起脑型疟等凶险发作。

一、病　原　学

疟疾的病原体为疟原虫。感染人类的疟原虫有 4 种,即间日疟原虫、三日疟原虫、恶性疟原虫及卵形疟原虫。人和蚊是疟原虫发育过程中的两个宿主,疟原虫在人体内进行无性繁殖,在蚊体内进行有性繁殖,人是中间宿主,蚊是终末宿主。

（一）人体内阶段（无性繁殖期）

疟原虫在人体内进行裂体增殖,此无性繁殖分为肝细胞内发育和红细胞内发育 2 个时期。感染子孢子的蚊刺吸人血时,子孢子随蚊的唾液进入人体,经血液循环进入肝脏,并在肝细胞内发育成熟为裂殖体。子孢子有速发和迟发 2 种类型。速发型发育较快,经 9～16 日发育成熟;迟发型子孢子仅见于间日疟和卵形疟,发育较缓慢,经 6～11 个月才能成熟,是引起卵形疟和间日疟复发的原因。裂殖体释放出裂殖子再次进入血循环,侵犯红细胞,在红细胞内经过环状体、滋养体、不成熟裂殖体等阶段发育为成熟裂殖体。释放的一部分裂殖子被吞噬细胞所吞噬,一部分再次侵入正常红细胞,在红细胞内进行无性繁殖,形成临床的周期发作(图 4-2)。间日疟和卵形疟发育周期为 48 小时,恶性疟为 36～48 小时,三日疟为 72 小时,且发育先后不一,临床发作亦不规则。经 3～6 代裂体增殖后,部分裂殖子在红细胞内发育成雌、雄配子体。配子体在人体内的存活时间为 30～60 日。

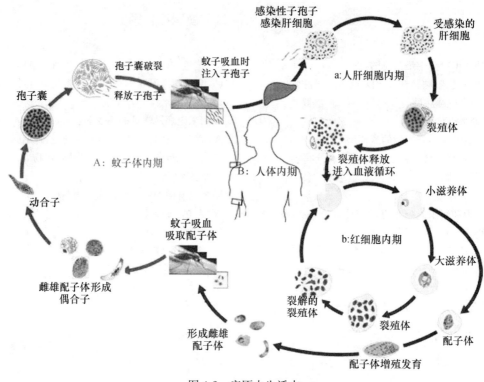

图 4-2　疟原虫生活史

(二) 蚊体内阶段(有性繁殖期)

蚊吸入疟疾患者的血液后,疟原虫配子体随血流进入蚊胃,在蚊胃中雌、雄配子体继续发育,经过分裂,雄配子体形成数个雄配子,雌配子体形成数个雌配子,两者结合形成偶合子,经动合子发育成熟为囊合子,继续发育成熟为孢子囊,内含数千个具有感染性的子孢子。当蚊叮咬人时,进入人体的子孢子又继续其无性繁殖周期。

二、发 病 机 制

疟原虫在红细胞内发育时一般无症状。当红细胞被裂殖子胀破后,大量血红蛋白、裂殖子及其代谢产物进入血液,引起异性蛋白反应并释放激肽类物质,刺激体温调节中枢,出现寒战、高热,继之大汗的典型症状。进入血中的裂殖子部分可侵入其他红细胞,进行新一轮裂体增殖,如此不断地循环,引起本病间歇性的临床发作。因各种疟原虫裂殖体成熟所需时间不同,所以发作的周期也随之而异,反复多次发作后可因大量红细胞破坏而出现贫血。

疟原虫在人体内增殖可引起强烈的吞噬反应,以致全身单核-吞噬细胞系统增生,表现为肝、脾肿大,以脾大为主,骨髓亦有增生。

恶性疟突然发生的急性血管内溶血可以导致黑尿热,与先天性红细胞葡萄糖-6-磷酸脱氢酶(G-6-PD)缺乏或其他红细胞酶缺乏有关,疟原虫感染、抗疟药(如奎宁)或其他药物的使用则为诱因。

三、护 理 评 估

（一）流行病学资料

1. 传染源　现症患者和带疟原虫者。

2. 传播途径　雌性按蚊是疟疾传播的主要媒介，经蚊虫叮咬皮肤是主要传播途径。极少数病例可因输入带疟原虫的血液或经母婴传播。

3. 人群易感性　普遍易感。感染后可产生一定的免疫力，但不持久。多次发作或感染后，再次感染时症状较轻或无症状，各型疟疾之间无交叉免疫性。

4. 流行特征　疟疾发病以夏秋季节较多，热带及亚热带地区常年均可发病。流行地区以间日疟流行最广，恶性疟主要流行于热带，卵形疟及三日疟相对较少见。我国主要以间日疟流行为主，海南和云南两省为恶性疟和间日疟混合流行。

（二）身体状况

案例 4-5

患者，男，37 岁。于 7 月 17 日前往海南省一林场探亲，住 10 余日，于 8 月 14 日午后发病，急起畏寒、寒战，加盖厚棉被后仍感寒冷，哆嗦不止，20 分钟后体温开始升高，达 40℃，2 小时后热退发汗，感头痛、疲乏。上述症状隔日发作一次。自服感冒药无效。查体：口唇较苍白，脾右肋缘下 2cm。于 8 月 19 日再次发作时在当地医院做外周静脉血厚涂片检查，发现红细胞中有环状体。血常规检查：红细胞数明显减少。

问题：

1. 诊断什么病？
2. 如何护理患者？

潜伏期间日疟和卵形疟为 13～15 日，三日疟为 24～30 日，恶性疟为 7～12 日。

1. 典型发作　特点是周期性间歇性发作、突发性寒战、高热和大量出汗。分为寒战期、高热期和出汗期。

（1）寒战期：多数突起发病，畏寒，先为四肢及背部发冷，逐渐遍及全身，出现寒战、唇指发绀、面色苍白，伴头痛、恶心、呕吐，持续 10 分钟至 2 小时。

（2）高热期：体温上升至 40℃ 以上，面色潮红、脉搏有力、结膜充血，伴头痛、乏力、全身酸痛、恶心、口渴、烦躁不安，但神志清楚，持续 2～6 小时。

（3）大汗期：高热后期先是双手和颜面微汗，渐至全身大汗淋漓，体温骤降至正常，症状明显缓解，但仍感口干、乏力。持续 1～2 小时后进入间歇期。

2. 凶险发作　多由恶性疟引起。起病急缓不一，热型多不规则，可有稽留热、间歇热、弛张热，每日或隔日发作，无明显的缓解间歇。

（1）脑型：主要表现为急起高热或超高热，伴剧烈头痛、呕吐、烦躁不安，2～5 日后出现抽搐，并出现不同程度的意识障碍，如谵妄、嗜睡、昏迷。

（2）超高热型：起病急，体温迅速上升至 41℃ 以上并持续不退，患者皮肤灼热、烦躁不安、呼吸急促、谵妄，常发展为深度昏迷而死亡。

（3）厥冷型：患者肛温在 38～39℃ 以上，无力、皮肤苍白或轻度发绀、体表湿冷，常有水样腹泻或频繁呕吐，继而脉搏细弱、血压下降，多死于循环衰竭。

（4）胃肠型：除疟疾典型症状外，患者常有腹泻，粪便先为黏液水便，每日数十次，后为血便、柏油便,伴下腹或全腹痛。重者死于休克和肾衰竭。

3. 特殊类型疟疾

(1) 输血疟疾:常发生于输血后 7～10 日,临床表现同典型发作,无肝内增殖阶段,故治疗后无复发。

(2) 婴幼儿疟疾:易发展为凶险型,发热不规则,可有弛张热和稽留热,胃肠道症状明显。脾大显著,贫血,预后差。

4. 再燃与复发

(1) 再燃:疟疾发作数次后,由于体内产生一定免疫力或经过治疗后暂停发作,但红细胞内仍残存疟原虫尚未完全消灭,经 1～3 个月,出现与初发相似的临床症状发作,但病情较轻。

(2) 复发:疟疾停止发作,红细胞内疟原虫虽被消灭,但肝细胞内迟发型子孢子仍存在,再次侵入红细胞内引起临床发作。其发作与初发相似,也多较轻。复发多在初发的半年以后。恶性疟、三日疟、输血疟一般无复发。

5. 黑尿热 为急性血管内溶血,表现为急起寒战、高热、腰痛、恶心、呕吐、肝脾迅速增大、黄疸、进行性贫血、尿量骤减、排酱油色尿,严重者可发生急性肾衰竭。

(三) 辅助检查

1. 血象 疟疾多次发作后,红细胞与血红蛋白下降。恶性疟可侵犯各期红细胞,其贫血尤为明显。白细胞计数一般正常,单核细胞相对增高。

2. 疟原虫检查 是确诊的依据。

(1) 外周血涂片(薄片或厚片):厚片可增加阳性率,薄片可鉴定疟原虫种类。

(2) 骨髓穿刺涂片:阳性率高于外周血涂片。

3. 血清学检查 抗疟抗体在感染后 3～4 周出现,4～8 周达高峰,以后逐渐下降。可用于流行病学调查。

案例 4-5 分析(1)

患者可能的临床诊断为疟疾。依据是:①发病时处在疟疾的高发区,季节为疟疾高发的夏季。具备隔日发作的寒战、高热、继而热退大汗的典型疟疾临床经过;贫血貌,脾大体征。②外周静脉血厚涂片检查,发现红细胞中有环状体;血常规检查红细胞数明显减少。

(四) 心理、社会状况

疟疾初次发病时,因起病急骤,患者常有紧张心理;间日疟因多次复发而出现焦虑;恶性疟病情严重,易产生恐惧心理。

(五) 治疗要点

1. 抗疟原虫治疗

(1) 对氯喹敏感的疟疾发作治疗:氯喹对红细胞内各种疟原虫的无性体均有较强的杀灭作用,是控制发作的首选物,伯氨喹能杀灭肝细胞内的速发型和迟发型疟原虫,有病因预防和防止复发的作用。

(2) 耐氯喹疟疾发作的治疗:甲氟喹具较强的杀灭红细胞内疟原虫的作用,对耐氯喹恶性疟有较好疗效。磷酸咯萘啶能杀灭红内期疟原虫。青蒿素衍生物单独应用易复发。

(3) 凶险型疟疾发作的治疗:需快速、足量应用有效的抗疟药物,尽快静脉滴注给药,如氯喹等。

2. 黑尿热治疗 立即停用可能诱发溶血的抗疟药物,若血中仍有疟原虫,改用青蒿素、氯喹进行治疗。补充液体,碱化尿液,加用肾上腺皮质激素;有贫血者少量输新鲜血;少尿或无尿者按肾衰竭处理。

四、主要护理诊断/合作性问题

1. 体温过高　与疟原虫感染、大量致热原释放入血有关。
2. 潜在并发症　脑水肿、脑疝、黑尿热。

五、护理措施

(一) 一般护理

发作期卧床休息。能进食者给予高热量流质或半流质饮食,呕吐、不能进食者静脉补充液体。发作间歇期,给予高热量、高维生素、高蛋白、富含铁质的食物,补充消耗、纠正贫血。

(二) 发作期护理

观察热型、体温的升降方式,定时记录体温的变化。寒战期注意保暖,加盖棉被,给予热水袋、摄入热饮料。发热期由于高热可致抽搐,应给予物理降温或药物降温,体温控制在 38℃ 以下较为合适。出汗后,给予温水擦浴,及时更换内衣裤及床单,避免着凉。

(三) 黑尿热护理

1. 病情观察　出现急起寒战、高热、头痛、呕吐、黄疸、进行性贫血、腰痛、尿量骤减、排酱油样尿等表现,提示黑尿热的发生。注意生命体征的变化,记录 24 小时出入量,如发现少尿或无尿等急性肾衰竭表现时,按急性肾衰竭护理。

2. 对症护理　①立即停用奎宁、伯氨喹等易诱发溶血反应、导致黑尿热的药物。②减少不必要的搬动,避免诱发心衰。③给予吸氧。④遵医嘱应用氢化可的松、5% 碳酸氢钠溶液等药物,减轻溶血和肾损害。⑤贫血严重者遵医嘱少量多次输新鲜全血。

(四) 用药护理

使用抗疟药应观察药物疗效及不良反应,奎宁的主要不良反应为食欲减退、耳鸣、疲乏、头晕;此外可发生血小板减少,敏感的患者甚至小剂量即可出现血小板减少、急性血管内溶血伴肾损害或肾衰竭。氯喹和奎宁静注可引起心脏传导阻滞及血压下降,严重者出现心脏骤停,故使用时应控制静滴速度,以每分钟 40~50 滴为宜,并监测血压、脉搏改变,如有严重反应者应立即停止滴注。联合应用伯氨喹时注意有无头晕、恶心、呕吐、发绀等不良反应,一旦出现严重毒性反应,应立即停用上述药物并报告医生进行处理。应用甘露醇时注意观察心功能情况。

(五) 健康教育

1. 预防知识教育
(1) 管理传染源:根治现症患者、带虫者和复发患者。加强流动人口管理,防止传染源输入。对近 1~2 年内有疟疾史及带虫者,应在冬春季给予抗复发治疗,一般选用乙胺嘧啶或氯喹与伯氨喹联合应用。

(2) 切断传播途径:主要是防蚊灭蚊,防止被按蚊叮咬,清除按蚊幼虫孳生场所及使用杀虫药灭蚊。

(3) 保护易感人群:保护易感者,特别新进入疫区的人群,可预防性服药。常用的药物有乙胺嘧啶、氯喹等。

2. 相关知识教育　对患者进行疟疾知识教育,如主要症状、治疗方法、药物副作用、复发原因等,指导患者坚持服药,以求彻底治愈。治疗后应定期随访,有反复发作时,应速到医院复查。

案例 4-5 分析(2)

由于患者出现高热,应给予物理和药物降温,及时更换汗湿的衣服和床单。使用抗疟药物后,应密切观察有无药物的不良反应,并控制药物的静脉滴速。

1. 疟疾是由疟原虫引起的经按蚊叮咬传播的寄生虫病。临床特征为间歇性、定时性、发作性的寒战、高热和大汗,可有脾肿大及贫血。主要并发症为黑尿热。

2. 血涂片查到疟原虫是确诊疟疾的最主要的依据。骨髓涂片的阳性率高于外周血涂片。

3. 抗疟治疗以联合应用氯喹和伯氨喹林为首选,用药期间注意不良反应,如黑尿热等。预防疟疾的关键是根治现症患者及无症状带虫者和防蚊灭蚊。

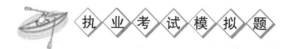

1. 传播疟疾的主要媒介是(　　)
   - A. 恙螨
   - B. 中华按蚊
   - C. 褐家鼠
   - D. 体虱
   - E. 白蛉子
2. 疟疾的治疗首选氯喹来控制发作是因为(　　)
   - A. 氯喹对红细胞内裂殖体有迅速的杀灭作用
   - B. 能杀灭各种疟原虫的配子体
   - C. 对休眠子有很好的杀灭作用
   - D. 能杀灭肝细胞的疟原虫裂殖体
   - E. 价格便宜
3. 疟疾贫血是由于(　　)
   - A. 药物治疗所致黑尿热
   - B. 红细胞破坏过多、过快
   - C. 造血原料不足
   - D. 溶血
   - E. 脾功能亢进,骨髓受抑制
4. 八月份,某医疗队赴某高疟地区工作,队员自身的保护性预防,以哪项最重要(　　)
   - A. 治疗当地现症患者,以减少传染源
   - B. 静脉滴注二盐酸奎宁
   - C. 口服伯胺喹啉
   - D. 口服乙胺嘧啶或氯喹
   - E. 使用蚊帐以及驱蚊剂
5. 主要用于防止疟疾复发的药物是(　　)
   - A. 磷酸咯萘啶
   - B. 甲氟喹
   - C. 伯氨喹
   - D. 青蒿素
   - E. 乙胺嘧啶
6. 脑型疟是何种类型疟疾的严重临床型(　　)
   - A. 卵型疟
   - B. 三日疟
   - C. 间日疟
   - D. 恶性疟
   - E. 间日疟和三日疟
7. 患者,男,31 岁,间歇发热 1 周,表现为畏寒、寒战、高热、大汗后缓解,隔日发作 1 次。血常规:WBC 5.0×10^9/L,N 0.68,L 0.32,Hb 100g/L,血培养(一)。患者 3 个月前曾到海南旅游 15日。最可能的诊断是(　　)
   - A. 结核病
   - B. 疟疾
   - C. 急性血吸虫病
   - D. 败血症
   - E. 伤寒

(千丽君)

第五节　日本血吸虫病

日本血吸虫病(schistosomiasis japonicum)是日本血吸虫寄生在门静脉系统所引起的寄生虫病。寄生于人体的血吸虫主要有 5 种:日本血吸虫、曼氏血吸虫、埃及血吸虫、湄公血吸虫和间插血吸虫,中国只有日本血吸虫一种。主要病变为虫卵沉积于结肠、肝脏等组织而引起的肉芽

肿。急性期以发热、肝大与压痛、腹泻或脓血便为特征;慢性期以肝脾肿大为主;晚期以门静脉周围纤维化病变为主,可发展为门脉高压症,巨脾与腹水。

一、病 原 学

日本血吸虫雌雄异体,合抱寄生于门静脉系统,主要在肠系膜下静脉内。存活时间 3～5 年,长者可达 20 年以上。雌虫在肠壁黏膜下静脉内产卵,一条雌虫每日可产卵 1000 个左右,大多沉积于肠黏膜和肝组织内,少数可随粪便排出。虫卵入水后,如遇温度适宜(25～30℃)孵化成毛蚴。毛蚴具有趋光性和向上性,在水下做直线活动,遇中间宿主钉螺时,钻入其体内发育繁殖,经母胞蚴和子胞蚴二代发育,7～8 周即有尾蚴从螺体逸出,随水漂流。当人畜接触时,尾蚴迅速从皮肤或黏膜钻入人体内,尾部脱落,变成童虫并随血流经心、肺抵达肝门静脉内,15～16 日发育成雌雄虫体合抱,再经肝门静脉逆流到肠系膜静脉或直肠静脉内寄生产卵。从童虫发育为成虫产卵,约 1 个月左右。日本血吸虫生活史中,人是终末宿主,钉螺是唯一的中间宿主(图 4-3)。

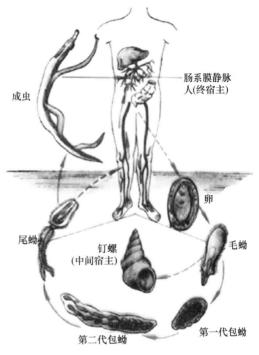

图 4-3 血吸虫生活史

二、发病机制与病理

血吸虫尾蚴、幼虫、成虫、虫卵对宿主均可引起一系列免疫反应。尾蚴侵入人体皮肤、黏膜时,引起局部微血管充血、白细胞浸润,出现红色点状丘疹,奇痒,称尾蚴性皮炎。脱尾后童虫移行至肺部,引起点状出血和白细胞浸润,出现咳嗽、痰中带血等症状。在肝门静脉分支处发育为成虫,逆行至肠系膜静脉末梢产卵。在成虫机械性刺激及代谢产物作用下,产生轻微静脉炎、贫血和嗜酸性粒细胞增多。成熟虫卵中毛蚴分泌可溶性抗原物质,使 T 淋巴细胞致敏释放各种淋巴因子,引起迟发型变态反应,单核细胞和嗜酸性粒细胞等聚集于虫卵周围,形成虫卵肉芽肿。虫卵结节沉积于肠壁黏膜下层,可随血流经门静脉到达肝,故肝和结肠病变最为显著。肠腔破溃后形成浅表溃疡,出现腹痛、腹泻、脓血便;慢性期可发生纤维组织增生、肠壁增厚,引起肠息肉或肠腔狭窄。肝纤维化致门脉高压、脾肿大、腹水和上消化道出血。

三、护 理 评 估

(一)流行病学资料

1. 传染源　主要是患者和保虫宿主(如牛、羊、猪等)。患者是水网地区的主要传染源;湖沼地区牛和猪也是重要传染源;在山丘地区,野生动物如鼠类也是本病的传染源。

2. 传播途径　主要通过接触疫水传播。造成传播必须具备下述三个条件:①带虫卵的粪便入水;②钉螺的孳生;③接触疫水。

3. 人群易感性 普遍易感,感染后有部分免疫力。

4. 流行特征 青壮年农民和渔民多见,夏秋季为感染高峰。主要流行于长江流域及其以南的湖沼地区,流行区与钉螺分布一致。

(二)身体状况

案例 4-6

患者,男,28 岁。因发热,肝区不适 5 日就诊。1 个月前(7 月份)曾参加过长江沿岸的抗洪抢险,期间皮肤出现过少数散在的小斑丘疹。体检:T 39℃,BP 120/80mmHg,急性面容,神志清,无皮疹,肝于右肋缘下触及,质软。实验室检查:WBC 10.9×10⁹/L,嗜酸粒细胞 60%,血涂片未发现疟原虫。

问题:

1. 主要护理诊断/问题是什么?
2. 简述护理措施。

血吸虫病身体状况复杂多样,根据感染程度、时间、部位及病程不同,可分为以下几型。

1. 急性血吸虫病 发生于夏秋季,以 7～9 月份最为常见,儿童与男性青壮年居多。患者常有疫水接触史,多为初次重度感染。约半数患者在尾蚴侵入部位出现蚤咬样红色皮损,2～3 日内自行消退。潜伏期长短不一,一般为 30～60 日,平均 40 日。

(1)发热:38～40℃,热型以间歇热、弛张热多见。发热以下午或晚上较高,可达 40℃,持续数日至 1 个月以上。

(2)过敏反应:以荨麻疹为多见,常发生于发热早期,此外尚有血管神经性水肿、浅表淋巴结肿大等。

(3)腹部症状:以腹痛、腹泻多见,大便稀烂,少数排脓血便。腹部压痛,有柔韧感,重症患者可出现高度腹胀、腹水、腹膜刺激症。

(4)肝脾大:肝大,压痛,以左叶明显。半数患者有轻度脾大。

2. 慢性血吸虫病 以流行区居民多见,系少量、多次重复感染所致。无症状者仅在普查时发现,有症状者表现为反复发作性腹痛、腹泻,类似慢性菌痢,伴有贫血、消瘦、劳动力减退及营养不良,肝脾多肿大,有时可扪及增厚的乙状结肠。

3. 晚期血吸虫病 慢性血吸虫病继续发展,形成血吸虫病性肝硬化,以门脉高压为主。根据临床表现可分为腹水型、巨脾型、侏儒型和结肠肉芽肿型。

(1)腹水型:为晚期血吸虫病肝功能失代偿表现。与门静脉阻塞、肝淋巴循环障碍、低白蛋白血症以及继发性醛固酮增多引起水、钠潴留有关。表现为腹胀、腹部膨隆、尿少,常有脐疝、腹壁静脉怒张及下肢水肿。可因并发上消化道出血、肝性脑病或感染而死亡。

(2)巨脾型:本型占晚期血吸虫病绝大多数。脾脏肿大时下缘超过脐平线,向右超过腹中线,质地坚硬,可扪及切迹,常伴有脾功能亢进。

(3)侏儒型:儿童反复感染使肝脏促生长因子分泌减少从而影响其生长发育。表现为面容苍老,身体矮小,性器官与第二性征发育不良,骨骼生长发育受限,但智力多正常。

4. 异位损害

(1)肺血吸虫病:最多见,是急性血吸虫病的一种表现。

(2)脑血吸虫病:急性期表现为意识障碍和精神症状;慢性期表现多为癫痫发作。

(3)其他:皮肤、阴囊、子宫颈、输卵管等部位也可见血吸虫的虫卵和成虫。

(三)辅助检查

1. 血象 急性期外周血象以嗜酸性粒细胞显著增多为其主要特点。白细胞多在 10×10⁹～

30×10⁹/L,嗜酸粒细胞占20%～40%,甚至可达90%。慢性期嗜酸粒细胞仍增高,但病情重、免疫功能低下者可以不高。晚期因脾功能亢进,白细胞、血小板减少,并伴有贫血。

2. 粪便检查　可从粪便中查到虫卵或孵化出毛蚴,急性期患者阳性率较高,晚期患者阳性率较低。

3. 肝功能检查　急性期患者血清球蛋白增高,血清 ALT、AST 轻度增高。晚期患者由于肝纤维化,血清白蛋白降低,A/G 比例下降或倒置。

4. 免疫学检查　包括皮内试验、间接血凝试验、环卵沉淀试验、间接荧光抗体试验等。操作简便,特异性、敏感性较高。

5. 直肠黏膜活组织检查　直肠或乙状结肠镜检查可见黏膜有溃疡、黄斑、息肉、充血、水肿等病变。于病变处取米粒大小黏膜镜检阳性率较高,但多为黑色死卵和空壳卵,活卵少见,故用于疗效考核价值不大。活检操作时要防止大出血和穿孔。

6. 影像学检查　①B超:可判断肝纤维化程度。②CT:晚期血吸虫病患者肝包膜与肝门静脉区常有钙化现象,重度肝纤维化可表现为龟背样图像。

(四) 心理、社会状况

患者多为男性青壮年,为家中的主要生活支撑者,患病后,体力明显下降,不能从事正常劳动,易产生焦虑、忧郁心态,思想负担重。

(五) 治疗要点

急性及慢性血吸虫病以病原治疗为主,首选吡喹酮。晚期血吸虫病按肝硬化治疗,采用内外科结合、对症治疗、病原治疗与中西医相结合的原则。

四、主要护理诊断

1. 体温过高　与血吸虫急性感染有关。
2. 腹泻　与病变累及直肠、结肠,导致局部黏膜充血、水肿、溃疡有关。
3. 活动无耐力　与肝功能减退、营养不良有关。

案例 4-6 分析(1)
　　主要护理诊断:
　　体温过高,与血吸虫急性感染后虫卵和毒素的作用有关。

五、护理措施

(一) 高热护理

见第一章第六节。

(二) 腹泻护理

观察大便次数、性状和颜色,有无腹痛等。指导患者合理饮食,急性期给予高热量、高蛋白、高维生素易消化食物,避免煎炸、产气、油腻食物,保证供给足够水分。慢性患者予以营养丰富易消化食物,少量多餐,避免进食粗、硬、过热等刺激性食物。若有消瘦、贫血、营养不良可遵医嘱静脉补充血浆、白蛋白、输新鲜全血。

（三）体液过多护理

腹水量多者,宜垫高床头或放置靠背,以减轻腹水对膈肌的压迫,改善呼吸困难。严格限制钠的摄入,一般钠盐不超过每日 2g,进水量限制在每日 1000ml 左右。定时测腹围、体重,记录 24 小时尿量,观察腹水消长情况,遵医嘱给予利尿剂。

（四）用药护理

应用吡喹酮进行病原治疗时,应指导患者按时、按量坚持服药,并观察服药后的不良反应,如出现轻微的头晕、头痛、恶心、腹痛,一般不须处理,大多可在数小时内消失。若出现心律失常,应立即停药,报告医生并协助处理。

（五）健康教育

1. 预防知识教育

（1）管理传染源:在流行区每年对患者、病畜进行普查普治。

（2）切断传播途径:消灭钉螺是预防本病的关键。采用物理与化学方法杀灭钉螺,改变钉螺孳生环境。加强粪便与水源管理,防止人畜粪便污染水源。保护水源,提倡饮用自来水或井水。

（3）保护易感者:尽量避免接触疫水。必须与疫水接触时,应加强个人防护。

2. 相关知识教育 向流行区群众宣传血吸虫病的基本知识及危害性,改善环境卫生,不在江河中洗马桶,不去池塘游泳、捉鱼等,积极参加灭螺与新农村建设的改厕工作。

> **案例 4-6 分析(2)**
>
> 该患者的主要护理措施是:
>
> 1. 卧床休息,体温超过 39℃时给予物理降温或遵医嘱使用药物降温,退热过程中常出汗较多,应予温水拭浴,及时更换衣服,防止受凉。
>
> 2. 给予高热量、高蛋白、高维生素、低脂、少渣易消化饮食,鼓励患者多饮水。
>
> 3. 应用吡喹酮时,指导患者按时、按量坚持服药,并观察服药后的反应,若出现轻微的头昏、头痛、乏力、恶心、腹痛,一般不需要处理,多数可在数小时内自行消失;如出现心律失常,应立即停药,报告医生及时处理。

要点总结

1. 日本血吸虫病是由日本血吸虫引起的寄生虫疾病,病变为虫卵所引起的肉芽肿,主要位于肝及结肠。急性期以发热、肝肿大与压痛,腹泻或脓血便,血中嗜酸粒细胞显著增多为特征;慢性期以肝脾大为主;晚期以门静脉纤维化所致门脉高压,巨脾与腹水为特征。

2. 造成血吸虫传播必须具备虫卵入水、钉螺的孳生和接触疫水。辅助检查血液嗜酸性粒细胞增多,从粪便中可查到虫卵或孵化出毛蚴。

3. 吡喹酮为治疗血吸虫病的首选药物,用药期间注意药物的不良反应,避免使用损肝药物。

4. 消灭钉螺是预防本病的关键。同时应做好粪便无害化处理,保护水源,避免接触疫水。

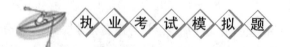

执业考试模拟题

1. 血吸虫病的病理改变复杂多样,而其中由虫卵引起的主要病变是（　　）

A. 皮下结节

B. 脑部肉芽肿病变

C. 肝和肠的肉芽肿病变　　D. 肺部肉芽肿病变

E. 胆囊息肉样变

2. 血吸虫的中间宿主是（　　）

A. 水蛭　　　　　　　　　B. 虾

C. 蟹　　　　　　　　　　D. 人

E. 钉螺

3. 血吸虫病的主要传染源是（　　）

A. 猫　　　　　　　　　　B. 患者和保虫宿主

C. 家禽　　　　　　　　　D. 野鼠

E. 狗

4. 日本血吸虫成虫主要寄生部位是（　　）

A. 肠系膜上静脉　　　　　B. 肠系膜下静脉

C. 肝　　　　　　　　　　D. 脾静脉

E. 食管-胃底静脉

5. 当人畜接触血吸虫疫水后，能通过皮肤黏膜侵入体内的是（　　）

A. 子胞蚴　　　　　　　　B. 母胞蚴

C. 毛蚴　　　　　　　　　D. 尾蚴

E. 童虫

6. 治疗血吸虫病首选（　　）

A. 甲硝唑　　　　　　　　B. 吡喹酮

C. 氯喹　　　　　　　　　D. 氟哌酸

E. 锑剂

7. 血吸虫病的异位损害多发生在（　　）

A. 皮肤　　　　　　　　　B. 肾脏

C. 心脏　　　　　　　　　D. 肝脏

E. 脑和肺

8. 血吸虫病传播途径必须具备的三个条件是（　　）

A. 传染源、钉螺、水体

B. 毛蚴、尾蚴、易感者

C. 传染源、中间宿主、易感人群

D. 虫卵、毛蚴、尾蚴

E. 虫卵入水、钉螺的存在、接触疫水

9. 晚期血吸虫病的临床类型除下列哪项（　　）

A. 腹水型　　　　　　　　B. 脑病型

C. 巨脾型　　　　　　　　D. 侏儒型

E. 结肠肉芽肿型

（千丽君）

第六节　钩　虫　病

钩虫病（ancylostomiasis）是由钩虫寄生于小肠而引起的疾病。临床以贫血、营养不良、胃肠功能紊乱为主要表现，轻者可无症状，称钩虫感染。严重者贫血可引起心功能不全、儿童生长发育障碍、孕产妇流产等。

一、病　原　学

钩虫成虫为灰白色，雌虫粗长，雄虫细短。十二指肠钩虫呈 C 形，美洲钩虫呈 S 形。钩虫成虫寄生于小肠上段，虫卵可随粪便排出体外。在温暖、潮湿、疏松土壤中发育成杆状蚴，经 2 次蜕皮发育为具有感染力的丝状蚴。丝状蚴活动力强，可生存数周，当与人体皮肤或黏膜接触时即可侵入人体内。丝状蚴随血液和淋巴液回流到右心房、右心室至肺部，在肺部穿破肺毛细血管到达肺泡，循气管上升到咽部，随吞咽活动经食管进入小肠。在小肠内经 3～4 周发育为成虫，附着于肠黏膜，寄生在小肠上段。

二、发　病　机　制

幼虫可引起皮肤和肺损害，丝状蚴侵入人体皮肤，局部皮肤可出现充血、水肿以及细胞浸润的炎症反应；钩蚴移行至肺部时，可引起肺部点状出血和炎症。成虫以口囊咬附在小肠黏膜绒毛上，吸食血液，且不断变换吸附部位，并分泌抗凝物质，使被咬附的黏膜伤口不断渗血，从而导致慢性贫血。长期严重贫血和缺氧可引起心脏扩大，甚至并发心力衰竭。儿童严重感染可导致生长发育障碍。

三、护 理 评 估

（一）流行病学资料

1. 传染源 患者及带虫者为传染源。钩虫病患者粪便排出的虫卵数量多,其作为传染源的意义更大。

2. 传播途径 丝状蚴经皮肤入侵为主要感染方式。如赤足行走、下田劳动时接触污染的土壤或因进食含有丝状蚴的生蔬菜或饮用生水而感染。

3. 人群易感性 人对钩虫普遍易感,且可多次重复感染。

4. 流行特征 我国除西藏等少数高寒地区外,其他农村地区几乎均有钩虫病。以青壮年男性农民为多,夏、秋季节为高发季节。

（二）身体状况

案例 4-7

患者,男,28 岁,农民,需经常下田劳作。因头晕乏力 1 个月,黑便 2 日入院。查体:T 36.9℃,P 86 次/分,手指和足趾间可见皮疹,血常规:RBC $2.5×10^9$/L,Hb 78g/L,粪便检查可见钩虫虫卵。

问题:

1. 临床诊断是什么?

2. 简述护理措施。

---

1. 幼虫引起的临床表现

（1）钩蚴性皮炎:俗称"粪毒、粪土痒或粪疙瘩"。局部出现瘙痒、红斑、水肿、血疱疹,多发生在手指或足趾间、足背、踝部位。常在 1 周内自行消失。如继发细菌感染,可形成脓包。

（2）钩蚴性肺炎:感染后 3～7 日出现咳嗽、咳痰,偶有痰中带血,伴发热、气喘,持续数日至 1 个月。X 线检查显示肺纹理增粗或点片状浸润阴影。

2. 成虫寄生引起的临床表现

（1）消化系统症状:在感染后 1～2 个月逐渐出现乏力、恶心、呕吐、腹痛、腹泻,大便隐血或大便带鲜血。重症患者常伴有消化不良。

（2）贫血症状:钩虫病的主要表现。有不同程度的头昏、头痛、眼花、耳鸣、气促,患者精神不振、脸色蜡黄、指甲扁平或反甲,长期严重贫血可有心脏扩大乃至心力衰竭。重症贫血患者常伴有低蛋白血症,出现全身水肿。

（3）精神神经症状:注意力不集中、反应迟钝、失眠、智力减退等。部分患者喜食生米、粉笔、泥土等异物,称为"异食癖"。

（4）婴儿钩虫病:贫血严重,伴水肿及感染,重者可并发心衰而死亡。

（5）孕妇钩虫病:易并发妊娠高血压疾病及缺铁性贫血,可引起流产、早产及死胎,新生儿死亡率增高。

（三）辅助检查

1. 血象 常有不同程度的贫血,属小细胞低色素性贫血。红细胞数减少,网织红细胞正常或轻度增高,嗜酸粒细胞轻度增多。血清铁浓度显著降低,一般 $<9\mu mol/L$。

2. **骨髓象**　显示造血旺盛,骨髓贮铁减少,铁粒细胞与含铁血黄素减少或消失。

3. **粪便检查**　粪便隐血试验呈阳性,粪便检出虫卵可明确诊断。

案例 4-7 分析(1)

　　该患者可能的临床诊断是钩虫病。依据是:①农民,经常下田劳作。有头晕乏力、黑便等症状,在手指和足趾间可见皮疹。②血常规:RBC 2.5×10^9/L,Hb 78g/L,粪便检查可见钩虫虫卵。

(四) 治疗要点

1. 病原学治疗　常用阿苯达唑(肠虫清)或甲苯咪唑。此外,氟苯咪唑、左旋咪唑和丙氯咪唑也可用于钩虫病的治疗。此类药物妊娠期妇女不宜使用,有严重心功能不全者应先予以纠正,再给予驱虫治疗。

2. 对症治疗　补充铁剂,改善贫血。可同时给予维生素 C、维生素 B_{12}、叶酸等。严重贫血除补充铁剂外,还应补充蛋白质与维生素,必要时少量输血。

四、主要护理诊断

1. **活动无耐力**　与钩虫病引起贫血有关。
2. **营养失调:低于机体需要量**　与慢性失血、胃肠功能紊乱有关。

五、护理措施

(一) 一般护理

　　贫血较轻者可从事轻体力活动,注意休息。贫血程度较重者应卧床休息。严重贫血患者,由于机体抵抗力低下,口腔、皮肤、呼吸道等易继发感染,故应加强口腔护理,防止并发感染。给予高蛋白、高热量、多量维生素易消化含铁丰富的食物。驱虫期间给予半流质饮食,忌食油腻及粗纤维食物。

(二) 用药护理

　　应用苯咪唑类药物或噻嘧啶驱虫治疗时,应观察患者有无头昏、恶心、腹痛、腹泻等不良反应。严重贫血患者应先纠正贫血,再驱虫治疗。输液或输血时,每分钟滴速应控制在 30 滴以内,以防止诱发心力衰竭。

(三) 健康教育

1. 预防知识教育
(1) 管理传染源:在流行区,每年开展钩虫病的普查普治工作。
(2) 切断传播途径:加强粪便管理,采用高温堆肥法,禁止鲜粪施肥。不生吃蔬菜,防止经口感染。
(3) 保护易感人群:在易感染环境下劳动时,避免赤足下田,应穿胶鞋或局部涂擦防护药物。

2. 相关知识教育　向患者及家属解释钩虫病的临床经过、治疗方法,指导患者及其家属配合驱虫治疗。说明服用铁剂的方法和注意事项,患者应按时服药,补充营养,保证休息。

3. 出院指导　嘱患者于治疗后半个月至 1 个月内复查大便,如仍有钩虫卵,应重复驱虫1 次。

案例 4-7 分析(2)

护理措施:主要加强贫血的护理,使用驱虫药时应密切观察药物的不良反应,出院后1个月需复查大便情况。

要·点·总·结

钩虫病是由钩虫寄生于小肠而引起的疾病。临床上以贫血、营养不良、胃肠功能紊乱为主要表现。

◆◇◆◇ **执 业 考 试 模 拟 题** ◇◆◇◆

1. 钩虫病的传染源是( )
   - A. 患者和带虫者
   - B. 家禽
   - C. 鼠
   - D. 猿猴
   - E. 猪

2. 不属于钩虫成虫寄生引起的临床表现是( )
   - A. 生长发育障碍
   - B. 钩蚴性皮炎
   - C. 消化道出血
   - D. 嗜异食症
   - E. 贫血

3. 钩虫病贫血严重程度与下列哪项关系不大( )
   - A. 消化道大出血
   - B. 感染钩虫的数量
   - C. 患者的职业和年龄
   - D. 感染钩虫种类
   - E. 患者的营养状态

4. 钩虫幼虫引起的临床表现除外( )
   - A. 肺炎
   - B. 咽痒
   - C. 脓疱
   - D. 贫血
   - E. 钩蚴性皮炎

5. 钩虫病的主要临床特征是( )
   - A. 皮炎
   - B. 消化道症状
   - C. 嗜异食症
   - D. 贫血
   - E. 过敏性肺炎

6、7 题共用题干

患者,男,21岁,农民。近1个月来上腹隐痛不适,解黑粪3日,多次出现手上、足趾皮疹。检查发现中度贫血。

6. 该患者最可能的诊断是( )
   - A. 并殖吸虫病
   - B. 华支睾吸虫病
   - C. 钩虫病
   - D. 血吸虫病
   - E. 肠炎

7. 首选的治疗药物是( )
   - A. 吡喹酮
   - B. 乙胺嗪
   - C. 硫氯酚
   - D. 甲苯达唑
   - E. 槟榔

(干丽君)

第七节　蛔　虫　病

蛔虫病(ascariasis)是由似蚓蛔线虫寄生于人体小肠或其他器官所引起的传染病。本病患者以儿童居多。多数患者无明显症状,部分患者可有腹痛等临床表现。除肠蛔虫症外,还可引起胆道蛔虫症、蛔虫性肠梗阻等严重并发症。

一、病　原　学

人蛔虫属线形动物门、蛔虫亚目、蛔虫科的蠕虫,是寄生在人体内的最大线虫之一。寄生于小肠上段,成虫呈乳白色,有时微带粉红色。雌虫每日产卵约20万个,虫卵分未受精卵和受精卵。未受精卵无发育和感染致病的能力,受精卵可以进一步发育。受精卵随粪便排出,在适宜环境下发育为含杆状蚴虫卵(感染性虫卵),此时被人吞食后即可受感染。其幼虫在小肠内孵出,经第 1 次蜕皮后,侵入肠壁静脉,经门静脉、肝、右心,最终至肺,在肺泡与支气管经第 2 次、第 3 次蜕皮后逐渐发育成长向上移行,随食物或唾液吞入在空肠经第 4 次蜕皮发育为童虫,再经数周发育为成虫。整个发育过程需 10～11 周。蛔虫在小肠寄生期限一般为 9～12 个月。宿主体内的成虫数目一般为一条至数十条。

二、发病机制与病理

蛔虫病的临床表现与蛔虫发育史中不同阶段引起的病理生理改变有关。在肺内幼虫损伤肺毛细血管引起出血与细胞浸润,严重感染者肺部病变可融合成片状病灶;支气管黏膜亦有嗜酸粒细胞浸润,引起支气管痉挛和哮喘发作;此外,幼虫感染后分泌抗原物质,可使宿主产生变态反应。成虫寄生于小肠内,对肠壁的机械性刺激或损伤,可引起机械性肠梗阻;蛔虫有钻孔习性,导致各种严重并发症,其中胆道蛔虫病最为常见;胆道中的蛔虫卵、炎性渗出物或蛔虫残片可成为胆结石的核心,从而引起胆石症。

三、护　理　评　估

(一)流行病学资料

1. 传染源　人是蛔虫的唯一终末宿主,蛔虫感染者和患者是传染源。

2. 传播途径　主要通过污染的土壤、蔬菜、瓜果等传播。

3. 人群易感性　人对蛔虫普遍易感。

4. 流行特征　蛔虫病是最常见的蠕虫病,发展中国家和农村发病率尤高。3～10 岁年龄组感染率最高。在使用未经无害化处理人粪施肥的农村地区,人口感染率极高。有生食蔬菜习惯者容易被感染。本病以散发为主,但有时可发生集体性感染。

(二)身体状况

案例 4-8

　　患者,女,8 岁,学生,居住农村。突发脐周痛,伴有恶心、呕吐,呕吐物中见一约 20cm 长白色虫体,可活动。体检:T 36.9℃,无皮疹,腹软,全腹无压痛反跳痛,肝脾肋下未触及,肠鸣音亢进。病前曾多次由粪便排出白色 16～20cm 虫体。

　　问题:

　　1. 可能的临床诊断是什么?

　　2. 简述护理措施。

1. 蛔蚴移行症　蛔虫幼虫经肺移行可引起发热、咳嗽、乏力或哮喘样发作,胸片示肺门阴影增粗、肺纹理增多及点状、絮状浸润影。病程持续 7～10 日。

2. 肠蛔虫症　蛔虫主要寄生于空肠与回肠,大多无症状。少数患者出现腹痛与脐周痛,有时呈绞痛,个别严重感染者可出现食欲减退、体重下降、贫血等表现。部分患者可从粪便中排出蛔虫。

3. 异位蛔虫症　蛔虫离开其主要寄生部位而至其他器官或脏器者称为异位蛔虫症,常见的有胆道蛔虫症、阑尾蛔虫症及胰管蛔虫症。

4. 过敏反应　蛔虫代谢产物可引起宿主的皮肤、肺、结膜、肠黏膜过敏,表现为荨麻疹、哮喘、结膜炎或腹泻等。

5. 并发症 大量蛔虫在小肠内缠绕成团可引起机械性肠梗阻。蛔虫自小肠及阑尾穿孔进入腹腔引起蛔虫性腹膜炎。

(三) 辅助检查

1. 病原学检查 粪便涂片法或盐水浮聚法较容易查到虫卵。
2. 血常规检查 幼虫移行、异位蛔虫症及并发感染时血液白细胞与嗜酸粒细胞增多。

案例 4-8 分析 (1)

　　最可能的诊断是肠蛔虫病。依据是：①患者8岁，居住农村。有脐周痛、恶心、呕吐等症状，呕吐物中见有蛔虫。②病前曾多次由粪便排出蛔虫。

(四) 治疗要点

1. 驱虫治疗 是最根本的治疗，可选用甲苯咪唑和阿苯咪唑。
2. 异位蛔虫症及并发症的治疗 胆道蛔虫症以解痉止痛、驱虫、抗感染治疗为主。蛔虫性肠梗阻应服用适量花生油或豆油，可使蛔虫团松解，再给予驱虫治疗。

四、主要护理诊断/合作性问题

1. 疼痛 与蛔虫成虫寄生于空肠与回肠上段有关。
2. 潜在并发症 机械性肠梗阻、胆道蛔虫病。

五、护 理 措 施

(一) 饮食护理

驱虫期间不宜进食过多的油腻食物，避免甜、冷、生、辣食物，以免激惹蛔虫引起并发症。并发胆道蛔虫病者给予低脂、易消化的流质或半流质饮食。有肠梗阻或严重呕吐者给予禁食。

(二) 腹痛护理

腹痛时酌情卧床休息，安慰患者，消除其紧张不安情绪。可用热水袋或热毛巾放在脐部热敷，或用手轻揉腹部，以减轻腹痛。如上述措施无效，可按医嘱适当使用解痉止痛药。如发现患者腹痛不止，或小儿突然哭闹不休、烦躁、辗转不安，或伴有黄疸、高热不退等并发症表现，应及时报告医生。

(三) 药物护理

驱虫药物应于空腹或睡前一次顿服，并观察药物不良反应，如有恶心、呕吐、头昏或腹痛，可给予对症处理。服药后 1～3 日内观察大便排虫数，以了解驱虫效果，定期复查大便，如仍有蛔虫卵，间隔 2 周再服驱虫药 1 次。不可多次连续驱虫和任意加大药物剂量，以免引起毒副作用。

(四) 健康教育

1. 预防知识教育

(1) 管理传染源：在蛔虫感染率高的地区开展大规模普查、普治工作。

（2）切断传播途径：加强粪便管理，推广粪便无害化处理。注意个人卫生做到饭前便后洗手，不吃不清洁的食物。

2. 相关知识教育　告知患者与家属蛔虫病的症状及驱虫药物的不良反应。驱虫期间避免甜、冷、生、辣食物。

案例 4-8 分析（2）

腹痛可用热水袋外敷并予按摩，用药前向患者说明病原治疗药物的用法、疗程及可能出现的不良反应。服驱虫药后，应注意观察有无排出蛔虫情况。

1. 蛔虫病是由似蚯蚓蛔线虫寄生于人体小肠所引起的传染病。多数患者无明显症状，部分患者可有腹痛等临床表现。除肠蛔虫症外，还可引起胆道蛔虫症、蛔虫性肠梗阻等严重并发症。

2. 驱虫期间不宜进食过多的油腻食物，避免甜、冷、生、辣食物。并发胆道蛔虫病者给予低脂、易消化的流质或半流质饮食。

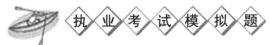

执业考试模拟题

1. 人体最大的线虫是（　　　）
   A. 蛲虫　　　　　　　　B. 丝虫
   C. 蛔虫　　　　　　　　D. 血吸虫
   E. 钩虫

2. 我国最常见的蠕虫病是（　　　）
   A. 蛲虫病　　　　　　　B. 血吸虫病
   C. 丝虫病　　　　　　　D. 蛔虫病
   E. 钩虫病

3. 蛔虫病的传染源是（　　　）
   A. 蛔虫患者　　　　　　B. 猫
   C. 牛　　　　　　　　　D. 马
   E. 猪

4. 蛔虫主要寄生于人体的（　　　）
   A. 盲肠　　　　　　　　B. 胆道
   C. 升结肠　　　　　　　D. 小肠
   E. 空肠与回肠上段

5. 下列哪项不是常见的异位蛔虫症（　　　）
   A. 阑尾　　　　　　　　B. 脑
   C. 胰管　　　　　　　　D. 胆道
   E. 胃

6. 蛔虫病的临床表现不常见的是（　　　）
   A. 过敏反应　　　　　　B. 蛔蚴移行症
   C. 蛔虫性脑病　　　　　D. 异位损害
   E. 肾功能不全

7. 诊断胆道异位蛔虫症的方法中最常用的无创检查是（　　　）
   A. 逆行胰胆管造影　　　B. 粪便查虫卵
   C. B超　　　　　　　　D. 血常规
   E. 胃镜

8. 蛔虫卵在人体中的发育过程正确的是（　　　）
   A. 皮肤→微血管→右心→肺动脉→肺泡→支气管→咽→胃→小肠
   B. 口→小肠→门静脉→肝→右心→肺动脉→肺泡→支气管→咽→胃→小肠
   C. 皮肤→微血管→右心→肺动脉→肺泡→支气管→咽→胃→小肠
   D. 口→咽→胃→小肠
   E. 口→小肠→门静脉→右心房→肺动脉→肺静脉→左心→肠系膜上动脉→小肠

（千丽君）

第八节　蛲　虫　病

蛲虫病（enterobiasis）是由蠕形住肠线虫寄生于人体肠道而引起的传染病。儿童是主要的感染人群。主要症状为肛门周围和会阴部瘙痒。

一、病　原　学

蛲虫成虫细小,呈乳白色。虫卵为椭圆形,不对称,一侧扁平,一侧稍凸,无色透明。成虫主要寄生于回盲部,头部附着于肠黏膜或刺入黏膜深层,吸取营养,并可吞食肠内容物。雄虫交配后死亡,雌虫在盲肠发育成熟后沿结肠向下移行,在宿主入睡后爬出肛门产卵,每次产卵约10000个。刚排出的虫卵在宿主体温条件下可发育为感染性虫卵。虫卵经手、污染食物和水进入人体消化道,孵出幼虫并沿小肠下行,经2次蜕皮至结肠部位发育为成虫。这种自身感染是蛲虫病的特征,也是多次治疗才能治愈的原因。

二、发　病　机　制

蛲虫头部刺入肠黏膜,偶尔深达黏膜下层,引起炎症及微小溃疡。偶尔可穿破肠壁,侵入腹腔或阑尾,诱发急性或亚急性炎症反应。极少数女性患者会发生异位寄生,如侵入阴道、输卵管、子宫,甚至腹腔,引起相应部位炎症。雌虫在肛门周围爬行、产卵导致局部瘙痒,长期慢性刺激和搔抓可产生局部皮肤损伤、出血和继发感染。

三、护　理　评　估

(一)流行病学资料

1. 传染源　人是蛲虫唯一终宿主,患者是唯一的传染源,排出体外的虫卵即具有传染性。

2. 传播途径　主要经肛门-手-口传播,即手因搔抓肛周而被虫卵污染(尤以指甲内藏虫卵为多),再经吮指、污染食物、玩具、衣物等自身感染或感染他人。有时在肛周的虫卵孵化为幼虫后,重又爬回直肠、结肠而引起逆行感染。

3. 人群易感性　人对本病普遍易感,并可反复多次发生感染。

4. 流行特征　以3～7岁儿童感染率高,在集体机构和家庭有聚集现象,无明显季节性。

(二)身体状况

> **案例 4-9**
>
> 　患儿,女,5岁,在当地农村上幼儿园2年。因肛门周围和会阴部瘙痒1周入院。查体:T 36.7℃,P 87次/分,患者晚间入睡后肛门周围可以找到白色细小线虫。
>
> **问题:**
> 1. 最有可能的临床诊断是什么?
> 2. 简述护理措施。

蛲虫病主要症状为肛门周围和会阴部奇痒,夜间尤甚。儿童患者常有睡眠不安、磨牙、夜惊等表现,可伴有食欲不振、腹痛等消化道症状。如侵入尿道可出现尿频、尿急、尿痛与遗尿。如侵入生殖道可引起阴道分泌物增多和下腹部疼痛不适。蛲虫引起的阑尾炎者与细菌所致者症状相似。如侵入腹腔可致腹膜炎表现,往往形成肉芽肿,有时误诊为肿瘤。轻度感染者一般无症状,卫生习惯良好者能自愈。

（三）辅助检查

1. 成虫检查 于患者入睡后 1～3 小时，在其肛门、会阴、内衣等处查找成虫，反复检查大多可以明确诊断。

2. 虫卵检查 最常用的是棉签拭子法及透明胶纸粘贴法。一般在清晨便前检查。

案例 4-9 分析（1）

最可能的临床诊断为蛲虫病。依据是：①患者 5 岁，在当地农村已上幼儿园，有肛门周围和会阴部瘙痒等症状。②患者晚间入睡后肛门周围可以找到白色细小线虫。

（四）心理、社会状况

蛲虫病具有传染性。患者多为儿童，需一段时间隔离治疗，可表现出孤独和无助的心理状态。

（五）治疗要点

1. 病原治疗 甲苯咪唑和阿苯达唑为首选驱蛲虫药物。

2. 外用药物 如蛲虫膏、2% 氧化氨基（白降汞）软膏涂于肛门周围，具有杀虫和止痒双重作用。

四、主要护理诊断

1. 有感染的危险 与抓痒有关。

2. 睡眠型态紊乱 与肛门周围和会阴部奇痒有关。

五、护 理 措 施

（一）一般护理

1. 病情观察 夜间观察肛门、会阴是否有成虫爬出。

2. 对症护理 肛周奇痒者于每晚临睡前用热水清洗肛门，并涂以蛲虫膏或 2% 白降汞软膏，既能止痒，又可减少重新感染的机会。

（二）用药护理

1. 观察不良反应 极少数患者服驱虫药后可出现恶心、腹部不适、腹痛、腹泻、皮疹等症状，应密切观察。

2. 观察疗效 服驱虫药疗程满后，应用棉签拭子法及透明胶纸粘贴法检测虫卵，明确是否治愈。

（三）健康教育

1. 预防知识教育

（1）管理传染源：发现集体性儿童机构或家庭内感染者，应进行普查，非单个病例应进行普治，7～10 日后重复治疗一次，以消除传染源。

（2）切断传播途径：消毒玩具等物品，注意个人、家庭及公共卫生。患儿应剪短指甲或睡前带上手套以防抓破肛门处皮肤引起感染,勤换内衣裤,换下衣物、被单均要用开水烫洗以杀灭虫卵。

2. 相关知识教育　告知患者与家属蛲虫病的症状及病原治疗药物的用法、疗程及可能出现的不良反应。

案例 4-9 分析(2)

由于患儿肛周瘙痒,嘱家长于每晚临睡前用热水清洗患儿肛门,并涂以 2% 白降汞软膏止痒,以减少重新感染的机会。服驱虫药疗程满后,应用棉签拭子法及透明胶纸粘贴法检测虫卵,了解是否治愈。

蛲虫病是由蠕形住肠线虫寄生于人体肠道而引起的传染病。儿童是主要的感染人群。主要症状为肛门周围和会阴部瘙痒。

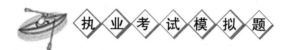

1. 蛲虫成虫主要寄生在人体的(　　)
   A. 结肠　　　　　　B. 空肠
   C. 回盲部　　　　　D. 十二指肠
   E. 直肠

2. 蛲虫病主要症状是(　　)
   A. 皮肤瘙痒、皮疹,夜晚尤甚
   B. 阴道炎、下腹隐痛
   C. 肛门、会阴部奇痒,夜晚尤甚
   D. 肛门、会阴部溃疡、剧痛
   E. 尿路刺激症状

3. 关于蛲虫病流行病学以下正确的是(　　)
   A. 蛲虫病感染成人高于儿童
   B. 蛲虫病城市高于农村
   C. 蛲虫病仅见于亚洲和非洲
   D. 人是蛲虫病感染的中间宿主
   E. 虫卵在体外排出时没有传染性

4. 关于蛲虫病以下正确的是(　　)
   A. 蛲虫病患者是唯一传染源
   B. 紫外线照射不能杀灭蛲虫卵
   C. 蛲虫卵对外界环境抵抗力弱
   D. 10% 来苏水不易杀灭蛲虫卵
   E. 蛲虫卵不适宜在阴凉潮湿环境中生存

5. 蛲虫病最常发生于(　　)
   A. 老年人　　　　　B. 儿童

   C. 青年　　　　　　D. 胎儿
   E. 发生率无年龄差异

6. 关于蛲虫病的临床表现哪项是错误的(　　)
   A. 偶尔侵入肛门邻近器官,引起异位并发症
   B. 轻度感染可引起畏寒、发热
   C. 主要症状为肛周及会阴部奇痒,尤以夜间为甚
   D. 有时出现食欲不振、腹痛等症状
   E. 偶尔成虫可经子宫侵入盆腔形成肉芽肿,易误诊为肿瘤

7. 不属于蛲虫病的传播途径的是(　　)
   A. 呼吸道感染　　　B. 间接感染
   C. 血液、体液感染　D. 逆行感染
   E. 直接感染

8. 关于蛲虫病哪项是错误的(　　)
   A. 粪检阳性率很低
   B. 蛲虫卵可在肛门周围孵化,并可造成逆行感染
   C. 感染性虫卵经口感染后,在十二指肠内孵出幼虫
   D. 产出的虫卵,经 2 周即发育为含杆状蚴感染性虫卵
   E. 人蛲虫寄生于盲肠

(千丽君)

实训指导

实训一 预防接种

【目的】

1. 掌握预防接种的适应证、禁忌证。

2. 掌握预防接种的方法、注意事项。

3. 熟悉预防接种的疫苗种类和名称。

【实训器材】 注射器、75％乙醇溶液、碘伏、小勺、消毒棉棒、注射用水、凉白开水、毛巾、脸盆、肥皂及各种生物制品,如菌苗、疫苗、类毒素、丙种球蛋白等。

【内容】

1. 展览各种生物制品。

2. 接种 A＋C 群流脑疫苗。

3. 预防接种效果评价。

【方法】

1. 学生分组,每组 7～10 人。

2. 参观各种生物制品,观察其外观、标签及内容物。了解其适应证、禁忌证、不良反应及注意事项。

3. 接种 A＋C 群流脑疫苗

(1) 评估接种对象。既往是否有接种史,是否有禁忌证,如发热、癫痫、惊厥、过敏、脑部疾患、肾脏病、心脏病及活动性肺结核等。

(2) 消毒上臂外侧三角肌下缘附着处皮肤,皮下接种。

(3) 接种完毕后,留观 30 分钟。

4. 评价接种效果。

某大学 A 专业 356 人,全部接种流感疫苗,B 专业 438 人全部未接种作为对照组。2 个月后统计各专业近 1 个月来流感的发病人次。其结果 A 专业 9 人,B 专业 75 人。对其疫苗预防效果进行评价。

【注意事项】

1. 建立一人一卡制,认真记载注射日期、剂量,并注明初次还是加强。

2. 接种前注意疫苗名称、规格、失效期,保持接种场所环境卫生。

3. 严格按照规定进行接种,接种工具需严格消毒,注意无菌操作。

4. 严格掌握预防接种适应证和禁忌证,接种前应询问健康状况。

5. 严格区分皮下、皮内、肌内注射的部位。

6. 准备必要的器材和急救用品,如 1‰肾上腺素注射液。

7. 接种后注意休息,不要马上洗澡,以免增加不良反应或局部感染的机会。

(千丽君)

实训二 传染病患者的护理评估

【目的】

1. 熟悉有计划、有目的、有系统地收集传染病患者的资料。

2. 对收集到的资料进行分析、整理，提出护理诊断，制订护理计划和健康教育计划。

【实训器材与对象】 隔离衣、理病历首页、护理计划单、健康教育计划单、心理评估量表、听诊器等，传染病患者。

【内容】

（一）护理评估

1. 流行病学资料 询问一般资料、传染源接触情况、预防接种史等。

2. 身体评估 详细询问病史和认真细致的体格检查。

3. 实验室及其他检查 了解三大常规，病原学、免疫学等检查。

4. 心理社会评估 对患者用量表进行心理问题评估，询问社会支持状况。

（二）填写护理病历首页

（三）制订护理计划和健康教育计划

【方法】

1. 学生分组，每组 6～10 人。

2. 带学生到评估对象进行护理评估。

3. 在老师的指导下，提出护理问题，制订护理计划和健康教育计划。

4. 老师进行讲评小结。

【注意事项】

1. 进入病区应做好相应疾病的隔离措施。

2. 护理评估结束时，对患者及其家属所给予的合作表示感谢。

3. 在实习中处处能体现关心、爱护、尊重患者和认真负责的态度。

（郭汉辉）

实训三 经血液、体液传播疾病患者的护理

【目的】

1. 能对乙型病毒性肝炎、丙型病毒性肝炎、钩端螺旋体病、艾滋病等患者进行护理评估。

2. 能为上述疾病的患者提出护理问题，拟订护理计划。

3. 能为患者正确实施血液、体液隔离及消毒。

4. 根据病原体的特点及实验室检查要求，正确采集标本。

【实训器材与对象】 器材有隔离衣、手套、口罩、护目镜、听诊器、洗手液、病历记录单等。对象为乙型病毒性肝炎患者。

【内容】

1. 选定某一病情较轻的乙型病毒性肝炎患者进行健康评估。

2. 分析整理资料,提出主要护理诊断/问题,拟写护理计划与措施。

3. 熟悉血液、体液隔离消毒的方法。

【方法】

1. 学生 7～10 人 1 组,在老师指导下对乙型病毒性肝炎患者进行评估。

2. 开展病例讨论。

3. 小组小结,提出护理诊断/问题,拟写护理计划与措施。

4. 见习血液、体液隔离方法。

5. 在老师指导下,对乙型病毒性肝炎患者的病区环境及物品进行消毒。

6. 老师进行总结与评价。

【注意事项】

1. 穿隔离衣,接触血液、体液时,应戴手套,必要时戴口罩、护目镜。

2. 手被血液、体液污染或可能污染后,应立即洗手,必要时用消毒液洗手。

3. 工作中严防被注射针头等利器刺伤,患者用过的针头和注射器,应放入防水、耐刺并有标记的容器内。

4. 被血液、体液污染的敷料应装袋标记,送出消毒或焚毁。被血液、体液污染处,应立即以 0.5% 次氯酸钠消毒。

(彭宏伟)

实训四　经呼吸道传播疾病患者的护理

【目的】

1. 掌握呼吸道传播疾病的隔离、消毒方法。

2. 掌握呼吸道传播疾病的预防方法。

3. 能较系统的对呼吸道传播疾病患者进行评估,提出护理问题,制订护理计划。

4. 制订健康教育方案。

【实训器材与对象】　隔离衣、帽子、一次性口罩、手套、干湿温度计、蓝色隔离标志、痰杯、消毒液、听诊器等,呼吸道传染病患者。

【内容】

1. 对选定的呼吸道传染病患者进行健康评估。

2. 查阅护理病历、护理计划单等。

3. 制订护理计划单,确定护理诊断、护理措施等。

4. 将所制订的护理措施实施在患者身上,评价患者情况。

5. 针对患者的个人情况制定健康宣教内容。

【方法】

1. 教师示范评估。

2. 学生 4～7 人 1 组,对某一呼吸道传染病患者进行评估。

3. 整理评估内容,按正确格式书写评估表。

4. 根据评估所获取的资料确定护理诊断、制订护理措施等。

5. 根据护理诊断的轻重缓急按顺序实施,具体内容应根据患者情况而定。

6. 将实施在患者身上的护理措施进行反馈,可以由患者自己、教师或同学等积极参与护理计划的整个过程,从中巩固和加深呼吸系统疾病患者的护理知识。

7. 指导患者或家属做消毒隔离工作,并进行评价。

【注意事项】

1. 保持病房安静,听从教师指导,遵守实践规章制度。

2. 进入病室,注意衣帽整洁,戴好口罩,防止呼吸道传染。

3. 入出病房要洗手。

(林 慧)

实训五 经消化道传播疾病患者的护理

【目的】

1. 掌握消化道隔离的隔离措施及注意事项。

2. 掌握消化道传染病的护理诊断/问题和护理措施。

3. 熟悉消化道传染病的护理评估。

【实训器材与对象】 器材有隔离衣、听诊器、体温表、洗手液。对象为消化道传染病患者。

【内容】

1. 甲肝患者起病的时间、临床表现、实验室检查、治疗药物及其不良反应、提出护理诊断/问题和制订护理措施。

2. 细菌性食物中毒、细菌性痢疾、霍乱患者起病的时间、临床表现、实验室检查、治疗药物及其不良反应、提出护理诊断/问题和制定护理措施。

3. 蛔虫病、蛲虫病患者起病的时间、临床表现、实验室检查、治疗药物及其不良反应、提出护理诊断/问题和制订护理措施。

【方法】

1. 教师示范问诊。

2. 学生 4～5 人 1 组,对消化系统感染疾病患者进行详细的病史询问、体格检查。

3. 整理临床资料,然后进行分组讨论,老师在旁边进行指导。

【注意事项】

1. 保持安静,听从教师指导,遵守规章制度。

2. 注意衣帽整洁。

3. 注意手的消毒。

(干丽君)

实训六 结核菌素试验

【目的】

1. 掌握结核菌素试验(PPD)阳性结果的判断方法及临床意义。

2. 熟悉 PPD 的适应证,掌握其操作方法及其注意事项。

【实训器材与对象】 消毒用品、1ml 一次性注射器、结核菌素纯蛋白衍化物(PPD)制剂、检验单,对象为学生或模型人。

【内容】

1. 评估实验对象的健康史情况,对发热或患有其他疾病者,不做此试验,对有活动的结核病灶时,亦不做此试验。

2. 注射 PPD 试剂。

3. 观察 PPD 反应。

4. 解释 PPD 结果的临床意义。

【方法】

1. 教师讲解操作方法及其注意事项。

2. 学生 7～10 人 1 组,每组领取一套实验器材。

3. 正确抽吸 PPD 试剂,消毒前臂掌侧中下 1/3 交界处。皮内注射剂量为 0.1ml 含 5 个结素单位的试剂、使成为直径 6～10mm 的皮丘。

4. 填写检验单,嘱 48～72 小时观察结果,以硬结大小作为判断反映的标准。硬结平均直径如小于 5mm 为阴性(一),大于等于 5mm 小于 20mm 为阳性反应,如 5～9mm 为弱阳性(+),10～19mm 为阳性(++),20mm 以上或局部有水疱、坏死、淋巴管炎均为强阳性(+++)。

5. 解释 PPD 结果的临床意义。PPD 试验阴性表示:①无结核菌感染和未接种卡介苗或接种失败。②结核菌感染早期。③应用糖皮质激素等免疫抑制药物或营养不良、麻疹、百日咳等患者。④严重结核病及各种重危患者。⑤其他如淋巴细胞免疫系统缺陷(如白血病、艾滋病等)患者或年老体衰者。阳性反应表示:①卡介苗接种所致变态反应。②受结核菌感染。③结核病现症患者。④3 岁内未接种卡介苗者提示体内存在结核病灶,应进一步检查。强阳性表示:①结核病患者。②受结核菌感染。③反应敏感者。

【注意事项】

1. 试验前应先核对品名,剂量及有效期,如有沉淀,瓶子破损及过期者不得使用。

2. 结素试剂开瓶后 1 小时未用完时应废弃。

3. 紫外线能提高皮肤对结素的敏感性,试验应在室内进行,避免阳光照射。

4. 注意试剂不要溅入眼内,若溅入应立即用大量清水冲洗。

5. 注射部位不可揉、擦、抓,以免局部感染,避免肥皂水刺激。

6. 判断结果时必须在光线充足的地方,被检查者手臂肌肉要放松。

(王绍锋)

实训七　临床病案讨论

【目的】

1. 培养学生临床思维方式。

2. 培养学生主动获取知识和综合运用知识的能力。

【实训器材】　电脑、杂志、各种参考资料及一份病案。

病案:患者,女。19 岁,某市在校学生。恶心,呕吐,腹痛 3 天,于 5 月 17 日就诊。患者 3 天前突起畏寒,发热,全身乏力,体温 39℃,自服"感冒"药,第 2 天热退,出现恶心,呕吐,每天 10 余次,为胃容物,量不多,无血,同时伴有腹泻,腹痛,大便黄色,为稀水样便,无脓血,每天 5 次,病后几乎未进食,小便浓茶样。即往体健,否认结核,肝炎,伤寒等传染病史。"五一"期间曾与同学外出旅游 2 天。

体格检查:T 37℃,P 70 次/分,R 24 次/分,BP 120/70mmHg;急性病容,巩膜轻度黄染,未见皮疹和出血点,浅表淋巴结无肿大,心肺(一),腹平软,无明显压痛和反跳痛,肝肋下 2cm,质软,轻触痛,脾未及,肠鸣音正常。

辅助检查:Hb 130g/L,WBC 8.5×10^9/L,N 0.55,L 0.45,PLT 185×10^9/L。

【内容】

1. 病案讨论。

2. 查阅资料。

3. 师生互相评价。

【方法】

1. 学生 7～10 人 1 组。

2. 针对案例向学生提出以下问题。

(1) 该患者有可能患什么病？依据是什么？

(2) 为明确诊断,还需补充哪些内容？

(3) 该患者目前护理诊断/问题有哪些？

(4) 制订护理计划与措施。

(5) 如何对患者及家属进行健康教育？

3. 学生围绕以上问题展开讨论,教师作适当引导。

4. 教师作小结。

5. 教师对学生在这次讨论中的表现进行评价,同样学生也对教师进行评价。

【注意事项】

1. 学生课后必须主动查阅资料。

2. 每个学生都须积极发言。

(徐　慧)

附　　录

附录一　急性传染病的潜伏期、隔离期及接触者观察(检疫)期

病名	潜伏期		隔离期	接触者观察(检疫)期
	一般	最短至最长		
流行性感冒	1~3 日	数小时~4 日	热退后 48 小时	医学观察 3 日,大流行时集体单位应检疫
病毒性肝炎				
甲型	30 日	15~45 日	自发病日起隔离 3 周	医学观察 45 日,托幼机构出现肝炎患者,在 30 日内不接收新儿童
乙型	60~90 日	30~180 日	病情稳定即可出院。饮食业和托幼机构工作人员应待病愈后观察半年,无临床症状,且肝功能 3 次均正常者恢复工作	医学观察 45 日,托幼机构出现肝炎患者,在 30 日内不办理入托、转托手续。疑诊乙肝的幼托和饮食行业人员暂停原工作
丙型	6~12 周	2~26 周	同乙型	同乙型
丁型	重叠感染 同时感染	3~4 周 6~12 周	同乙型	同乙型
戊型	40 日	10~75 日	发病之日起 3 周	医学观察 60 日
流行性乙型脑炎	7~14 日	4~21 日	至体温正常	不检疫
肾综合征出血热	7~14 日	4~46 日	急性症状消失后约 10 日	不检疫
狂犬病	1~3 个月	5 日~数年	病程中隔离	不检疫
艾滋病	15~60 日	9 日~10 年以上	隔离至病愈	性接触者医学观察 2 年
水痘	14 日	10~24 日	至皮疹全部结痂或不少于发病后 2 周	医学观察 21 日
麻疹	10~16 日	6~18 日	出诊后 5 日,有并发症时延至出疹后 10 日	医学观察 21 日,接受被动免疫者延长至 28 日
流行性腮腺炎	14~21 日	8~30 日	直至腮腺消肿	一般不检疫,集体、儿童医学观察 21 日
严重急性呼吸综合征	4~7 日	2~21 日	隔离至痊愈	隔离观察期 14 日(自最后之日算起)
手足口病	3~6 日	2~21 日	不少于 7 日,直到退热、口足的溃疡及水疱消退	医学观察 7 日
结核病	2~3 个月	6 周~数 10 年	2 月以上有效化疗,痰涂片连续 3 日阴性,痊愈后仍需观察	结核病潜伏期长,医学观察时间相应较长
伤寒 副伤寒	8~10 日	3~23 日	症状消失后 5 日起,连续 2 次(间隔 3~5 日)粪尿培养阴性。出院后随访 1 年	伤寒医学观察 23 日,副伤寒 15 日。饮食业及保育人员应作 1 次大便培养

续表

病名	潜伏期		隔离期	接触者观察(检疫)期
	一般	最短至最长		
细菌性痢疾	1~3 日	数小时至 7 日	临床症状消失后 1 周,或大便正常后连续大便培养 2 次(1次/隔日)阴性。出院后随访半年	医学观察 7 日
霍乱	1~3 日	数小时至 7 日	症状消失后,连续大便培养 3次(1次/隔日)阴性	留验 5 日,大便培养连续 3 次(1次/日)阴性后解除隔离
流行性脑脊髓膜炎	2~3 日	1~10 日	自发病起隔离 7 日或症状消失后 3 日	医学观察 7 日
百日咳	7~10 日	2~20 日	发病后 40 日或出现痉咳后30 日	医学观察 21 日
白喉	2~4 日	1~7 日	至症状消失后连续 2 次鼻咽分泌物培养阴性	医学观察 7 日
猩红热	2~3 日	1~7 日	自发病日起隔离 7 日或咽峡炎消失,鼻咽拭子培养 3 次阴性	医学观察 12 日
钩端螺旋体病	7~13 日	2~28 日	隔离至症状消失	不检疫,但有疫水接触者医学观察 2 周
阿米巴痢疾	7~14 日	4 日~1 年	症状消失后连续 3 次大便检查阴性	医学观察 8 日
炭疽	1~5 日	12 小时至 12 日	皮肤炭疽隔离至创口痊愈,痂皮脱落	医学观察 7 日
风疹	18 日	14~21 日	出疹后 5 日	不检疫
脊髓灰质炎	5~14 日	3~35 日	自发病之日起隔离 40 日,第 1周为呼吸道和消化道隔离,第 2 周以后为消化道隔离	医学观察 20 日

(彭宏伟)

附录二　预防接种

品名	接种对象	初种对象与方法	免疫期与复种	保存与有效期
甲型肝炎减毒活疫苗	1.5 岁以上的易感者(儿童及成人)	上臂皮下注射 1 次 1ml	免疫期 5 年	2~8℃暗处保存,有效期 3 个月;-20℃以下,有效期 1 年
甲型肝炎灭活疫苗	1.5 岁以上的易感者(儿童及成人)	上臂肌内注射 1 次 0.5ml(成人为 1ml),幼龄儿童大腿前侧部注射,18 月龄和 24~30月龄各接种一剂次。成人间隔 6~12 月注射第 2 剂次		2~8℃保存

续表

品名	接种对象	初种对象与方法	免疫期与复种	保存与有效期
乙型肝炎疫苗	新生儿及易感者	重组基因工程疫苗：5～10μg 按 0、1、6 个月各在三角肌内注射 1 次，新生儿应在 24 小时内注射	免疫期 5 年，全程免疫效果不佳者，可加注 1 次 10μg，以后每 5 年加强注射 10μg	严防冻结，有效期 2 年
麻疹活疫苗	8 个月以上的易感儿童为主	三角肌处皮下注射 0.2ml，注射丙种球蛋白后 1～3 个月才能注射	免疫期 4～6 年，7 岁复种	2～10℃暗处保存。冻干疫苗有效期 1 年，液体疫苗有效期 2 个月，开封后 1 小时内用完
麻疹、腮腺炎、风疹减毒活疫苗	8 个月以上的易感儿童为主	8 月龄和 18～24 月龄各 1 剂次，每次 0.5ml，皮下或肌内注射		2～8℃保存
脊髓灰质炎糖丸疫苗	2 个月～4 岁儿童	三型混合疫苗口服，2 月龄开始，每月服 1 次，连服 3 次。春季冷开水送服	免疫期 4 年，4 岁加强 1 次	−20℃保存 2 年，2～10℃ 5 个月，20～22℃ 12 日，30～32℃ 2 日
甲型流感活疫苗	主要为健康人，1～6 岁，0.5ml	按 1：5 用 0.9%氯化钠溶液稀释，每侧鼻孔各喷入 0.25ml	免疫期 6～10 个月	2～10℃暗处保存。冻干疫苗有效期 1 年，液体 3 个月
流行性乙型脑炎减毒活疫苗	8 个月～2 岁儿童	皮下注射 2 剂次，8 月龄和 2 周岁时各 1 剂次		2～8℃暗处保存
流行性乙型脑炎灭活疫苗	8 个月～6 岁儿童及从非疫区进入疫区者	皮下注射 4 剂次，8 月龄 2 剂次（间隔 7～10 日），2 周岁和 6 周岁各 1 剂次，每次 0.5ml		2～8℃暗处保存
森林脑炎疫苗	流行区的人群及外来人群	皮下注射 2 次，间隔 7～10 日，2～6 岁、7～10 岁、10～15 岁、16 岁以上每次分别为 0.5、1.0、1.5 和 2.0ml	免疫期 1 年，以后每年加强注射 1 次，剂量同初种	2～10℃暗处保存。有效期 8 个月，25℃以下有效期 1 个月
人用狂犬病疫苗（地鼠肾组织培养人用疫苗）	被狂犬或其他患狂犬病动物咬伤、抓伤及被患者唾液污染伤口者	于咬伤当日和 3、7、14、30 日各注射 2 ml，5 岁以下注射 1ml，2 岁以下 0.5 ml，严重咬伤者可在注射疫苗前先注射抗狂犬病血清	免疫期 2 个月，全程免疫后 3～6 个月再次咬伤需加强注射 2 次，间隔 1 周，剂量同左，超过 6 个月再被咬伤者需全程免疫	2～10℃暗处保存。冻干疫苗有效期 1 年，液体 6 个月
冻干黄热病疫苗	出国到黄热病流行区或从事黄热病研究的人员	以 0.9%氯化钠溶液 5 ml 溶解冻干疫苗，皮下注射 1 次，0.5ml，水浴保持低温，1 小时用完	免疫期 10 年	−20℃以下保存有效期 1.5 年，2～10℃保存有效期 6 个月
流行性斑疹伤寒	流行地区人群	皮下注射 3 次，间隔 5～10 日，14 岁以下分别为 0.3～0.4、0.6～0.8、0.6～0.8 ml；15 岁以上分别为 0.5、1.0、1.0ml	免疫期 1 年，以后每年加强 1 次，剂量同第 1 针	2～10℃暗处保存，有效期 1 年，不得冻结

品名	接种对象	初种对象与方法	免疫期与复种	保存与有效期
肾综合征出血热疫苗	重点地区 16～60 岁目标人群	接种 3 剂次,0 日、2 周、6 个月时各接种 1 剂次,肌内注射,每次 1ml		2～8℃保存
Q 热疫苗	畜牧、屠宰、制革,肉、乳加工及有关实验室、医院工作人员	皮下注射 3 次,间隔 7 日,剂量分别为 0.25、0.5、1.0ml		2～10℃暗处保存
吸附精制白喉类毒素	6 个月至 12 岁儿童	皮下注射 2 次,每次 0.5ml,间隔 4～8 周	免疫期 3～5 年,第 2 年加强注射 1 次 0.5ml,以后每 3～5 年注射 1 次 0.5ml	25℃暗处保存。有效期 3 年,不得冻结
吸附精制破伤风类毒素	发生创伤机会较多的人群	全程免疫:第 1 年间隔 4～8 周,肌内注射 2 次,第 2 年 1 次,剂量均为 0.5ml	免疫期 5～10 年,每 10 年加强注射 1 次 0.5ml	25℃暗处保存。有效期 3.5 年,不得冻结
白喉类毒素、破伤风类毒素(白破疫苗)		接种 1 剂次,6 周岁时	免疫期同单价制品	25℃暗处保存
无细胞百日咳菌苗,白喉、破伤风类毒素(百白破混合制剂)	3 个月～6 岁儿童	接种 4 剂次,3、4、5 月龄和 18～24 月龄各 1 剂次,每次肌内注射 0.5ml	免疫期同单价制品	2～8℃暗处保存
卡介苗	新生儿及结核菌素阴性的儿童	初种:出生后 24～48 小时,皮内注射 0.1ml	免疫期 5～10 年,城市 7 岁,农村 7 岁、12 岁加强注射	2～10℃保存
霍乱菌苗	根据疫情重点为水陆口岸人员、环境卫生、饮食业、医务、防疫人员及水上居民	皮下注射 2 次,间隔 7～10 日,6 岁以下 0.2、0.4ml,7～14 岁 0.3、0.6ml,15 岁以上 0.5～1ml。第 2 针分别为初次的倍量,应在流行前 1 个月完成	免疫期 3～6 个月,以后每年加强 1 次,剂量同第 2 针	2～10℃暗处保存,有效期 3 年
伤寒、副伤寒甲、乙菌苗	重点用于水陆口岸沿线人员及部队、环卫、饮食业工作人员	皮下注射 3 次,间隔 7～10 日,1～6 岁 0.2、0.2、0.3ml,7～14 岁 0.3、0.5、0.5 ml,15 岁以上 0.5、1.0、1.0ml	免疫期 1 年,以后每年加强 1 次,剂量同第 3 针	2～10℃暗处保存,有效期 1 年
霍乱、伤寒、副伤寒甲、乙四联菌苗	重点用于水陆口岸沿线人员及部队、环卫、饮食业工作人员	皮下注射 3 次,间隔 7～10 日,1～6 岁 0.2、0.2、0.3ml,7～14 岁 0.3、0.5、0.5 ml,15 岁以上 0.5、1.0、1.0ml	免疫期 1 年,以后每年加强 1 次,剂量同第 3 针	2～10℃暗处保存,有效期 1 年
流脑多糖疫苗	6 岁以下儿童及少年,流行区成人	皮下注射 1 次,25～50μg,6～18 月龄接种 2 剂次 A 群流脑疫苗,3 周岁、6 周岁各接种 1 剂次 A+C 群流脑疫苗	免疫期 0.5～1 年	2～10℃保存,有效期 1 年

续表

品名	接种对象	初种对象与方法	免疫期与复种	保存与有效期
布鲁菌菌苗	畜牧、兽医、屠宰、制革、疫区防疫及有关实验室人员	儿童:上臂外侧皮肤上滴1滴菌苗,其上皮肤划成"井"字痕,划痕长1cm。成人:划一"井"字,间距2～3cm,应划破表皮,严禁注射	免疫期1年,每年接种1次	2～10℃保存,有效期1年
鼠疫菌苗	重点用于流行区的人群,非流行区的人员接种10日后才能进入疫区	皮下法:一次注射,6岁以下0.3ml、7～14岁0.5ml、15岁以上1ml。划痕法(菌液浓度与上不同):6岁以下1滴、7～14岁2滴、15岁以上3滴,在每滴处各划一个"井"字,两滴之间相距2～3cm,严禁注射	免疫期1年,每年接种1次	2～10℃保存,有效期1年
炭疽菌苗	炭疽病例或病畜的间接接触者及疫点周边高危人群	皮肤划痕法:滴2滴菌苗于上臂外侧,间距3～4cm,于其上划"井"字,痕长1.5cm,严禁注射	免疫期1年,每年接种1次	2～10℃保存,有效期1年
钩端螺旋体菌苗	流行区可能接触疫水的7～60岁高危人群	皮下注射2次,间隔7～10日,7～14岁0.5、1.0ml,15岁以上1.0、2.0ml	免疫期1年,每年注射2次,剂量与方法同初种	2～10℃暗处保存,有效期1.5年
精制白喉抗毒素	白喉患者,未注射过白喉类毒素的接触者	治疗:按病情轻重,肌内或静脉注射2万～12万U。预防:接触者皮下肌内注射1万～24万U	免疫期3周	2～10℃保存液状制品,有效期2～3年,冻干制品3～5年
精制破伤风抗毒素	破伤风患者或创伤后有患破伤风危险者	治疗:新生儿24小时内1次或分次肌内注射2万～10万U,其余不分年龄均为5万～20万U肌内或静脉注射,以后视病情决定追加剂量及间隔时间。预防:不分年龄均为1500～3000U,1次皮下或肌内注射,伤势严重者剂量加倍	免疫期3周	2～10℃暗处保存,液状制品有效期3～4年,冻干制品5年
多效价精制气性坏疽抗毒素	重伤后有发生气性坏疽可能者及气性坏疽患者	预防:皮下或肌内注射1次1万U。治疗:3万～5万U静脉注射,同时适量注射于伤口周围组织内,以后视病情决定	免疫期3周	2～10℃暗处保存,液状制品有效期3～4年,冻干制品5年
精制肉毒抗毒素	肉毒中毒或可疑肉毒中毒者	预防:1000～2000U皮下或肌内注射1次。治疗:1万～2万U肌内或静脉注射,以后视病情决定	免疫期3周	2～10℃暗处保存,液状制品有效期3～4年,冻干制品5年

续表

品名	接种对象	初种对象与方法	免疫期与复种	保存与有效期
精制抗狂犬病血清	被患狂犬病的动物咬伤者	成人 0.5～1ml/kg,儿童 0.5～1.5ml/kg,半量肌内注射、半量伤口局部注射,咬伤当日或最迟 3 小时内应用	免疫期 3 周	2～10℃暗处保存,液状制品有效期 3～4 年,冻干制品 5 年
乙型肝炎免疫球蛋白(HBIG)	HBsAg(尤其是 HBeAg 阳性)母亲所产新生儿,医源性 HBV 感染者	新生儿出生 24 小时内肌内注射≥100U,或 12 小时内和 1 月龄各肌注 1 次,每次≥100U;医源性事故后立即肌内注射 200～400U	免疫期 2 个月	2～10℃,有效期 2 年
人丙种球蛋白	丙种球蛋白缺乏者,麻疹或甲型肝炎密切接触者	治疗:丙种球蛋白缺乏者,每次肌内注射 0.15ml/kg。预防麻疹,1 次肌内注射 0.05～1.5ml/kg(不超过 6ml);预防甲型肝炎,1 次肌内注射,儿童 0.05～0.1ml/kg,成人 3 ml	免疫期 3 周	2～10℃,有效期 2 年

附录三　儿童Ⅰ类疫苗免疫接种程序

接种时间	接种疫苗	次数	预防疾病	方法与部位
出生时	乙肝疫苗	第 1 针	乙肝	上臂三角肌,肌内注射
	卡介苗	初种	结核	上臂外侧三角肌中部,皮内注射
1 个月	乙肝疫苗	第 2 针	乙肝	上臂三角肌,肌内注射
2 个月	脊髓灰质炎糖丸	第 1 次	脊髓灰质炎	糖丸剂型 1 粒,液体剂型 2 滴,口服
3 个月	脊髓灰质炎糖丸	第 2 次	脊髓灰质炎	糖丸剂型 1 粒,液体剂型 2 滴,口服
	百白破疫苗	第 1 针	百日咳、白喉、破伤风	臀部外上 1/4 或上臂三角肌,肌内注射
4 个月	脊髓灰质炎糖丸	第 3 次	脊髓灰质炎	糖丸剂型 1 粒,液体剂型 2 滴,口服
	百白破疫苗	第 2 针	百日咳、白喉、破伤风	臀部外上 1/4 或上臂三角肌,肌内注射
5 个月	百白破疫苗	第 3 针	百日咳、白喉、破伤风	臀部外上 1/4 或上臂三角肌,肌内注射
6 个月	乙肝疫苗	第 3 针	乙肝	上臂三角肌,肌内注射
	A 群流脑疫苗	第 1 针	A 群流脑	上臂外侧三角肌附着处,皮下注射
8 个月	麻风/麻疹疫苗	第 1 针	麻疹	上臂外侧三角肌附着处,皮下注射
	乙脑疫苗	第 1 针	乙脑	上臂外侧三角肌附着处,皮下注射
9～11 个月	A 群流脑疫苗	第 2 针	A 群流脑	上臂外侧三角肌附着处,皮下注射
1.5～2 岁	百白破疫苗	加强	百日咳、白喉、破伤风	臀部外上 1/4 或上臂三角肌,肌内注射
	甲肝减毒疫苗	第 1 针	甲肝	上臂三角肌皮下注射
	麻腮风疫苗	第 1 针	麻疹、腮腺炎、风疹	臂外侧三角肌下缘附着处皮下注射
	乙脑疫苗	第 2 针	乙脑	上臂外侧三角肌附着处,皮下注射
3 岁	A+C 流脑疫苗	第 1 针	A、C 群流脑	臂外侧三角肌附着处,皮下注射
4 岁	脊髓灰质炎糖丸	加强	脊髓灰质炎	糖丸剂型 1 粒,液体剂型 2 滴,口服
6 岁	百白破疫苗	加强	百日咳、白喉、破伤风	臀部外上 1/4 或上臂三角肌,肌内注射
	A+C 流脑疫苗	第 2 针	A、C 群流脑	上臂外侧三角肌附着处,皮下注射
12 岁(农村)	卡介苗	加强	结核	上臂外侧三角肌中部,皮内注射

(林　慧)

附录四　乙肝两对半检测结果及临床意义

表面抗原 HBsAg <0.5ng/ml	表面抗体 抗HBs,HBsAb ≤10miu/ml	e抗原 HBeAg ≤0.5PEI U/ml	e抗体 抗HBe,HBeAb ≤0.2PEI U/ml	核心抗原 HBcAg /	核心抗体 抗HBc,HBcAb ≤0.9PEI U/ml	临床意义
+	-	-	-	/	-	①急性病毒感染的潜伏期后期。②HBsAg病毒携带者
-	+	-	-	/	-	①曾经接种过乙肝疫苗,且有免疫。②既往曾感染过乙肝病毒,但已出现免疫性抗体
-	-	-	-	/	-	过去和现在感染过HBV
-	-	-	-	/	+	既往感染过乙肝病毒,现处于恢复期
+	-	-	+	/	+	俗称"小二阳":①急性HBV感染。②慢性HBsAg携带者。③传染性弱
-	+	-	+	/	+	表明既往感染过乙肝病毒,现已康复且已有免疫力
-	-	-	-	/	+	①既往感染过HBV。②急性HBV感染的窗口期
+	-	+	-	/	+	俗称"大三阳":①急性或慢性乙型肝炎感染。②病毒处于活动和复制期。③传染性强
-	-	-	+	/	+	急性HBV感染后康复期,已具有一定的免疫力
+	-	+	-	/	+	俗称"大二阳":①急性HBV感染。②慢性HBsAg携带者。③传染性比较强
+	-	-	+	/	+	俗称"小三阳",提示急性或慢性乙型肝炎,体内病毒复制,为乙型肝炎病毒复制状态
+	+	-	-	/	+	不同亚型HBV再感染
为已经感染病毒的标志,但并不反映病毒有无复制,复制程度,传染性强弱	为中和性抗体,是康复或有抵抗力的主要标志	为病毒复制标志,持续阳性3个月以上则有慢性化倾向	为病毒复制停止标志。病毒复制减少,传染性较弱,但并非完全没有传染性	核心抗原试剂盒尚处研究阶段,故一般只检测两对半抗体,即"乙肝两对半"或"乙肝五项"检查	为曾经感染过或正在感染的标志	

（彭宏伟）

执业考试模拟题参考答案

第一章　总　　论

第一节
1. C　2. D　3. C

第二节
1. E　2. C

第三节
1. B　2. D　3. C

第四节
1. C　2. A

第五节
1. C　2. E　3. B　4. D　5. A

第六节
1. C　2. A

第二章　病毒性传染病

第一节
1. B　2. D　3. B　4. A　5. A

第二节
1. E　2. A　3. D　4. D　5. D　6. C　7. D　8. D
9. A　10. E　11. E　12. A　13. C　14. A　15. C
16. D　17. E　18. D　19. E　20. B　21. A　22. D
23. D　24. C　25. D　26. A

第三节
1. C　2. B　3. D　4. E　5. D　6. D　7. E　8. C
9. D　10. B

第四节
1. D　2. C　3. A　4. B　5. D　6. B　7. B

第五节
1. A　2. B　3. E　4. C　5. B　6. B

第六节
1. A　2. A　3. E　4. D　5. B　6. A　7. E　8. C
9. A

第七节
1. B　2. E　3. C　4. C　5. C　6. E　7. B　8. B
9. B　10. D

第八节
1. D　2. E　3. A　4. C　5. B　6. B　7. A　8. E
9. B　10. C　11. E　12. E　13. B　14. E

第九节
1. D　2. A　3. D　4. D　5. D　6. A　7. E　8. E

第十节
1. B　2. B　3. C　4. B　5. C　6. D

第十一节
1. B　2. E　3. B　4. D　5. C　6. A

第三章　细菌性传染病

第一节
1. C　2. D　3. E　4. D　5. B　6. E　7. E　8. D
9. C　10. D　11. D　12. B　13. C　14. A　15. C
16. E　17. C　18. D　19. B　20. A　21. B　22. B
23. D　24. A　25. B　26. C　27. C　28. D　29. C
30. B　31. D　32. E　33. E　34. B　35. A　36. B
37. A　38. D　39. D

第二节
1. A　2. B　3. C　4. B　5. C　6. E

第三节
1. C　2. D　3. B　4. A　5. E　6. A　7. E　8. D
9. C

第四节
1. C　2. A　3. D　4. A　5. C

第五节
1. B　2. A　3. C　4. B　5. D　6. D　7. D

第六节
1. C　2. C　3. C　4. D　5. E　6. C　7. B　8. B
9. B　10. D　11. D　12. C　13. C　14. B　15. D

第七节
1. A　2. E　3. A　4. B　5. C

第八节
1. A　2. A　3. E　4. B　5. A

第九节
1. C　2. B　3. B　4. C　5. E　6. B　7. D　8. C

第四章　其他病原体传染病

第一节
1. E　2. D　3. A　4. E　5. E　6. A　7. E

第二节
1. D　2. B　3. A　4. C　5. E　6. C　7. A

第三节
1. B　2. A　3. C　4. D　5. A　6. D

第四节
1. B　2. A　3. B　4. E　5. C　6. D　7. B

第五节
1. C　2. E　3. B　4. E　5. D　6. B　7. E　8. E
9. B

第六节
1. A　2. B　3. C　4. D　5. C　6. C　7. D

第七节
1. C　2. D　3. A　4. E　5. B　6. E　7. C　8. B

第八节
1. C　2. C　3. B　4. A　5. B　6. B　7. C　8. D

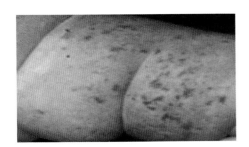

彩图1-1　出血疹

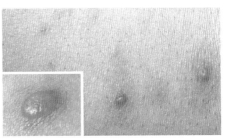

彩图1-2　疱疹

彩图1-3　荨麻疹

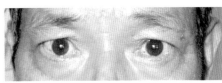

彩图2-1　黄疸

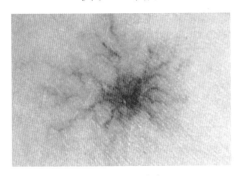

彩图2-2　蜘蛛痣

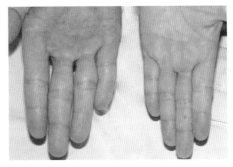

彩图2-3　肝掌与正常手掌

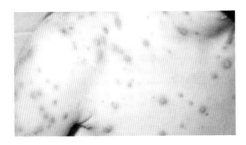

彩图2-4　水痘

彩图2-6　麻疹皮疹

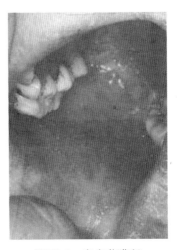

彩图2-5　麻疹黏膜斑

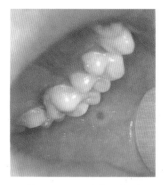

彩图2-7　腮腺管口红肿

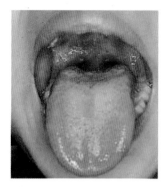

彩图2-8　手足口病口腔疱疹

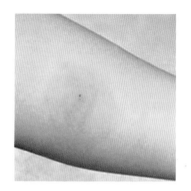

彩图3-1　结核菌素试验

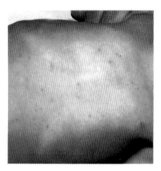

彩图3-2　玫瑰疹

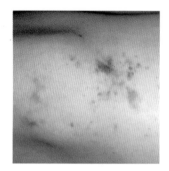

彩图3-3　流脑皮肤黏膜
瘀点、瘀斑

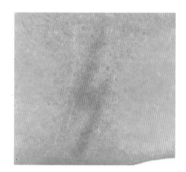

彩图3-4　帕氏线

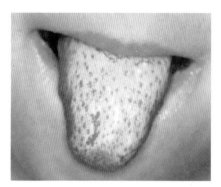

彩图3-5　草莓舌

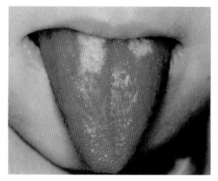

彩图3-6　杨梅舌

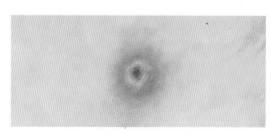

彩图4-1　焦痂